Técnica Anestésica, Exodontia e Cirurgia Dentoalveolar

Nota: Assim como a medicina, a odontologia é uma ciência em constante evolução. À medida que novas pesquisas e a própria experiência clínica ampliam o nosso conhecimento, são necessárias modificações na terapêutica, onde também se insere o uso de medicamentos. Os autores desta obra consultaram as fontes consideradas confiáveis, num esforço para oferecer informações completas e, geralmente, de acordo com os padrões aceitos à época da publicação. Entretanto, tendo em vista a possibilidade de falha humana ou de alterações nas ciências médicas, os leitores devem confirmar estas informações com outras fontes. Por exemplo, e em particular, os leitores são aconselhados a conferir a bula completa de qualquer medicamento que pretendam administrar ou de biomaterial a indicar para se certificar de que a informação contida neste livro está correta e de que não houve alteração na dose ou composição do biomaterial recomendado nem nas precauções e contraindicações para o seu uso. Essa recomendação é particularmente importante em relação a medicamentos introduzidos recentemente no mercado farmacêutico ou raramente utilizados.

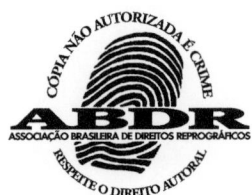

T255   Técnica anestésica, exodontia e cirurgia dentoalveolar / organizadores, Léo Kriger, Samuel Jorge Moysés, Simone Tetu Moysés ; coordenadora, Maria Celeste Morita ; autor, Edela Puricelli. – São Paulo : Artes Médicas, 2014.
160 p. : il. color. ; 28 cm. – (ABENO : Odontologia Essencial : parte clínica)

ISBN 978-85-367-0229-2

1. Odontologia. 2. Anestesia em cirurgia dental. 3. Exodontia. I. Kriger, Léo. II. Moysés, Samuel Jorge. III. Moysés, Simone Tetu. IV. Morita, Maria Celeste. V. Puricelli, Edela.

CDU 616.314-089.5/-89.87

Catalogação na publicação: Ana Paula M. Magnus – CRB 10/2052

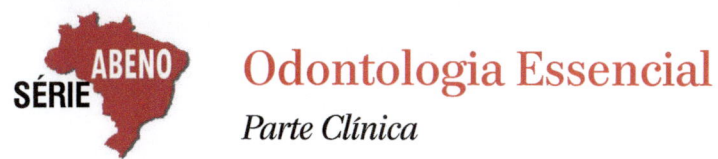

Odontologia Essencial
Parte Clínica

organizadores da série
Léo Kriger
Samuel Jorge Moysés
Simone Tetu Moysés

coordenadora da série
Maria Celeste Morita

Técnica Anestésica, Exodontia e Cirurgia Dentoalveolar

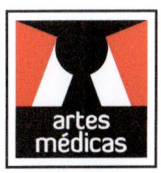

Edela Puricelli

© Editora Artes Médicas Ltda., 2014

Diretor editorial: *Milton Hecht*
Gerente editorial: *Letícia Bispo de Lima*

Colaboraram nesta edição:
Editora: *Mirian Raquel Fachinetto Cunha*
Assistente editorial: *Adriana Lehmann Haubert*
Capa e projeto gráfico: *Paola Manica*
Processamento pedagógico e preparação de originais: *Laura Ávila de Souza*
Leitura final: *Gisélle Razera*
Ilustrações: *Vagner Coelho*
Editoração: *Know-How Editorial*

Reservados todos os direitos de publicação à
EDITORA ARTES MÉDICAS LTDA., uma empresa do GRUPO A EDUCAÇÃO S.A.

Editora Artes Médicas Ltda.
Rua Dr. Cesário Mota Jr., 63 – Vila Buarque
CEP 01221-020 – São Paulo – SP
Tel.: 11.3221.9033 – Fax: 11.3223.6635

É proibida a duplicação ou reprodução deste volume, no todo ou em parte, sob quaisquer formas ou por quaisquer meios (eletrônico, mecânico, gravação, fotocópia, distribuição na Web e outros), sem permissão expressa da Editora.

Unidade São Paulo
Av. Embaixador Macedo Soares, 10.735 – Pavilhão 5 – Cond. Espace Center
Vila Anastácio – 05095-035 – São Paulo – SP
Fone: (11) 3665-1100 Fax: (11) 3667-1333

SAC 0800 703-3444 – www.grupoa.com.br

IMPRESSO NO BRASIL
PRINTED IN BRAZIL

Autores

Edela Puricelli   Cirurgiã-dentista. Professora titular do Departamento de Cirurgia e Ortopedia da Faculdade de Odontologia da Universidade Federal do Rio Grande do Sul (FO/UFRGS). Coordenadora do Centro de Odontologia da Irmandade da Santa Casa de Misericórdia de Porto Alegre (ISCMPA). Especialista em Disfunção Temporomandibular e Dor Orofacial pelo Conselho Federal de Odontologia (CFO). Doutora pela Universidade de Düsseldorf, Alemanha. Membro da Sociedade Brasileira de Cirurgia e Traumatologia Bucomaxilofaciais (Sobracibu). Membro do Colégio Brasileiro de Cirurgia e Traumatologia Bucomaxilofacial (CBCTBMF). Mérito "W. Harry Archer" concedido pela American College of Oral and Maxillofacial Surgeons (ACOMS), USA. Life Fellow da International Association of Oral and Maxillofacial Surgeons (IAOMS).

Adriana Corsetti   Cirurgiã-dentista. Professora adjunta do Departamento de Cirurgia e Ortopedia da FO/UFRGS. Responsável técnica do Instituto Puricelli & Associados de Porto Alegre, RS. Cirurgiã bucomaxilofacial do Centro de Odontologia da ISCMPA. Membro do corpo clínico do Hospital Moinhos de Vento (HMV). Especialista em Prótese Bucomaxilofacial pela Associação Brasileira, SP. Mestre e Doutora em Clínica Odontológica: Cirurgia e Traumatologia Bucomaxilofacial pela UFRGS. Fellow da IAOMS. Membro do CBCTBMF.

Alexandre S. Quevedo   Cirurgião-dentista. Pesquisador colaborador do Grupo da Dor e Neuromodulação do Hospital de Clínicas de Porto Alegre UFRGS. Pesquisador convidado da Aalborg University, Dinamarca. Especialista em Cirurgia e Traumatologia Bucomaxilofacial pela Universidade Federal de Pernambuco (UFPE). Especialista em Disfunções Temporomadibulares e Dor Orofacial pela University of Kentucky, EUA. Doutor em Anatomia e Neurobiologia pela Wake Forest University, EUA. Pós-Doutor em Neurociências pela Wake Forest University, EUA. Pós-Doutorando do Departamento de Farmacologia da UFRGS.

Angelo Luiz Freddo   Cirurgião-dentista. Professor adjunto da FO/UFRGS. Especialista em Cirurgia e Traumatologia Bucomaxilofaciais pela Universidade Federal de Pelotas (UFPel). Mestre e Doutor em Cirurgia e Traumatologia Bucomaxilofaciais pela Pontifícia Universidade Católica do Rio Grande do Sul (PUCRS). Fellow da IAOMS.

Carlos Eduardo Baraldi Cirurgião-dentista. Professor adjunto da FO/UFRGS. Cirurgião bucomaxilofacial do Centro de Odontologia da ISCMPA. Membro do corpo clínico do HMV. Mestre em Clínica Odontológica: Cirurgia e Traumatologia Bucomaxilofaciais pela UFRGS. Doutor em Odontologia: Cirurgia e Traumatologia Bucomaxilofacial pela PUCRS. Membro do CBCTBMF. Fellow da IAOMS.

Deise Ponzoni Cirurgiã-dentista. Professora associada e coordenadora do Curso de Especialização em CTBMF da FO/UFRGS. Cirurgiã bucomaxilofacial do Centro de Odontologia da ISCMPA. Membro do corpo clínico do HMV. Mestre em Clínica Odontológica: Cirurgia e Traumatologia Bucomaxilofacial pela UFRGS. Doutora em Odontologia: Cirurgia e Traumatologia Bucomaxilofacial pela PUCRS. Membro da Sobracibu. Membro do CBCTBMF. Fellow da IAOMS.

Felipe Ernesto Artuzi Cirurgião-dentista. Membro do corpo clínico do Centro de Odontologia da ISCMPA. Membro do corpo clínico do Hospital Moinhos de Vento (HMV). Cirurgião do Instituto Puricelli & Associados. Especialista e Mestre em Cirurgia e Traumatologia Bucomaxilofacial pelo Programa de Pós-Graduação em Odontologia da UFRGS. Fellow da IAOMS.

Jéssica Cerioli Munaretto Cirurgiã-dentista. Coordenadora da Unidade de Pacientes com Necessidades Especiais do Centro de Odontologia da ISCMPA. Especialista em Odontologia para Pacientes com Necessidades Especiais pela Abeno/SP. Especialista em Laserterapia pelo CFO. Mestre e Doutoranda em Cirurgia e Traumatologia Bucomaxilofacial da UFRGS.

Marcel Fasolo de Paris Cirurgião-dentista. Professor adjunto da FO/UFRGS. Professor do Curso de Especialização em Cirurgia e Traumatologia Bucomaxilofacial da FO/UFRGS. Especialista em Implantodontia pela PUCRS. Mestre e Doutor em Cirurgia e Traumatologia Bucomaxilofacial pelo Programa de Pós-Graduação em Odontologia da PUCRS.

Marília Gerhardt de Oliveira Cirurgiã-dentista e pesquisadora. Preceptora do Serviço de Cirurgia e Traumatologia Bucomaxilofacial do Hospital Cristo Redentor do Grupo Hospitalar Conceição de Porto Alegre, RS. Especialista e Mestre em Cirurgia e Traumatologia Bucomaxilofacial pela PUCRS. Doutora em Odontologia: Estomatologia pela PUCRS.

Renan Langie Cirurgião-dentista. Membro do corpo clínico do Centro de Odontologia da ISCMPA. Membro do corpo clínico do HMV. Cirurgião do Instituto Puricelli & Associados. Especialista, Mestre e Doutorando em Cirurgia e Traumatologia Bucomaxilofacial da UFRGS. Fellow da IAOMS.

Organizadores da Série Abeno

Léo Kriger Professor de Saúde Coletiva da Pontifícia Universidade Católica do Paraná (PUCPR). Mestre em Odontologia em Saúde Coletiva pela Universidade Federal do Rio Grande do Sul (UFRGS).

Samuel Jorge Moysés Professor titular da Escola de Saúde e Biociências da PUCPR. Professor adjunto do Departamento de Saúde Comunitária da Universidade Federal do Paraná (UFPR). Coordenador do Comitê de Ética em Pesquisa da Secretaria Municipal da Saúde de Curitiba, PR. Doutor em Epidemiologia e Saúde Pública pela University of London.

Simone Tetu Moysés Professora titular da PUCPR. Coordenadora da área de Saúde Coletiva (mestrado e doutorado) do Programa de Pós-Graduação em Odontologia da PUCPR. Doutora em Epidemiologia e Saúde Pública pela University of London.

Coordenadora da Série Abeno

Maria Celeste Morita Presidente da Abeno. Professora associada da Universidade Estadual de Londrina (UEL). Doutora em Saúde Pública pela Université de Paris 6, França.

Conselho editorial da Série Abeno Odontologia Essencial

Maria Celeste Morita, Léo Kriger, Samuel Jorge Moysés, Simone Tetu Moysés, José Ranali, Adair Luiz Stefanello Busato.

Agradecimentos

À Isabel R. Pucci, gestora executiva do Instituto Puricelli & Associados e da OdontoHosp Odontologia Hospitalar, ambas em Porto Alegre, RS.

Ao Centro de Odontologia da Irmandade da Santa Casa de Misericórdia de Porto Alegre.

Aos mestrandos do Programa de Pós-Graduação em Odontologia 2011-2013, da Universidade Federal do Rio Grande do Sul.

Apresentação

A trajetória da Profª Draª Edela Puricelli na odontologia é de inegável sucesso. Ao longo de quatro décadas, incontáveis acadêmicos de graduação e pós-graduação da Faculdade de Odontologia da Universidade Federal do Rio Grande do Sul, entre os quais me encontro, contaram com o privilégio de realizar sua formação numa escola de reconhecida excelência, sob sua inconteste liderança. Há que se destacar também sua liderança em pesquisa, cujo resultado se expressa não apenas em publicações nos periódicos de prestígio da área de cirurgia e traumatologia bucomaxilofaciais, mas também por uma produção de constante inovação sempre vinculada às necessidades dos pacientes e focada na eficiência. Este último é tema que, apenas recentemente, passou a fazer parte da agenda da odontologia, mas que sempre esteve no centro da produção do grupo de cirurgiões e traumatologistas bucomaxilofaciais liderados pela Profª Edela.

Também merece destaque seu significativo papel na vida associativa, tendo representado a cirurgia e traumatologia bucomaxilofaciais de nosso País em posições de destaque nas diversas associações nacionais e internacionais da sua área, tais como o Colégio Brasileiro de Cirurgia e Traumatologia Bucomaxilofacial, a Asociación Latinoamericana de Cirugiá y Traumatología Buco-Máxilo-Facial e a International Association of Oral and Maxillofacial Surgeons. Ainda assim, cabe ressaltar que talvez um dos traços mais marcantes da carreira da Profª Edela tenha sido o de formadora de profissionais altamente qualificados na área. É justamente nesse ponto que se expressam todos os atributos já apresentados, traduzidos numa formação de excelência em que o sujeito em formação adquire, de forma segura e calcada em princípios sólidos, um conhecimento que é perene e que produz as bases para aquisição dos saberes e competências de um cirurgião-dentista que é tecnicamente proficiente, mas também comprometido com a necessidade do paciente, o centro de toda a atuação.

O resultado deste encontro entre uma atuação que conjuga a excelência técnica e o cuidado humanizado é apresentado neste livro da Parte Clínica da Série Abeno, *Técnica anestésica, exodontia e cirurgia dentoalveolar*. Sou da opinião de que a Abeno não poderia ter escolhido melhor nome para a produção deste título, pois o resultado é um livro que conjuga toda essa história de ensino, pesquisa e atuação profissional, de modo a contribuir significativamente para a construção de um novo conhecimento, apoiado nas Diretrizes Curriculares Nacionais do Curso de Odontologia e vinculado às reais necessidades de saúde da população brasileira. Um livro sobre a essência da cirurgia e traumatologia bucomaxilofaciais é obra para os grandes, visto que apenas aqueles com uma trajetória ímpar são capazes de sumarizar a ciência sem perder a qualidade. O resultado, no caso do presente livro, é uma obra que relaciona teoria e prática de forma atualizada, permitindo ao leitor, especialmente ao estudante de odontologia, um aprendizado dinâmico, visando à construção duradoura do conhecimento.

O leitor vai encontrar no livro os conteúdos essenciais para atuação cirúrgica de nível ambulatorial, sob anestesia local, somados a algumas situações pontuais onde as soluções apresentadas sugerem a continuidade da formação do cirurgião-dentista para atuar também no ambiente hospitalar sob anestesia geral. Os conteúdos estão apresentados em capítulos que abordam desde os princípios do tratamento cirúrgico em odontologia, passando pelo diagnóstico e pelas técnicas de cirurgia bucomaxilofacial. Por fim, são apresentados os princípios básicos do atendimento aos pacientes vítimas de trauma do complexo maxilofacial. Todo esse conteúdo, de fundamental importância na formação do cirurgião-dentista contemporâneo, é apresentado de acordo com o mais atual conhecimento científico, associado à grande experiência acumulada pelo grupo de cirurgiões e traumatologistas bucomaxilofaciais liderados pela Profª Edela Puricelli.

O livro, além de representar uma rica fonte de informação durante o período de formação do cirurgião-dentista, também é recurso de valor inestimável no cotidiano profissional, como apoio essencial ao aprendizado continuado. Todas essas são razões mais que suficientes para afirmar que este livro é leitura Essencial em Odontologia, como muito bem expressa o nome desta bem-sucedida série de livros publicados pela Editora Artes Médicas.

Fernando Neves Hugo
Diretor do Centro de Pesquisas em
Odontologia Social da Universidade
Federal do Rio Grande do Sul

Sumário

1 | Princípios gerais aplicados ao tratamento cirúrgico-odontológico — 13

2 | Conceito de dor e sua importância na clínica odontológica — 23

3 | Técnicas anestésicas em odontologia — 29

4 | Fundamentos em cirurgia e traumatologia bucomaxilofaciais — 43

5 | Diagnóstico histopatológico — 57

6 | Princípios de exodontia — 65

7 | Tratamento radical e/ou conservador de dentes retidos — 81

8 | Cirurgia parendodôntica — 95

9 | Cirurgia pré-protética — 105

10 | Cirurgia na odontopediatria — 121

11 | Infecções odontogênicas — 133

12 | Princípios básicos ao atendimento de pacientes vítimas de trauma — 145

Referências — 158

Recursos pedagógicos que facilitam a leitura e o aprendizado!

OBJETIVOS DE APRENDIZAGEM	Informam a que o estudante deve estar apto após a leitura do capítulo.
Conceito	Define um termo ou expressão constante do texto.
LEMBRETE	Destaca uma curiosidade ou informação importante sobre o assunto tratado.
PARA PENSAR	Propõe uma reflexão a partir de informação destacada do texto.
SAIBA MAIS	Acrescenta informação ou referência ao assunto abordado, levando o estudante a ir além em seus estudos.
ATENÇÃO	Chama a atenção para informações, dicas e precauções que não podem passar despercebidas ao leitor.
RESUMINDO	Sintetiza os últimos assuntos vistos.
🔍	Ícone que ressalta uma informação relevante no texto.
⚡	Ícone que aponta elemento de perigo em conceito ou terapêutica abordada.
PALAVRAS REALÇADAS	Apresentam em destaque situações da prática clínica, tais como prevenção, posologia, tratamento, diagnóstico etc.

Princípios gerais aplicados ao tratamento cirúrgico-odontológico

1

A odontologia abrange o tratamento de patologias da cavidade bucal e seus anexos, envolvendo tanto terapias clínicas quanto cirúrgicas. O grau de complexidade de um procedimento odontológico está associado aos sinais patognomônicos, à patologia a ser tratada e às condições de saúde do paciente.

Para as abordagens cirúrgicas, devem ser consideradas a capacitação e formação do profissional e de sua equipe de apoio técnico e os ambientes disponíveis, tanto o consultório odontológico (ambulatorial) como o hospital (ambulatorial e internação). O cirurgião-dentista que não é especialista em cirurgia e traumatologia bucomaxilofaciais (CTBMF) deve reconhecer os limites da sua qualificação para a realização de procedimentos cirúrgicos.

O acolhimento do paciente em todas as fases é primordial. O profissional deve esclarecer suas dúvidas e minorar suas inquietudes e inseguranças, sem comprometimento do relacionamento profissional e ético. Independentemente da idade do paciente, deve-se considerar não apenas a resolução da patologia presente, mas também a busca por qualidade de vida no futuro.

OBJETIVOS DE APRENDIZAGEM

- Conhecer as etapas que integram o tratamento cirúrgico-odontológico
- Identificar os equipamentos, materiais e instrumentos utilizados na cirurgia odontológica
- Discutir questões relativas à biossegurança no ambiente cirúrgico

LEMBRETE

Os períodos pré, trans, intra e pós-operatórios são parte essencial na condução do tratamento e determinam seu resultado final. Portanto, devem ser desenvolvidos com critérios baseados no conhecimento acadêmico e na qualidade terapêutica.

PRÉ-OPERATÓRIO

A **identificação** do paciente reúne dados como nome, gênero, data de nascimento, raça, ocupação, estado civil, endereço e demais informações que possam ser úteis em seu reconhecimento. A **avaliação clínica** envolve as informações da anamnese somadas ao exame físico.

Na **anamnese**, as informações coletadas são importantes não apenas no reconhecimento do paciente e na compreensão de sua realidade, mas também por sua contribuição na determinação de hipóteses diagnósticas, planejamento, prognóstico e execução do tratamento. O questionário deve ser objetivo, com respostas simples (sim/não/às

LEMBRETE

Uma vez preenchido o documento de anamnese, este deve ser assinado e datado pelo paciente ou seu responsável, após a confirmação dos dados.

vezes/não sei), porém com possibilidade de complementação, ampliando a reserva de informações.

A verbalização e a transcrição da queixa principal do paciente devem auxiliar o cirurgião-dentista na definição das prioridades e da viabilidade do plano de tratamento. O paciente deve, ainda, discorrer sobre seu estado de saúde, incluindo reconhecimento de doenças e tratamentos clínicos e cirúrgicos atuais ou anteriormente realizados, medicamentos em uso, histórico de saúde familiar, entre outros.

Pacientes comprometidos com alterações relevantes de saúde podem demandar cuidados odontológicos e médicos especializados que influenciam na decisão dos diferentes tempos do tratamento cirúrgico. Após os devidos encaminhamentos e avaliações multidisciplinares, a intervenção cirúrgica pode ser definida como urgente ou eletiva, em tempo postergado ou não recomendada, e até contraindicada.

As enfermidades sistêmicas mais frequentes reconhecidas ou identificadas na primeira consulta são hipertensão arterial, valvulopatia ou valvopatia, insuficiência hepática, diabetes melito, enfermidade renal, doenças pulmonares, alergias e epilepsia. Também deve ser dada atenção aos pacientes obesos (com sobrepeso ou mórbidos), transplantados de órgãos e tecidos e portadores de biomateriais/eletrônicos (p. ex., marca-passo, *stent*). O tratamento de pacientes com necessidades especiais vigora cada vez mais tanto no atendimento em consultório odontológico como hospitalar.

SAIBA MAIS

A dor, com suas diferentes expressões de subjetividade, é considerada o quinto sinal vital. Por sua alta frequência, passou a ser um dos motivos mais presentes na consulta odontológica. Fisicamente pode ter localização definida ou ser difusa. Sua mensuração pode ser realizada por meio de escala visual analógica.

O **exame físico** inicia pela verificação e anotação dos cinco sinais vitais – temperatura corporal, frequência cardíaca, frequência respiratória, pressão arterial e dor. Tais sinais registram as funções orgânicas básicas e refletem o equilíbrio (ou sua ausência) resultante das interações entre os sistemas do organismo e determinadas doenças.

Com o paciente sentado na cadeira odontológica, realizam-se a inspeção, a palpação, a percussão e a ausculta, observando os seguintes aspectos:

- Cabeça, face e pescoço: formato, simetria, proporcionalidade, contorno tegumentar e ósseo, coloração da pele, circunferência cervical, linfonodos, mobilidade do pescoço, alterações cervicais.
- Ouvidos: reação aos sons.
- Olhos: simetria, dimensões, reatividade das pupilas, cor da esclera e da conjuntiva, mobilidade, teste visual simples.
- Nariz e região paranasal: septo, mucosa, permeabilidade, simetria das fossas nasais, sensibilidade dolorosa e ressonância nas cavidades sinusais.
- Articulação temporomandibular: ruídos (clique, ressalto, crepitação), sensibilidade dolorosa, mobilidade, musculatura mastigatória, presença de pontos-gatilho.
- Boca: dentes, gengivas, palatos duro e mole, pilares do orofaríngeo, tonsilas, língua, soalho da boca, glândulas e ductos salivares, mucosa jugal, alveolar e fundo de sulco vestibular, musculatura mastigatória, bridas, freios e lábios.

Os **exames por imagem** devem ser sempre atuais e solicitados conforme a queixa do paciente e sua sintomatologia. Caso o paciente tenha realizado exames anteriormente, cabe ao profissional avaliar, com base na história pregressa, sua adequação para a formulação do diagnóstico atual e do plano de tratamento.

As radiografias mais usuais na clínica odontológica são as intrabucais periapical, interproximal (*bitewing*) e oclusal; e as extrabucais panorâmica, lateral, posteroanterior, occipitofrontal posteroanterior, ambas em cefalostato, de Waters e Hirtz. Entre as possibilidades de imagens computadorizadas, podem-se citar a tomografia computadorizada por feixes em leque (TCFL) e por feixe cônico ou *cone beam* (TCFC) e a imagem por ressonância magnética (IRM), entre outras.

Os **exames laboratoriais** são essenciais na avaliação do quadro clínico do paciente. Dentre os exames de rotina, destacam-se hemograma com contagem de plaquetas (variações quantitativas e qualitativa das hemácias, leucócitos e plaquetas) (Tabs. 1.1 e 1.2), coagulograma (tempo de sangramento, teste de coagulação, tempo de protrombina – TP, tempo de tromboplastina parcial ativada – TTPA, razão normalizada internacional – RNI) (Tab. 1.3), teste de glicemia plasmática e dosagem de creatinina (Tab. 1.4) e exame qualitativo de urina (EQU) (Tab. 1.5).

Cefalostato

Dispositivo de posicionamento da cabeça, que garante a reprodutibilidade das imagens radiográficas.

Waters

Técnica utilizada para visualização dos seios da face, no sentido pósteroanterior.

Hirtz

Técnica utilizada para complementar o estudo da face, especialmente dos arcos zigomáticos. Também é conhecida como radiografia axial submento-vértice.

TABELA 1.1 – Hemograma

Parâmetros	Masculino	Feminino
Eritrócitos (10^{12}/L)	5,2	4,6
Hemoglobina (g/dL)	15,5	14
Hematócrito (%)	47	41
VCM (fL)	90	90
HCM (pg)	30	30
CHCM (g/dL)	34	34

TABELA 1.2 – Leucograma

Parâmetros	Valores de referência
Leucócitos (/mm³)	4,5 – 11
Linfócitos	1 – 4,8
Neutrófilos	1,8 – 7,7
Monócitos	4%
Eosinófilos	3%
Basófilos	0 a 1%
Plaquetas	150.000-400.000/µL

TABELA 1.3 – **Coagulograma**

Parâmetros	Valores de referência
TP	11-14 segundos
TTPA	27-40 segundos
RNI	1,1

Fonte: Hoffman.[1]

TABELA 1.4 – **Exames de sangue**

Parâmetros	Valores de referência
Ureia	15-45mg/dL
Creatinina	0,7–1,4mg/dL
Glicemia	70-99mg/dL

Fonte: Soares e colaboradores.[2]

TABELA 1.5 – **Exame qualitativo de urina (EQU)**

Parâmetros	Valores de referência
Densidade	1.003– 1.030
pH	4,5-7,8
Cor	Amarelo-citrino
Hemácias	Até 3
Leucócitos	1-4

Fonte: Soares e colaboradores.[2]

O diagnóstico, o plano de tratamento e o prognóstico são planejados pelo profissional e discutidos com o paciente e seus familiares. O diagnóstico será obtido por meio da avaliação de todas as informações do exame clínico, somadas aos exames associados. A partir das hipóteses diagnósticas, será elaborado o planejamento terapêutico, visando a um prognóstico o mais favorável ao paciente.

No **pré-operatório**, para o procedimento cirúrgico proposto, o paciente será encaminhado para avaliações clínicas, tanto médicas como odontológicas. Os exames laboratoriais solicitados pelo cirurgião-dentista poderão ser complementados, se necessário. Se a intervenção for realizada em ambiente hospitalar, sob efeito de anestesia local assistida com sedação ou anestesia geral, o médico anestesista fará o exame pré-anestésico.

A partir da indicação de anestesia, a American Society of Anesthesiologists (ASA) classifica os pacientes quanto ao risco médico em seis categorias, associando a morbidade/mortalidade anestésica ao estado físico do paciente (Tab. 1.6). Essas recomendações têm sido cada vez mais observadas em intervenções e tratamentos odontológicos.

O **laudo profissional** e o **consentimento informado** devem ser redigidos de forma clara, a fim de evitar dificuldades de compreensão, e apresentados ao paciente ou ao seu representante legal. Este documento não se resume à mera adesão do paciente à proposta do profissional: abrange a permissão para a realização do tratamento. Por meio dele, o paciente toma uma decisão consciente e voluntária quanto à realização de um tratamento ou à eleição de outra opção.

Consentimento informado

Documento formulado com base na autonomia do paciente. Inclui as informações prestadas pelo profissional referentes às alternativas terapêuticas e suas possibilidades de sucesso, risco, sequelas ou complicações. Após sua discussão, havendo concordância, deve ser assinado pelo paciente ou por seu representante legal.

LEMBRETE

O estudante de odontologia e o cirurgião-dentista devem buscar atualização permanente sobre as recomendações do Conselho Federal de Odontologia, do Ministério da Saúde e dos demais órgãos e instituições aos quais estão vinculados.

AMBIENTE CIRÚRGICO

A **sala de cirurgia** abriga o conjunto de equipamentos, materiais e instrumentos que serão usados durante o procedimento operatório. No bloco cirúrgico, as salas devem responder às necessidades de cada especialidade cirúrgica, médica ou odontológica.

A estruturação básica da sala de cirurgia deve ser repetida no consultório odontológico no caso de intervenção cirúrgica sob anestesia local (Fig. 1.1). O **equipamento** é composto de cadeira odontológica, foco de luz, aspirador de saliva e sangue, motor e peça de mão esterilizável e uma mesa auxiliar para instrumental.
O **material cirúrgico** compreende gaze, compressa, seringa, agulha, drenos e sondas, fio de sutura, fita adesiva hipoalergênica, atadura e outros materiais especiais relacionados com o procedimento a ser realizado (p. ex., implantes, próteses).

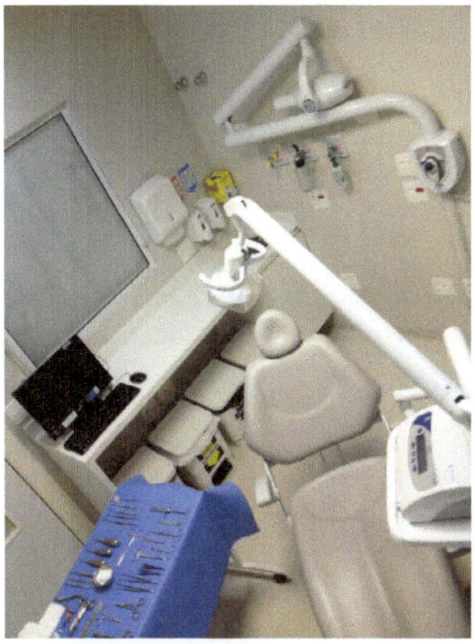

LEMBRETE

O planejamento cirúrgico é essencial na seleção dos equipamentos, do instrumental e dos materiais necessários. Um procedimento só deve ter início após a verificação da disponibilidade de todos os itens previstos.

LEMBRETE

A correta apreensão e manuseio do instrumental durante o procedimento cirúrgico permite seu uso de modo eficaz e reduz o risco de acidentes de trabalho.

Figura 1.1 – Consultório odontológico preparado para intervenção cirúrgica sob anestesia local.

TABELA 1.6 – **Classificação quanto ao risco anestésico de acordo com a American Society of Anesthesiologist**

Classificação	Descrição	Observações
ASA I	Paciente saudável, sem nenhum distúrbio sistêmico.	O plano de tratamento deve ser mantido.
ASA II	Paciente com doença sistêmica leve a moderada.	Pertencem a esta categoria pacientes que apresentam ansiedade extrema, história de mal-estar ou síncope; obesidade moderada; mais de 65 anos; hipertensão arterial controlada; diabetes tipo II controlado; distúrbios convulsivos controlados; asma com uso eventual de brocodilatador em aerossol; tabagismo sem doença pulmonar obstrutiva crônica; angina estável assintomática; história de infarto do miocárdio ocorrido há mais de 6 meses sem sintomatologia. O médico clínico assistente deve ser consultado para esclarecimentos sobre o estado de saúde destes pacientes, ainda que apresentem risco mínimo para complicações anestésicas durante o tratamento odontológico.
ASA III	Paciente com distúrbio sistêmico severo, que limita a sua atividade, mas não o incapacita.	Pertencem a esta categoria pacientes que apresentam diabetes tipo I controlado; obesidade mórbida; hipertensão arterial entre 160-194 a 95-99 mmHg; episódios frequentes de angina do peito com sintomas após exercícios leves; insuficiência cardíaca congestiva com edema de tornozelos; doença pulmonar obstrutiva crônica; episódios frequentes de convulsão ou crise asmática; tratamento quimioterápico; hemofilia; história de infarto do miocárdio ocorrido há mais de 6 meses com sintomatologia (angina ou falta de ar). Os procedimentos eletivos não estão contraindicados, mas há maior risco no atendimento. Portanto, nestes casos, deve-se também contatar a equipe médica. Procedimentos complexos e longos devem ser evitados nestes pacientes.
ASA IV	Paciente com distúrbio sistêmico grave, com risco iminente de morte.	Pertencem a esta categoria pacientes que apresentam dor no peito ou falta de ar, mesmo quando sentados sem atividade; incapacidade de andar ou subir escadas; angina, que piora mesmo com a medicação; história de infarto do miocárdio ou de acidente vascular encefálico ocorrido há menos de 6 meses que necessitam de administração suplementar de oxigênio continuamente. Neste caso, quando possível, devem-se adiar os procedimentos odontológicos eletivos até que haja uma melhora das condições sistêmicas do paciente, classificando-o como ASA III. O atendimento odontológico de urgência deve ser conservador e realizado em ambiente hospitalar sob acompanhamento médico.
ASA V	Paciente em fase terminal cuja expectativa de vida é inferior a 24 horas.	Pertencem a esta categoria pacientes que apresentam doença renal, hepática ou infecciosa em estágio final ou câncer em fase terminal. Os procedimentos eletivos são contraindicados. As urgências odontológicas devem receber cuidados paliativos.
ASA VI	Paciente com morte cerebral declarada cujos órgãos serão doados.	
ASA-E	Operação de emergência de qualquer variedade	Usada para modificar uma das classificações acima, ou seja, ASA IV-E.

O **instrumental** para realização de intervenções cirúrgicas, remoção de sutura, exames e curativos é classificado como básico (Fig. 1.2) e especial (Fig. 1.3). Na montagem da mesa auxiliar, os instrumentos devem ser dispostos de forma sistemática e lógica, segundo as técnicas cirúrgicas a serem realizadas.

No consultório dentário, a presença do técnico em saúde bucal (TSB) inclui a instrumentação cirúrgica. Em algumas cirurgias de pequeno porte, a instrumentação pode não ser necessária; a decisão e o critério cabem ao profissional. O auxílio na instrumentação apresenta vantagens quanto à otimização do tempo do procedimento. Existem diversas formas de compor a mesa de instrumental, não havendo um consenso. O importante é que o cirurgião escolha a que melhor atenda às suas necessidades durante o ato operatório e traga maior benefício do paciente.

A **equipe cirúrgica** baseia-se na presença do cirurgião e de cirurgiões-auxiliares – sendo aconselhável uma formação suficiente para substituir o cirurgião titular – se necessário instrumentador e circulante. Quando a equipe é composta por dois auxiliares, o primeiro é responsável por executar manobras específicas além de irrigar e aspirar a ferida, cortar fio de sutura, dentre outras. O segundo auxiliar é responsável pelo afastamento dos tecidos. O instrumentador deve estar atento às etapas cirúrgicas e prever as manobras do cirurgião, passando os instrumentos corretos e de forma adequada (p. ex., mantendo a ponta ativa voltada para si, evitando acidentes).

> **ATENÇÃO**
>
> Cabe aos auxiliares e técnicos o correto descarte dos materiais perfurocortantes e resíduos biológicos, de acordo com as normas emitidas por órgãos de vigilância e fiscalização das instituições de saúde.

> **ATENÇÃO**
>
> Caso ocorram acidentes com materiais perfurocortantes, o profissional deve imediatamente ser substituído por um colega e seguir orientações dos órgãos especializados em doenças infectocontagiosas e em medicina do trabalho.

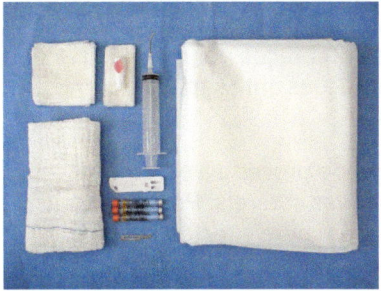

Figura 1.2 – Materiais básicos (da esquerda para direita; de cima para baixo): gaze, anestésico tópico, seringa hipodérmica de 20 mL com agulha montada (irrigação); compressas; fio de sutura agulhado; tubetes anestésicos; lâmina de bisturi (n° 15); campos cirúrgicos.

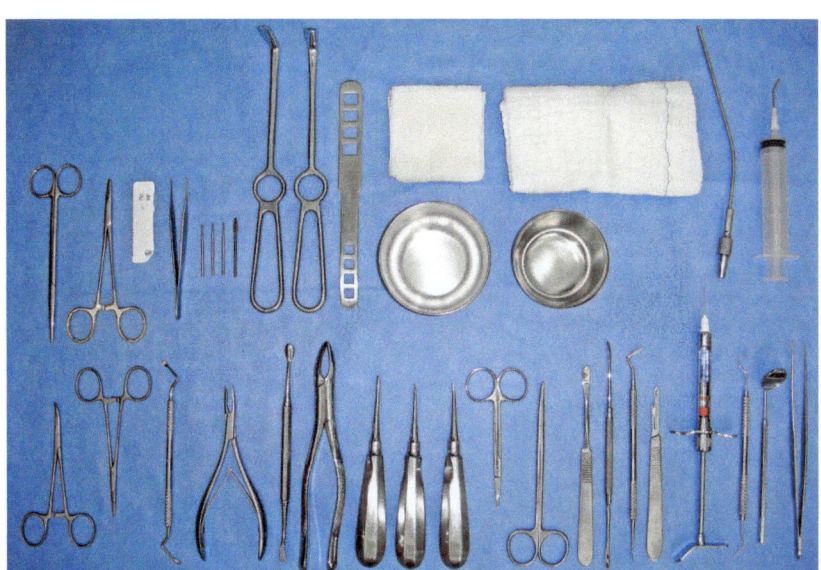

Figura 1.3 – Mesa com instrumental cirúrgico organizado para exodontia. (A) Sequência inferior (da direita para a esquerda): pinça anatômica (sem dentes), odontoscópio, sonda exploradora de cárie n° 5, seringa carpule com agulha, bisturi com lâmina montada, sindesmótomo, descolador, legra de Williger, tesouras de Metzsenbaum curva, tesoura de Iris curva, elevadores/alavancas, fórceps, lima óssea, alveolótomo, cureta de Lucas, pinças mosquito (Halstead) reta e curva. (B) Sequência superior (da direita à esquerda): Seringa hipodérmica de 20 mL, agulha com ponta romba (25 x 12), cânula de aspiração, cuba para solução antisséptica, cuba para água destilada ou soro fisiológico, compressas, gaze, abaixador de língua de Bruenings, afastadores de Langenbeck, brocas e fresas, pinça de Adson com dentes, fio de sutura, porta-agulha de Mayo-Hegar, tesoura de Mayo.

Ao circulante cabe o pronto atendimento às solicitações da equipe, devendo permanecer sempre na sala cirúrgica. O porte da cirurgia pode determinar variantes na composição numérica e especializada dos componentes da equipe cirúrgica.

BIOSSEGURANÇA

ATENÇÃO

Após a desinfecção da mesa cirúrgica, um campo plástico estéril deve ser posicionado sobre sua superfície, impedindo a contaminação do campo de tecido, em caso de contato direto com líquidos ou secreções.

LEMBRETE

O posicionamento do paciente na cadeira odontológica ou na mesa cirúrgica deve facilitar a intervenção, gerando conforto ao paciente e ao profissional, seguindo normas de ergonomia e de biossegurança.

LEMBRETE

A realização adequada das técnicas de paramentação reduz a possibilidade de quebra da cadeia asséptica.

Para acesso ao ambiente cirúrgico, o profissional deve utilizar roupa específica e equipamentos de proteção individual (EPIs) – gorro, propés, máscara e óculos.

Os processos de assepsia visam à redução do risco de infecções pós-operatórias e são de responsabilidade dos auxiliares cirúrgicos, bem como da equipe técnica. Quando realizados em superfícies inanimadas, denominam-se desinfecção, podendo ser realizados com álcool 70%. Quando realizados em pele ou mucosa, denominam-se antissepsia, podendo ser realizados com soluções de clorexidina ou compostos iodados (PVP-I).

A partir da desinfecção das superfícies pela equipe auxiliar, o ambiente está preparado para receber o paciente devidamente trajado (gorro, propés, jaleco e calça ou bata) para o ambiente cirúrgico em ambiente hospitalar. No consultório odontológico se utilizam gorro e propés, mantendo-se a vestimenta do paciente e sobrepondo com jaleco ou avental descartáveis. Sugere-se que o paciente retire adornos do pescoço, piercings, brincos, braceletes, entre outros. Se usa óculos, retirar e colocar óculos de proteção (equipamento de proteção individual). A equipe, com exceção do circulante, deve realizar a degermação das mãos e dos antebraços por meio de processo mecânico (escovação) com soluções antissépticas, como clorexidina ou PVP-I (Fig. 1.4).

Após a escovação, cada membro da equipe procede a paramentação, que consiste no ato de vestir avental e luvas estéreis. Procede-se então à antissepsia do campo cirúrgico, em pele e tecidos bucais (Fig. 1.5), e à colocação de campos operatórios estéreis, protegendo a área e limitando o foco da cirurgia.

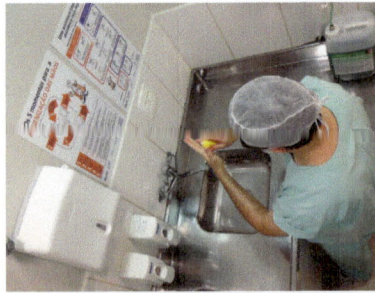

Figura 1.4 – Degermação das mãos e dos antebraços. Observar a sequência correta do processo, iniciando pelas extremidades dos dedos e percorrendo o antebraço até os cotovelos. Completada a degermação da mão e antebraço de um lado, a mesma sequência deve ser feita no outro lado.

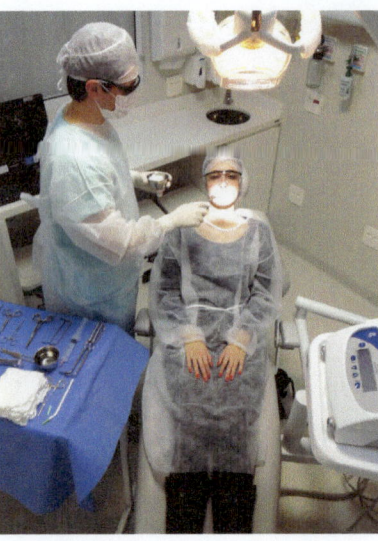

Figura 1.5 – Antissepsia extrabucal. Observar a sequência adequada, iniciando pela pele da região peribucal e prosseguindo para a região intrabucal.

O preparo do ambiente cirúrgico deve observar condições de saúde específicas do paciente. Em pacientes alérgicos ao látex, por exemplo, devem-se utilizar materiais livres deste componente (*latex free*) em um local na mesma condição. O procedimento cirúrgico deve ser preferencialmente realizado no primeiro horário do dia (após 6 horas da última utilização da sala) evitando, assim, a presença de partículas de látex em suspensão no ambiente.

PÓS-OPERATÓRIO

Finalizado o ato cirúrgico, cabe à equipe assistente orientar o paciente ou familiar sobre as possíveis reações fisiológicas relacionadas ao procedimento e sobre como lidar com os sinais e sintomas mais comuns (Quadro 1.1). A linguagem usada deve ser simples e clara.

LEMBRETE

A prescrição medicamentosa deve ser entregue com os cuidados pós-operatórios, por escrito, visando ao controle da dor e, quando indicados, da inflamação e da infecção e de seus sintomas.

QUADRO 1.1 – Orientações para o período pós-operatório

1. Do momento da cirurgia até 24h após (1° dia)

1.1 Não fazer bochechos/lavar a boca.
1.2 Manter repouso, com a cabeça apoiada em dois/três travesseiros.
1.3 Aplicar bolsa de gelo envolta em compressa úmida na face, sobre o(s) lado(s) operado(s), por 30min a cada 2h ou de forma contínua, conforme orientação.
1.4 A alimentação deverá ser líquida/pastosa, fria/gelada (p. ex., sucos de frutas, gelatinas, sorvetes, frutas esmagadas ou centrifugadas, caldos salgados frios).
1.5 Não ingerir leite ou seus derivados (exceto sorvete).
1.6 Seguir corretamente a medicação prescrita. **Não substituir nenhum medicamento nem sua dosagem sem consultar previamente o cirurgião-dentista.**
1.7 Não exercer atividades que exijam raciocínio e concentração (estudantil/profissional) ou atividades motoras (p. ex., dirigir veículo ou similar). Solicitar acompanhamento familiar para deslocamento após a intervenção cirúrgica.
1.8 Não fumar ou ingerir bebidas alcoólicas.
1.9 Não se expor ao sol ou a calor excessivo por _____ dias pós-operatórios.
1.10 Não praticar esportes ou exercícios físicos por _____ dias pós-operatórios.
1.11 Em caso de dor intensa, sangramento excessivo, febre (acima de 38°C), calafrios ou vômito, ligar para os telefones _____.

2. De 24 a 48h após a cirurgia (2° dia)

2.1 Iniciar higienização da boca com _____, _____ vezes ao dia.
2.2 Não completada a medicação receitada, prosseguir com as doses.
2.3 Pode ser iniciada a alimentação com derivados do leite.
2.4 Seguir a alimentação líquida ou pastosa, levemente aquecida.
2.5 Não fumar ou ingerir bebidas alcoólicas

3. A partir de 48h após a cirurgia (3° dia em diante)

3.1 Escovar os dentes conforme orientação do profissional.
3.2 Passar a ingerir alimentos progressivamente aquecidos e espessados, conforme tolerância.
3.3 Retornar para controle na hora marcada, acompanhado por familiar.
3.4 Não marcar viagem aérea sem informar ao profissional. A liberação dependerá do porte da cirurgia e da evolução pós-operatória.

CONSIDERAÇÕES FINAIS

Além dos cuidados de rotina, alguns esclarecimentos são importantes. A colocação de gelo nas primeiras 24 horas é decisiva para auxiliar no controle do processo inflamatório, cuja duração pode depender da manipulação cirúrgica. Poderão surgir hematomas na pele como resultado da sufusão de sangue na região operada.

Um pequeno sangramento é normal nas primeiras 24 horas, não devendo constituir motivo de preocupação. Não cuspir favorece a estabilização do coágulo na ferida, reduzindo o risco de sangramento maior. Caso este se mantenha ou aumente, deve-se pressionar uma ou duas gazes dobradas ou enroladas sobre a ferida, que deverão permanecer no local por 15 a 20 minutos. Ocluir e pressionar os dentes geralmente auxilia neste processo compressivo. Se o sangramento se mantiver, devem-se sobrepor gazes, sem remover as anteriormente colocadas.

O paciente deve manter a cabeça elevada, aplicando gelo sobre a face, na região. O gelo poderá ser colocado em saco plástico fechado e enrolado em compressa úmida para ação em profundidade e para proteção da pele. Caso o sangramento não seja controlado, é indispensável entrar em contato com o profissional.

2

Conceito de dor e sua importância na clínica odontológica

A interpretação da experiência da dor vem se modificando com a evolução da humanidade. Na antiguidade, era castigo por faltas cometidas; mais tarde, meio de depuração da alma pelo sofrimento do corpo. Atualmente, segundo a International Association for the Study of Pain (IASP), dor é uma experiência sensorial e emocional desagradável, relacionada com lesão tecidual real ou potencial, ou descrita em termos desse tipo de dano.

O componente emocional da dor e o fato de ela poder ser desencadeada sem a necessidade de haver lesão tecidual são explicados pelo processamento da informação dolorosa. Comparada a outros sistemas sensoriais, como o auditivo, o visual e o olfatório, a dor tem o seu processamento distribuído mais amplamente, incluindo diversas áreas corticais e subcorticais que englobam o sistema límbico (emoções), o sistema somatossensorial (intensidade e localização do estímulo), o hipocampo (memória), áreas parietais posteriores (multissensoriais) e pré-frontais (atividades cognitivas, como expectativa e atenção). Essa abrangência da informação nociceptiva dá suporte à ideia de que a dor não é apenas uma sensação, e sim uma experiência e meio de interação com o ambiente.

Para entender a dor como agente de relação e fator de sobrevivência da espécie, devem-se analisar as consequências do que seria a vida sem a capacidade de percebê-la, como ocorre na analgesia congênita. À primeira vista, essa situação parece cômoda, mas os efeitos adversos são onerosos. A maioria das pessoas que sofrem dessa doença morre na infância por não detectar lesões externas ou sintomas de doenças diversas. A dor, portanto, pode ser entendida como um alerta a estímulos danosos e como um agente de manutenção da espécie.

A importância da dor tornou-se ainda mais evidente quando a Joint Commission Accreditation Health Care Organization (JCAHO) a

OBJETIVOS DE APRENDIZAGEM

- Compreender a necessidade de um tratamento adequado da dor
- Compreender as diferenças individuais existentes na percepção da intensidade da dor
- Conhecer o uso associado de anestesia geral e local, bem como novas alternativas terapêuticas para o controle da dor
- Discutir a importância da investigação da dor para o estabelecimento do diagnóstico
- Discutir o uso de anti-inflamatórios não esteroides no tratamento da dor

Nocicepção

Transmissão e reconhecimento de impulsos em resposta a um estímulo nocivo como acontece com a dor.

SAIBA MAIS

A analgesia congênita é uma doença rara, de alta morbidade, caracterizada pela incapacidade de sentir dor física. Pode gerar graves complicações osteoarticulares, fraturas ósseas, osteomielites, necroses assépticas do quadril e articulações de Charcot.

incluiu como o quinto sinal vital, junto de temperatura, pulso, tensão arterial e respiração. Na década de 1990, James Campbel, então presidente da American Pain Society, em um de seus discursos, resumiu a necessidade de a dor ser vista como sinal vital, dizendo que se ela fosse aliviada com o mesmo zelo dedicado aos outros sinais vitais, haveria maior chance de propiciar um tratamento adequado aos pacientes.

A NECESSIDADE DE UM TRATAMENTO ADEQUADO DA DOR

Dor aguda

Dor repentina e intensa.

SAIBA MAIS

Aproximadamente 30% da população mundial é acometida por algum tipo de dor crônica, o que resulta em sofrimento e diminuição da qualidade de vida de bilhões de pessoas.

Embora a **dor aguda** seja um mecanismo de proteção, se não for tratada adequadamente, pode provocar mudanças no sistema nervoso periférico e central, tornando-se independente do estímulo que a originou. Essas alterações podem ser desencadeadas por lesões teciduais e/ou pelo desequilíbrio do sistema nervoso, como ocorre nas dores fantasmas.

Além de sua capacidade de transmitir e modular informações, os neurônios podem armazená-las na forma de memória celular. Essa memória envolve, no mínimo, três mecanismos celulares gerais:

- aumento da resposta celular, por meio de mudanças nas conexões sinápticas já existentes;
- diminuição da atividade de células inibitórias;
- aparecimento de novas conexões e/ou a perda de outras já existentes.

Tais transformações podem perpetuar a sensação dolorosa além da permanência do estímulo que a gerou, causando o aumento da intensidade e/ou da duração da sua percepção.

Dor crônica

Dor que persiste por longo período de tempo.

Na **dor crônica**, as alterações no sistema nociceptivo incluem vários estágios do processamento da informação, como plasticidade neural e apoptose de interneurônios. Nos níveis corticais e subcorticais (córtex pré-frontal, dorsolateral e tálamo), há indícios da diminuição em até 11% da substância cinzenta na presença da dor crônica.

Além do sofrimento e da diminuição da qualidade de vida, a dor crônica também traz consequências econômicas. Nos EUA, os gastos com a dor crônica chegam a 150 bilhões dólares/ano. Assim, tanto do ponto de vista clínico quanto do econômico, fica evidente a importância de se implementar medidas para evitar a progressão da dor para estágios crônicos.

Cabe ao clínico a missão de evitar que a dor evolua para o estado crônico, pois o tratamento dessa condição vai além do utilizado nas alterações agudas, requerendo uma farmacologia mais ampla e um enfoque multidisciplinar.

PERCEPÇÃO DA INTENSIDADE DA DOR

Os profissionais da saúde muitas vezes negligenciam a queixa de dor, acreditando que possa haver um exagero do paciente na tentativa de "valorização" do problema para adquirir alguma vantagem real ou subjetiva. Sem dúvida, o clínico deve estar atento ao "ganho secundário" da dor. No entanto, dados indicam que a queixa de dor geralmente está ligada a uma resposta neurofisiológica proporcional.

Por meio da técnica de ressonância magnética funcional, observou-se que a intensidade da dor reportada estava correlacionada à atividade de áreas corticais ligadas ao seu processamento somatossensorial e cognitivo (córtex anterior da cíngula e córtex sensorial primário). Observou-se também uma tendência de o tálamo ser mais ativado em pessoas com menor sensibilidade à dor. Assim, pessoas com maior sensibilidade à dor teriam, entre outros mecanismos, uma deficiência no bloqueio da nocicepção feita pelo tálamo.

Tálamo

Área subcortical que recebe a maior parte dos impulsos nervosos vindos de regiões periféricas do corpo, retransmitindo ao córtex essa informação. Por ser rico em neurônios inibitórios gabaérgicos, pode ser considerado um filtro da informação sensorial, traduzida como percepção.

LEMBRETE

O clínico deve acreditar na queixa do paciente e tratá-la como sendo real, sem negligenciá-la. Dessa forma, proporcionará conforto físico e psíquico ao doente, o que pode evitar um agravamento do quadro clínico.

FALTA DE INVESTIGAÇÃO DA ORIGEM DA DOR: CAUSA DE ERROS NO DIAGNÓSTICO

Identificar a causa da dor em uma fratura óssea é tarefa fácil; no entanto, quando a dor é sentida em uma área hígida, essa busca torna-se mais complexa. Isso ocorre porque a origem da dor nem sempre coincide com o local onde ela é percebida.

Um ponto doloroso (ponto-gatilho) nos músculos cervicais, por exemplo, pode referir dor para a região temporal e ser interpretado pelo paciente como cefaleia ou dor ocular. Outro exemplo, mais grave, ocorre quando o primeiro sintoma de um infarto do miocárdio é uma odontalgia ou dor mandibular. Distúrbios neurovasculares (tipo enxaqueca) também podem se expressar como dores periodontais ou odontogênicas, nas quais o frio pode causar aumento do desconforto, dificultando ainda mais o diagnóstico diferencial.

Ponto-gatilho

Pontos sensíveis e palpáveis que podem produzir dor à distância (dor reflexa) quando pressionados.

O diagnóstico diferencial deve ser feito com cuidado, levando em consideração as diversas manifestações das disfunções que podem estar envolvidas. A maioria das dores referidas não se altera com estímulos locais (percussão, palpação, função), e não há causa aparente que poderia desencadeá-la. Nas dores neurovasculares, podem ser encontradas alterações locais, como edema, vermelhidão e lacrimejamento, além de características típicas da enxaqueca, como qualidade e periodicidade, que podem colaborar no diagnóstico.

Infelizmente, não são raros os casos de pacientes que procuram serviços especializados no tratamento de dor após terem sofrido mutilações, como perda de elementos dentários, tratamentos endodônticos desnecessários, ou terem sido submetidos a outras terapias por anos, sem resultados satisfatórios, em razão de um diagnóstico impreciso.

DOR E NOCICEPÇÃO: O PORQUÊ DE ASSOCIAR ANESTESIA LOCAL À ANESTESIA GERAL

LEMBRETE

Pode haver estímulo nocivo sem que haja dor, assim como experiência dolorosa sem nocicepção.

Embora o termo nocicepção seja usado como sinônimo de dor, na verdade refere-se à transmissão do sinal originado por um estímulo nocivo ao organismo, após a transdução pelos nociceptores. Dor é a percepção consciente desse estímulo, que somente é gerada se a informação nociceptiva atingir áreas cerebrais responsáveis por tal experiência.

Em estudos eletrofisiológicos envolvendo o corno dorsal (estágios iniciais da via dolorosa), a maioria dos autores utiliza animais lesionados em áreas rostrais da medula espinal e/ou sob anestesia geral. Assim, pode-se observar que a atividade nociceptiva e suas consequências, como a sensibilização de receptores, ocorrem sem a necessidade da percepção da dor. De forma semelhante, durante a anestesia geral, a atividade nociceptiva pode liberar neurotransmissores excitatórios, como o glutamato e a substância P, causando sensibilização central. Isso evidencia que o bloqueio periférico pode ser importante para o controle da dor pós-operatória.

Estudos sugerem que a associação de anestesia geral e técnicas de bloqueio anestésico, usada de forma coordenada entre o cirurgião e o anestesiologista, traz melhores resultados trans e pós-operatórios, aumentando o conforto do paciente e diminuindo a dor e o consumo de analgésicos.

SAIBA MAIS

As múltiplas aplicações da terapia a *laser* podem gerar novas rotinas e protocolos terapêuticos capazes de melhorar a qualidade de vida dos pacientes.

Alternativas terapêuticas, como a biomodulação e a terapia a *laser*, têm sido investigadas com o objetivo de acelerar o processo de regeneração tecidual e aumentar o conforto pós-operatório. Essas técnicas são utilizadas em diversas áreas, como tratamento da dor articular (DTM), da nevralgia do trigêmeo, da parestesia facial, da hipersensibilidade dentinária e da mucosite pós-radio/quimioterapia.

USO DE AINEs NA CIRURGIA BUCOMAXILOFACIAL

Na presença de lesão tecidual, mecanismos são ativados com o objetivo de repará-la, sendo a inflamação parte integrante desse processo. As cirurgias bucais têm um componente inflamatório significativo, motivo pelo qual alguns autores indicam como medicação pós-operatória de primeira escolha os AINEs. Podem-se ainda usar combinações (p. ex., AINEs + paracetamol), que apresentam ação analgésica superior à obtida com o uso desses fármacos isoladamente.

Administrados no período pré ou transoperatório, os AINEs diminuem a intensidade da dor e o edema pós-cirúrgico. Especificamente no caso da remoção de terceiros molares, foi observado que os AINEs podem reduzir a inflamação e aumentar a analgesia, desde que usados precocemente. Além de seu efeito anti-inflamatório, estudos sugerem a ação reparadora de AINEs/analgésicos, como o tenoxicam, que aumenta o nível fibrótico, e o metamizol, que aumenta a produção de hidroxiprolina. Assim, o uso racional de medicamentos pós-operatórios só inclui AINEs nos casos em que o controle das manifestações clínicas da inflamação (p. ex., edema, trismos, hipertemia local) supera o benefício da regeneração tecidual causada pela resposta inflamatória.

Ainda que existam indícios de melhora da resposta tecidual com o uso de AINEs, faltam estudos que validem o uso desses medicamentos de forma geral. Dessa forma, a utilização de anti-inflamatórios não esteroides (AINEs) tem indicação seletiva na prática cirúrgica odontológica.

ATENÇÃO

Feridas infectadas não devem ser tratadas usando associações incluindo AINEs.

LEMBRETE

O controle da dor de pacientes submetidos a um procedimento cirúrgico deve ser feito inicialmente com uso de analgésicos simples não opioides, opioides ou com a associação de ambos, dependendo da intensidade da dor. Nos casos de infecção, indica-se monoterapia antimicrobiana.

CONSIDERAÇÕES FINAIS

O entendimento da fisiologia e da farmacologia da dor é essencial para a condução de um diagnóstico preciso e de uma terapêutica adequada. Cada vez mais se faz necessária uma equipe clínico-cirúrgica multidisciplinar, para que o paciente receba cuidados que englobem diferentes aspectos, incluindo de forma mais abrangente os componentes orgânicos e psicológicos da experiência dolorosa.

3

Técnicas anestésicas em odontologia

A palavra **anestesia** deriva do grego *anaisthèsia* e significa ausência de sensações. A **anestesia geral** é um estado induzido de inconsciência acompanhado pela perda completa de reflexo de proteção, incluindo a incapacidade de manter funções respiratórias de forma independente sem resposta a estímulo ou comando verbal. Uma combinação de várias drogas é utilizada para provocar, além de analgesia, perda da consciência, amnésia, supressão dos reflexos voluntários e autonômicos com estabilidade hemodinâmica e, em alguns casos, relaxamento da musculatura esquelética. Tais fármacos agem basicamente deprimindo o sistema nervoso central, o que bloqueia a resposta aos estímulos nociceptivos. A aferência continua a partir da ferida operatória.

A **anestesia local** caracteriza-se pelo bloqueio da aferência em uma área circunscrita do corpo. Resulta do uso de soluções anestésicas cujas moléculas impedem a condução do estímulo ao modificarem o potencial de membrana das células nervosas, por meio do bloqueio dos canais de sódio. Há um bloqueio da aferência, principalmente de estímulos nóxicos e térmicos. As sensações ao tato e à pressão estão parcialmente presentes. Não há bloqueio motor ou alteração da consciência do paciente, por isso há defensores do uso do termo analgesia regional para esse tipo de manobra.

A **anestesia local assistida com sedação** resulta da associação da inconsciência e da amnésia ofertada pelos sedativos ao bloqueio condutivo fornecido pelo anestésico local. O grau de cooperação e relaxamento do paciente, contudo, depende da correta indicação. Crianças, pacientes com vias aéreas difíceis, obesos ou pacientes excessivamente ansiosos não são bons candidatos a esse tipo de anestesia.

 A monitoração do nível de consciência na anestesia local assistida com sedação é crítica, pois não deve haver depressão respiratória. A equipe cirúrgica deve estar atenta à proteção da via aérea por

OBJETIVOS DE APRENDIZAGEM

- Conhecer os tipos e técnicas de anestesia e suas indicações
- Avaliar a seleção do método anestésico
- Identificar os materiais utilizados em anestesia local
- Analisar as complicações das anestesias locais

SAIBA MAIS

O cirurgião-dentista Horace Wells é considerado o pai da anestesiologia graças à sua experiência com a inalação de óxido nitroso, em 1845. A anestesia local foi realizada pela primeira vez pelo médico oftalmologista Carl Köller, em 1884, pelo efeito tópico da cocaína na córnea. É interessante observar a história das descobertas, pois o conceito de anestesia geral foi estabelecido por um cirurgião-dentista e o da anestesia local, por um médico oftalmologista.

meio de boa aspiração e controle dos instrumentos, gaze, líquidos irrigantes e quaisquer fármacos ou recursos cirúrgicos que possam adentrá-la.

> **Sedação**
> Procedimento realizado mediante a utilização de fármacos com o objetivo de proporcionar conforto ao paciente para a realização de procedimentos médicos ou odontológicos. Pode ser obtida por meio de fármacos endovenosos ou inalatórios e requer monitoração constante do paciente.

> **Monitoração**
> Observação frequente e repetida das variáveis fisiológicas. Implica a transferência de informações de um equipamento a outro ou a um observador.

Quando bem indicada e executada, a anestesia local assistida com **sedação** permite a realização de tratamentos odontológicos de pequeno porte ou de curta duração. Em cirurgias, beneficia extrações simples, biópsia ou remoções de pequenas lesões superficiais, únicas e circunscritas. É frequentemente indicada para pacientes fóbicos ao tratamento odontológico, portadores de necessidades especiais ou comorbidades sistêmicas, entre outros.

A **monitoração** é utilizada como rotina nas anestesias geral e assistida com sedação, porém pode ser ainda indicada na anestesia local, monitorada pelo cirurgião-dentista. Na monitoração não invasiva, não ocorre quebra da integridade da superfície externa ou interna do corpo (pele ou mucosas).

Os parâmetros avaliados na monitoração envolvem temperatura, frequência cardíaca, frequência respiratória, traçado do eletrocardiograma, pressão arterial, oximetria de pulso e capnometria. Os monitores obtêm, processam e exibem os dados relativos a esses parâmetros; além disso, devem ativar alarmes sempre que esses dados extrapolarem níveis prefixados.

INSTRUMENTAL E MATERIAIS UTILIZADOS EM ANESTESIA LOCAL

As **soluções anestésicas** são compostas por substâncias que bloqueiam os canais de sódio das células nervosas, impedindo a geração do impulso elétrico nervoso. O cirurgião-dentista pode fazer a escolha da droga a ser utilizada selecionando a solução anestésica local, sem ou com vasoconstritor. O arsenal que viabiliza a realização da anestesia local compreende o tubete, a seringa carpule e a agulha.

O **tubete** ou **anestube** contém 1,8m L da solução anestésica. Sua farmacologia e suas ações clínicas envolvem agentes anestésicos e vasoconstritores específicos. Os tubetes de cristal permitem um fluxo de injeção mais homogêneo e sensível, tornando a infiltração mais confortável para paciente e o profissional.

A **seringa carpule**, metálica, pode ter ou não um dispositivo para refluxo. Atualmente o uso da seringa para refluxo é bastante indicado, com o objetivo de evitar uma injeção intravascular acidental. Seringas descartáveis estão ainda disponíveis, embora seu uso não seja tão frequente.

A **agulha** descartável é composta por uma peça metálica única (haste), tubular, com um adaptador de plástico (calota) para a seringa. A agulha para anestubes possui duas extremidades perfurocortantes,

Técnica Anestésica, Exodontia e Cirurgia Dentoalveolar

localizadas uma no bisel e outra no extremo oposto, para perfurar o diafragma do anestube. O comprimento da haste é medido da calota ao bisel. Para as injeções intrabucais, as agulhas mais utilizadas são as longas (30 mm), curtas (22 mm) ou extracurtas (15 mm). A seleção da agulha para as diferentes técnicas anestésicas locais é feita conforme seu calibre e comprimento.

SAIBA MAIS

O calibre da agulha se refere ao diâmetro da luz do tubo. Quanto maior o calibre, menor seu diâmetro.

SELEÇÃO DO MÉTODO ANESTÉSICO

A seleção do método anestésico deve ser precedida pela avaliação das condições clínicas, do perfil psicológico e das necessidades terapêuticas do paciente, bem como de suas expectativas. Também devem ser considerados nessa análise a extensão e a localização anatômica da área a ser operada, a profundidade e a duração do efeito anestésico desejado, o porte e o tempo da intervenção, a necessidade de hemostasia local e circunscrita (isquemia), a presença de inflamação e/ou infecção e o tipo de tecido envolvido.

As **técnicas de anestesia local** para intervenções dentoalveolares da cirurgia e traumatologia bucomaxilofaciais, mesmo que classificadas isoladamente, podem ser combinadas quando envolverem topografias de mais de um ramo nervoso, ou diante de área cirúrgica extensa ou de confluência aferente. O envolvimento de diferentes estruturas como dentes, tecidos ósseos e moles, deve ser previsto para correta analgesia durante a intervenção.

Tanto as técnicas intrabucais quanto as extrabucais baseiam-se na estrutura e na distribuição do sistema nervoso periférico e são classificadas conforme apresentado na Tabela 3.1.

LEMBRETE

A anestesia local, para o tratamento clínico, tem topografias próprias, distintas da anestesia para o tratamento cirúrgico.

TABELA 3.1 – **Classificação das técnicas de anestesia local**

Técnica	Descrição	Subtipos
Terminal	Envolve as ramificações nervosas terminais.	Tópica ou superficial
		Infiltrativa
Por bloqueio	Envolve o próprio nervo no seu trajeto. A deposição do anestésico circunda o ramo ou o tronco nervoso.	Regional
		Troncular

TÉCNICAS ANESTÉSICAS TERMINAIS

A anestesia terminal atua no extremo distal do nervo, ou seja, no seu trajeto mais superficial, na zona receptora dos estímulos nóxicos. Pode ser classificada como tópica ou superficial e infiltrativa.

Estímulos nóxicos

Estímulos que provocam dor.

ANESTESIA TERMINAL TÓPICA OU SUPERFICIAL

Resulta da ação de substâncias anestésicas na forma de pomada, creme ou gel aplicados sobre a superfície da pele ou da mucosa. Na cavidade bucal, exige-se prévia antissepsia e secagem do local, e pode ser realizada com haste flexível de algodão, algodão ou gaze esterilizados.

A substância deve ser mantida no local pela pressão muscular, labial ou jugal e leva em média de 60 a 90 segundos para atuar. Sua ação atinge as terminações nervosas situadas em uma profundidade de 0,5 a 1 mm. Sua absorção é rápida e sua duração é curta. A profundidade da analgesia varia de acordo com a permeabilidade da mucosa.

Esse tipo de anestesia é indicado para insensibilização prévia da mucosa na punção anestésica, realização de tomadas radiográficas, algumas remoções de sutura, higienização de feridas, exodontia de dentes decíduos com inserção gengival, ou mesmo punção de abscessos superficiais.

ATENÇÃO
Antes da aplicação de qualquer tipo de anestesia, deve-se consultar o paciente sobre possíveis alergias.

ANESTESIA TERMINAL INFILTRATIVA

SAIBA MAIS
A anestesia infiltrativa é a mais difundida no exercício da prática clínica odontológica.

Caracteriza-se pela injeção submucosa e subcutânea do agente anestésico, que penetra por difusão através dos tecidos moles e ósseo, até os filetes nervosos, bloqueando a condução nas regiões terminais dos nervos. É indicada para complementação em áreas de confluência de ramos nervosos e para o efeito vasoconstritor local, nas soluções que contenham esse tipo de fármaco.

Essa técnica anestésica é classificada conforme a determinação do plano tecidual de sua infiltração. Assim, subdivide-se em submucosa, supraperióstica, intraligamentar, intraseptal ou intraóssea e intrapulpar. A anestesia da pele recebe a denominação de subcutânea.

A anestesia terminal infiltrativa **submucosa**, realizada com agulha curta ou longa de calibre 25 ou 27, permite a anestesia dos tecidos moles e é obtida pela infiltração do plano mais superior da camada submucosa (Fig. 3.1). Pode ser empregada nas regiões jugal, labial, lingual e no soalho da boca, ou seja, nas regiões sem sustentação direta do esqueleto dentoalveolar e maxilomandibular.

A anestesia terminal infiltrativa **supraperióstica**, realizada com agulha curta de calibre 25 ou 27, resulta da infiltração local aplicada sobre o periósteo, próximo aos ápices dentários. A injeção do anestésico ocorre na região mais profunda do plano submucoso, sem punção do periósteo.

Para sua execução, realiza-se a distensão do lábio ou da área jugal do paciente e faz-se a punção na mucosa vestibular, ligeiramente além do sulco próximo aos ápices radiculares. A agulha deverá estar com o bisel voltado para a superfície óssea cortical. O contato ósseo limita a profundidade de introdução da agulha. Quando por palatino, com a seringa levemente em contato com a comissura labial, do lado oposto, a punção é realizada na fibromucosa do palato até encontrar resistência óssea.

Se houver o contato ósseo, a agulha deve ser recuada de 1 a 2 mm e a difusão da solução anestésica ocorrerá sobre o periósteo, diminuindo a

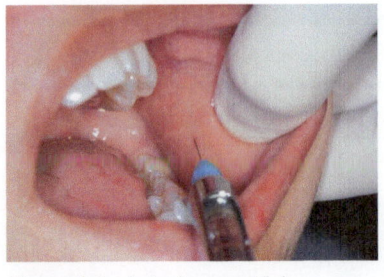

Figura 3.1 – Injeção anestésica terminal infiltrativa do tipo submucosa. Observa-se o posicionamento dos dedos da mão esquerda do operador, conjugando o afastamento dos lábios (dedo polegar) e a compressão jugal externa (indicador e dedo médio), o que favorece a punção e a introdução da agulha.

dor. Entretanto, a eficiência dessa técnica depende da permeabilidade dos tecidos, particularmente do tecido ósseo, e da qualidade da solução anestésica. É uma técnica de fácil execução, com altas taxas de sucesso e indicada sempre que os procedimentos dentários se restringirem a uma área relativamente circunscrita na maxila ou na mandíbula.

A anestesia terminal infiltrativa **intraligamentar ou injeção no ligamento periodontal** é realizada com agulha curta de calibre 27. O profissional deve depositar a solução anestésica, sob pressão, diretamente no espaço periodontal do dente a ser anestesiado. A agulha deve ser introduzida paralelamente ao longo eixo da raiz, com seu bisel voltado para esta.

A injeção é realizada entre a mucosa e a raiz, devendo encontrar a crista óssea do processo alveolar para, então, ser introduzida no espaço periodontal. A seguir, sob forte pressão no êmbolo, injetam-se algumas gotas, e a microcirculação transporta facilmente o agente anestésico até o ápice dentário e pelo forame até a câmara pulpar.

O efeito da anestesia intraligamentar abrange periodonto, ápice radicular e polpa dentária. Pode ser usada para a anestesia dos filetes nervosos do ligamento periodontal, quando há uma inflamação e permanece a sensibilidade, embora toda a região esteja anestesiada. Não é indicada para dentes decíduos próximos a germes de dentes permanentes.

A anestesia terminal infiltrativa **intraóssea ou intrasseptal** é efetuada com uma agulha extracurta de calibre 30. A área-alvo da agulha é o centro da papila interdentária, adjacente ao dente a ser tratado. Com uma inclinação de 45° em relação ao longo eixo do dente, a agulha deve alcançar o septo, onde será depositado o anestésico em osso esponjoso. Em pacientes idosos, a cortical óssea que reveste o septo interdentário pode estar reabsorvida, expondo estrutura óssea esponjosa, o que facilita a absorção da solução.

A anestesia terminal infiltrativa **intrapulpar** é realizada com agulha curta ou longa de calibre 25 ou 27. É uma técnica de anestesia complementar, em que a solução anestésica é depositada diretamente no tecido pulpar do dente, com penetração da agulha pela câmara até o canal radicular. Obrigatoriamente, deverá haver exposição pulpar para possibilitar sua execução. Essa anestesia é bastante útil nos casos de exodontias com odontossecção, em que a dor persiste mesmo após outras técnicas serem realizadas.

TÉCNICAS ANESTÉSICAS POR BLOQUEIO

As técnicas anestésicas por bloqueio dividem-se em regional e troncular, conforme a região do trajeto e a topografia dos nervos abordados.

TÉCNICAS ANESTÉSICAS REGIONAIS PARA MAXILA

No complexo maxilar, as técnicas anestésicas por bloqueio regional podem ter acesso intra ou extrabucal. No acesso intrabucal, a maxila oferece as vias vestibular e palatina.

LEMBRETE

A descrição das técnicas é feita considerando o profissional como destro, caso contrário, as denominações direita e esquerda são invertidas.

Os **nervos alveolares** são ramos colaterais originados do nervo maxilar (ramo do trigêmeo). Próximo aos ápices dentários, anastomosam-se entre si, formando o plexo dentário. Embora o ramo anterior promova aferência de caninos e incisivos, o ramo médio promova a aferência dos pré-molares e o ramo posterior, dos molares, não raro, para plena analgesia, o profissional deve anestesiar dois ramos contíguos. Na região mediana da maxila, o cruzamento de fibras exige, em alguns casos, o complemento infiltrativo no lado oposto, ou mesmo o bloqueio bilateral.

Para o bloqueio desses nervos, a posição do paciente deve ser confortável, em decúbito dorsal e com o pescoço levemente sobrestendido, sendo acomodado com o plano maxilar em 45° em relação ao solo, com o profissional posicionado lateral e anteriormente à sua face. O ponto de punção para a injeção será no fundo do sulco vestibular ou prega mucobucal, variando a referência segundo a topografia do nervo a ser infiltrado.

Na introdução da agulha, o bisel deve estar voltado para a superfície da cortical óssea. O comprimento da agulha, em média de 20 mm, não deverá ser totalmente inserido nos tecidos moles. Uma reserva de segurança, com uma exposição aproximada de 5 mm, pode garantir sua imediata apreensão com pinça mosquito curva e a remoção segura do local em casos de fratura.

Os **nervos alveolares superiores anterior e médio** (ASA e ASM) são bloqueados conjuntamente nas imediações do forame infraorbital da maxila. A técnica é realizada com agulha curta de calibre 25 ou 27 (Fig. 3.2).

Com o dedo indicador da mão oposta, identifica-se externamente a margem infraorbitária na região da sutura zigomático-maxilar. Em uma rotação aproximada de 10 mm para inferior, esse dedo atingirá a altura do forame infraorbitário. O dedo polegar deverá então afastar o lábio superior, expondo a região de fundo de sulco junto aos pré-molares superiores. Com um leve contato da seringa carpule no lábio inferior, o trajeto da introdução será de inferior para superior, paralelamente ao longo eixo dos dentes, na altura do segundo pré-molar.

A agulha deve estar afastada da superfície óssea para ultrapassar a bossa canina. No seu trajeto, deve aprofundar-se na camada adiposa entre os músculos elevador do lábio superior e elevador da comissura labial. A introdução da agulha poderá alcançar de 15 a 20 mm de profundidade, mantendo, entretanto, a margem de segurança exposta na mucosa. A solução anestésica será depositada nas proximidades do forame infraorbitário. Outra referência possível para a inserção da agulha é a linha entre o segundo pré-molar e a pupila, com o paciente mirando o horizonte.

As estruturas anatômicas anestesiadas por essa técnica são polpa dentária, ligamento periodontal, osso alveolar, cortical vestibular e palatina, periósteo e mucosa vestibulares do canino ao incisivo central superior, do lado correspondente. Pela difusão anestésica, também

> **LEMBRETE**
>
> A quantidade anestésica a ser injetada deve ser calculada segundo a área, o tipo de tecido, a duração do procedimento e a especificidade da solução. Para intervenções cirúrgicas, as anestesias regionais poderão estar associadas às infiltrações terminais, que favorecem a isquemia na área a ser operada.

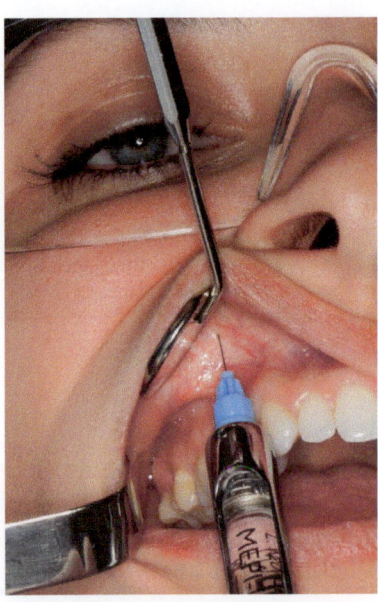

Figura 3.2 – Injeção anestésica para bloqueio dos nervos alveolares superiores anterior (ASA) e médio (ASM). O ponto para introdução da agulha corresponde à área limitada entre uma linha vertical do segundo pré-molar e a pupila, com o paciente olhando para o horizonte. Observar o paciente com óculos de proteção.

podem estar envolvidas áreas sensibilizadas pelo nervo infraorbitário. A sintomatologia referida pelo paciente será de "formigamento" no lábio superior, na asa do nariz e na pálpebra inferior. Em cerca de 30% dos pacientes, que não possuem a ramificação do **nervo alveolar superior médio** (ASM), essa técnica promoverá anestesia também até os pré-molares maxilares.

O nervo ASM pode ser anestesiado isoladamente, com agulha longa de calibre 25 ou curta de calibre 27. O profissional deve afastar a região jugal com o dedo indicador ou um odontoscópio, expondo a região de sulco junto aos pré-molares superiores. A agulha deve realizar um trajeto de inferior para superior, paralelamente ao longo eixo dos dentes, puncionando a região de sulco entre os pré-molares, próximo à superfície óssea. Em uma profundidade aproximada de 10 mm, a solução anestésica deve ser depositada nas proximidades das regiões apicais do primeiro e do segundo pré-molares.

As estruturas anatômicas anestesiadas por essa técnica são polpa dentária, ligamento periodontal, osso alveolar, cortical vestibular e palatina, periósteo e mucosa vestibulares do segundo e do primeiro pré-molares superiores, do lado correspondente, além da polpa da raiz mesiovestibular do primeiro molar superior.

O **nervo alveolar posterossuperior** (ASP) pode ser anestesiado com agulha curta de calibre 25 ou 27. O profissional deve distender a bochecha do paciente com o dedo indicador ou um odontoscópio. Expondo a região de sulco vestibular, pode-se visualizar o limite distal da coroa do segundo molar, em uma relação de 45° ao longo eixo dos dentes. Com a seringa carpule apoiada na comissura labial do mesmo lado, introduz-se a agulha no sulco mucogengival, sobre o segundo molar. Avança-se lentamente nos sentidos superior, posterior e medial, mantendo o movimento constante, margeando e contornando a superfície óssea.

Ao ser introduzida aproximadamente 20 mm, a agulha chegará às proximidades das foraminas alveolares do túber da maxila, 2cm acima do bordo distal ósseo do segundo molar, onde será depositada a solução anestésica. Nessa técnica, são anestesiados a polpa dentária, o ligamento periodontal, o osso alveolar, a cortical vestibular e a palatina, o periósteo e a mucosa vestibulares do terceiro ao primeiro molar superior, do lado correspondente, à exceção da polpa da raiz mesiovestibular do primeiro molar. Para pacientes edêntulos, a referência será a tuberosidade.

As técnicas anestésicas para o **palato** recomendam uma maior abertura bucal e extensão cervical do pescoço do paciente. A cabeça poderá ser desviada em rotação lateral, para um lado ou para outro, favorecendo a visibilidade da região. A punção na fibromucosa pode ser dolorosa e, muitas vezes, a aplicação do anestésico tópico não será eficiente. A anestesia, por compressão no local, provocando uma isquemia, diminui a sensibilidade durante a introdução da agulha. Uma haste flexível de algodão embebida com anestésico tópico ou um objeto metálico rombo podem ser usados como meio de obter compressão.

O **nervo nasopalatino** é anestesiado com agulha curta de calibre 27 ou 25. A seringa metálica, levemente em contato com o lábio inferior, na linha média, a partir da comissura labial, segue um trajeto lateralizado, de baixo para cima, em direção à papila palatina. Após a punção através da fibromucosa, a agulha anestésica é aprofundada aproximadamente 6 mm, até encontrar resistência óssea.

Nesta técnica anestésica, a punção lateralizada à papila incisiva pretende evitar a penetração da agulha para o interior do forame e do conduto incisivo, minimizando a sensação dolorosa durante a manipulação anestésica. Se a agulha for introduzida por mais de 5 mm, penetrando no canal, poderá lesar o tecido nervoso e ósseo. As estruturas anatômicas anestesiadas por essa técnica são o periósteo e a mucosa palatinos, de canino a canino. A sintomatologia referida pelo paciente é de tensão na região anterior do palato duro.

O **nervo palatino maior** é anestesiado com agulha curta de calibre 25 ou 27. Com a seringa carpule em contato com a comissura labial do lado oposto, realiza-se a punção em um ponto da mucosa palatina, equidistante da sutura palatina mediana e da margem gengival livre correspondente ao segundo molar superior.
O trajeto de introdução da agulha através da fibromucosa palatina será interrompido ao encontrar resistência óssea. A solução anestésica deve então ser depositada nas proximidades do forame palatino maior.

As estruturas anatômicas anestesiadas por essa técnica são o periósteo e a mucosa palatinos, do terceiro molar ao primeiro pré-molar superior do lado correspondente. A sintomatologia referida pelo paciente é de tensão na região de palato duro já durante a manobra de infiltração.

Se uma grande quantidade de anestésico for utilizada, poderá haver o bloqueio do nervo palatino menor por difusão, com consequente anestesia do palato mole, da úvula e das tonsilas palatinas. Caso isso ocorra, o paciente poderá relatar dificuldade de deglutição e, eventualmente, náusea.

TÉCNICAS ANESTÉSICAS REGIONAIS PARA MANDÍBULA

Para as manobras anestésicas descritas a seguir, por via intrabucal, o paciente é posicionado em decúbito dorsal com a boca aberta e o plano mandibular paralelo ao solo. O profissional posiciona-se à direita e à frente do paciente. O bisel da agulha deve estar voltado para a superfície óssea.

O nervo alveolar inferior é o terceiro ramo do trigêmeo e pode ser sensitivo-motor (misto). Em seu trajeto intraósseo, subdivide-se em ramo mentual e incisivo. No trajeto anterior ao conduto, emite o ramo lingual. Na técnica para a realização da anestesia do nervo alveolar inferior, impera o acesso no espaço pterigomandibular, próximo à língula, onde os três ramos principais iniciam seus trajetos centrífugos. Assim, a anestesia pode ser isolada para cada ramo.

O **nervo alveolar inferior** é anestesiado com agulha longa de calibre 25. Também pode ser usada agulha curta de mesmo calibre, que é quase totalmente introduzida. O dedo indicador da mão esquerda palpa a linha oblíqua em sua área de maior concavidade, estando sua borda radial paralela ao plano oclusal. A partir desse ponto, realiza-se um quarto de volta no sentido anti-horário (anestesia lado direito) ou no sentido horário (anestesia lado esquerdo) com o dedo indicador, formando uma bissetriz entre os planos oclusais superior e inferior. Nesse momento, a extremidade do dedo deverá estar em contato com a linha milo-hióidea (Fig. 3.3).

A seringa repousada na comissura labial do lado oposto orienta o trajeto da agulha em direção ao ramo mandibular contralateral. O ponto de punção será a depressão pterigomandibular, entre a borda anterior do músculo pterigóideo medial e a linha milo-hióidea, equidistante dos planos oclusais dos dentes superiores e inferiores. Em seu trajeto, a agulha segue pelo espaço pterigomandibular e pela face medial do ramo da mandíbula. A agulha atingirá as proximidades do forame mandibular, atrás da língula da mandíbula.

As estruturas anatômicas anestesiadas por essa técnica são polpa dentária, ligamento periodontal, osso alveolar, cortical vestibular e lingual e periósteo lingual do terceiro molar ao incisivo central inferior do lado correspondente. Somam-se ainda as estruturas inervadas pelo ramo mentual, como periósteo e mucosa vestibulares do primeiro pré-molar ao incisivo central inferior, mucosa e pele do lábio inferior e pele do mento. A sintomatologia referida pelo paciente é de "formigamento" do lábio inferior e região de mento do lado correspondente.

A anestesia do **nervo lingual** é realizada com a mesma agulha indicada para o alveolar inferior. Nesta técnica do nervo lingual, repete-se a manobra para o nervo alveolar inferior. A partir da posição final da técnica recua-se a agulha, deixando 1cm da mesma no interior dos tecidos. Desloca-se, então, a seringa para a linha média da mandíbula, mantendo a equidistância dos planos oclusais, e injeta-se o anestésico a partir desta posição.

As estruturas anatômicas anestesiadas com o emprego dessa técnica são o periósteo e a mucosa linguais do terceiro molar inferior ao incisivo central, mucosa e musculatura dos dois terços anteriores da língua, mucosa do sulco gengivolingual, glândulas sublingual e submandibular e soalho da boca. A sintomatologia referida pelo paciente é de "formigamento" da porção anterior da língua, do lado correspondente.

O bloqueio do **nervo bucinador ou bucal** é realizado com a mesma agulha indicada para o alveolar inferior e lingual. O dedo indicador da mão esquerda palpa a linha oblíqua, estando a borda radial do mesmo paralela ao plano oclusal e afastando a parede jugal. A seringa apoiada no plano oclusal superior direciona a agulha ao seu ponto de introdução, junto à linha oblíqua. A profundidade de punção é de aproximadamente 2 mm, sendo seu limitante a resistência óssea.

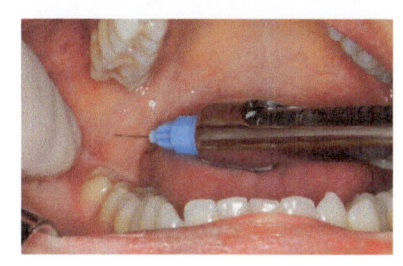

Figura 3.3 – Injeção anestésica para bloqueio do nervo alveolar inferior do lado direito do paciente. Após a introdução inicial da agulha, muda-se a direção do seu trajeto, no sentido anti-horário. A seringa repousa na comissura labial do lado oposto.

ATENÇÃO

O bloqueio bilateral do nervo alveolar inferior raramente está indicado, pois causa extremo desconforto ao anestesiar parte da região lingual e leva à dificuldade de deglutição e fala.

SAIBA MAIS

Nas anestesias do lado esquerdo do paciente, cirurgiões-dentistas destros podem utilizar o dedo polegar da mão esquerda como guia.

As estruturas anatômicas anestesiadas por meio dessa técnica são o periósteo e a mucosa vestibulares do terceiro molar ao segundo pré-molar inferior, músculo bucinador e porção inferior da mucosa jugal, do lado correspondente. Esse bloqueio pode ser realizado após o do nervo lingual, por meio do recuo da agulha até o plano submucoso, seguido de inclinação lateral e avanço até a resistência óssea.

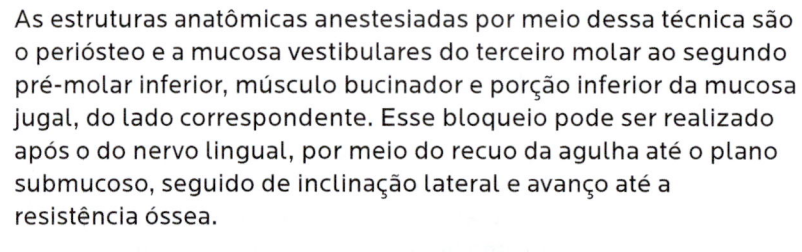

Para a anestesia dos **nervos mentual** e **incisivo**, emprega-se agulha curta de calibre 25 ou 27. Afasta-se o lábio inferior lateralmente na região da comissura, expondo a região de sulco junto aos pré-molares inferiores. Solicita-se ao paciente que feche parcialmente a boca, o que amplia a visibilidade e o acesso ao local de introdução do anestésico (Fig. 3.4). O apoio do dedo polegar no bordo inferior da mandíbula (lado direito) auxilia sua estabilidade e o controle de abertura bucal. Para o profissional destro, a realização da injeção no lado esquerdo do paciente sugere o emprego de odontoscópio ou dedo polegar como afastadores dos tecidos, sendo agora o indicador o dedo de apoio externo. Nessa situação, o profissional estará posicionado no lado direito e lateralmente atrás do paciente, visualizando a área intrabucal de superior para inferior e anterior.

O forame mentual localiza-se geralmente entre os ápices dos pré-molares. Sob leve pressão, a mucosa e o lábio são distendidos, facilitando a punção e a introdução da agulha em um trajeto de superior para inferior, margeando a superfície óssea. A solução anestésica é depositada nas proximidades do forame mentual.

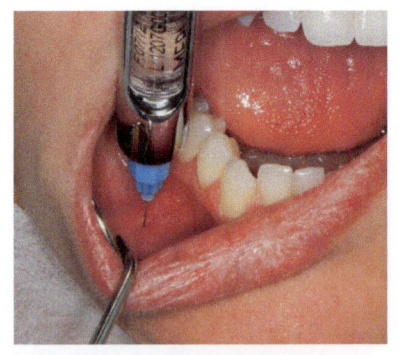

Figura 3.4 – Injeção anestésica para bloqueio dos nervos mentual e incisivo. O afastamento do lábio com odontoscópio ou dedo indicador (intrabucal) e polegar da mão oposta amplia a visibilidade da região a ser infiltrada.

Não se recomenda massagear a região na intenção de fluir a solução para o conduto ósseo. Além de não ter a resposta hidromecânica desejada, tal atitude, como resposta inflamatória imediata, estimula a vasodilatação, prejudicando o efeito vasoconstritor desejado na área.

SAIBA MAIS

Em pacientes desdentados, a pupila ocular do mesmo lado pode ser usada como ponto de referência anatômico externo. Com o paciente olhando para a frente, faz-se uma linha imaginária que passará pelo plano sagital pupilar, sendo esta a linha aproximada do forame mentual.

As estruturas anatômicas anestesiadas por essa técnica são o periósteo e a mucosa vestibulares do primeiro pré-molar ao incisivo central inferior, mucosa e pele do lábio inferior e pele do mento. Somam-se a estas as estruturas inervadas pelo nervo incisivo: polpa dentária, ligamento periodontal, osso alveolar, cortical vestibular e lingual, periósteo lingual do primeiro pré-molar ao incisivo central inferior, do lado correspondente. A sintomatologia referida pelo paciente é a anestesia do lábio inferior e da região do mento do lado anestesiado.

TÉCNICAS ANESTÉSICAS POR BLOQUEIO TRONCULAR

Por serem mais complexas, essas técnicas têm seu uso mais difundido nos procedimento da CTBMF. A delimitação da área de ação envolve o tronco nervoso principal e seus ramos. Com acesso intrabucal, a técnica de Gow-Gates, assim como a de Vazirani-Akinosi, estão indicadas para bloqueio do nervo mandibular. Uma das técnicas extrabucais para anestesia troncular do nervo mandibular é a técnica de Thoma, pela via do bordo inferior da mandíbula. Para a maxila, podem ser citadas a técnica infraorbitária extrabucal e a técnica infrazigomática de Munch. As técnicas extrabucais devem ser realizadas com seringas intradérmicas, que permitem a aspiração antes da infiltração da solução anestésica nos tecidos.

As técnicas anestésicas por bloqueio troncular devem ser utilizadas apenas por cirurgiões-dentistas experientes e especialistas em CTBMF, motivo pelo qual não serão abordadas com detalhes neste capítulo.

COMPLICAÇÕES DAS ANESTESIAS LOCAIS

As complicações advindas da anestesia local podem ser de ordem sistêmica ou local. As **complicações sistêmicas** podem estar relacionadas com a toxicidade das soluções anestésicas. Além do difícil equilíbrio entre dose e efeito, é preciso considerar, para cada paciente, as reações adversas das drogas, como superdosagem, alergias e idiossincrasias.

As complicações locais, mesmo que mais raras, podem trazer o infortúnio de um acidente durante a manipulação da técnica anestésica e exigem rapidez tanto na compreensão do acontecimento quanto nas atitudes para sua resolução. A indicação e aplicação da anestesia local cada vez mais avançam nos seus limites, abrangendo pacientes pediátricos, geriátricos e com necessidades especiais.

HEMATOMA

Caracteriza-se pela coleção de sangue nos espaços extracelulares. Há tumefação e alteração de cor com aspecto equimótico. Pode ser causado pelo trauma direto da agulha em um vaso sanguíneo.

Pacientes em uso de antiagregante plaquetário ou anticoagulante, bem como portadores de coagulopatias, apresentam maior probabilidade de apresentar hematomas. As técnicas anestésicas dos nervos mentual, alveolar anterossuperior, alveolar inferior e alveolar posterossuperior são suscetíveis à ocorrência de hematomas devido à proximidade com os forames mentual, infraorbitário, mandibular e do plexo venoso pterigomaxilar, respectivamente.

O hematoma sofre uma regressão espontânea entre 7 a 14 dias, com pouco efeito residual. O tratamento do paciente exige controle da dor, monitoramento de possíveis infecções e possibilidade de aplicação de calor úmido, no intuito de acelerar sua reabsorção.

> **ATENÇÃO**
>
> Os hematomas aumentam a incidência de infecção da ferida cirúrgica. Por isso, o profissional deve manter-se atento quanto à sua evolução e resolução.

INFECÇÃO

A infecção decorrente de técnicas anestésicas locais pode ser controlada pela antissepsia do campo operatório e pela manutenção da cadeia asséptica. Caso ocorra essa complicação, é indicada a realização de antibioticoterapia associada a analgésicos sistêmicos. Dependendo da situação clínica, pode ser necessária a realização de uma drenagem.

A infiltração da solução anestésica deve ser atraumática, ou seja, lenta e sem excesso no volume líquido, a fim de minimizar a dor e as áreas isquêmicas por compressão volumétrica local, que poderão produzir necroses nos tecidos gengivais seguidas de infecção.

TRISMO

Caracteriza-se por uma limitação do movimento de abertura bucal, reversível, relativamente comum e que ocorre, geralmente, na realização da técnica anestésica para nervo alveolar inferior ou nervo alveolar posterossuperior. No primeiro caso, está relacionado com os músculos pterigóideo medial e masseter; no segundo, com o músculo pterigóideo lateral.

A etiologia do trismo pode estar associada com trauma direto da agulha nas fibras musculares, injeção rápida ou volume excessivo do anestésico e movimentos de lateralidade da agulha, que causam lacerações das fibras e rupturas de vasos. Essa complicação pode, ainda, ter origem infecciosa.

A prevenção do trismo inclui a adequada antissepsia da região a ser puncionada e a correta execução da técnica anestésica, com trauma mínimo, evitando-se múltiplas punções. Seu tratamento é feito utilizando-se meios farmacológicos, como analgésicos, anti-inflamatórios e relaxantes musculares, além de fisioterapia com aplicação de calor úmido e exercícios de abertura, fechamento e lateralidade da mandíbula.

> **ATENÇÃO**
>
> Se a etiologia do trismo for infecciosa, a utilização de anti-inflamatórios é contraindicada. Nesses casos, deve-se administrar terapia antibiótica associada a analgésicos.

DOR

A dor é uma complicação que pode se manifestar durante e após o procedimento anestésico. Para a prevenção da dor por injeção anestésica, devem-se observar os seguintes aspectos:

- a solução anestésica deve ser isotônica e estar em temperatura próxima à corporal;
- a agulha deve penetrar lentamente nos tecidos;
- o anestésico deve ser depositado no trajeto de introdução da agulha (velocidade ideal de injeção de 1 mL/min).

No episódio de dor pós-anestésica, deve ser realizada uma análise cuidadosa da sua natureza, incluindo aspectos como início (espontâneo ou por estímulo), intensidade e eficiência dos analgésicos utilizados para a sua resolução, bem como outras características (p. ex., se é contínua ou intermitente).

A reatividade emocional do paciente diante do estímulo doloroso é importante e deve ser considerada. Um mesmo procedimento causa graus diferentes de dor em distintos pacientes, de acordo com suas

> **ATENÇÃO**
>
> A injeção rápida da solução nos tecidos provoca lesão dos músculos e ligamentos. Devem-se evitar volume excessivo de anestésico e punções múltiplas.

características físicas, emocionais e culturais. Na prevenção da dor pós-operatória, considera-se a possibilidade do início do uso de analgésicos antes da resolução do efeito anestésico local.

PARESTESIA OU ANESTESIA PERSISTENTE

A parestesia se caracteriza pela perda de sensibilidade em uma região anatômica causada por lesão da estrutura do nervo que localmente a promove. Consequentemente, o paciente relata insensibilidade na região afetada. A prevenção é realizada por meio de técnica anestésica adequada. A etiologia da parestesia poderá estar relacionada com os seguintes fatores:

- trauma provocado pelo bisel da agulha durante sua inserção ou a remoção dos tecidos;
- injeção ou infiltração de soluções anestésicas alteradas contendo álcool ou substâncias manipuladas na assepsia dos anestubes;
- hemorragias no interior ou ao redor da bainha neural.

A resolução espontânea da parestesia é esperada e ocorre em um período aproximado de 8 semanas, não exigindo tratamento imediato. No entanto, o efeito pode perdurar por até 18 a 24 meses.

A opção pelo tratamento da parestesia é discutível. Deve-se estimular a recuperação tecidual por meio de fisioterapia, terapia com *laser* de baixa intensidade e prescrição de vitaminas B1 e B12. Se durante os controles pós-operatórios programados não for observada a melhora do paciente, o caso deve ser encaminhado para a avaliação de um cirurgião bucomaxilofacial.

SAIBA MAIS

A vitamina B1 (tiamina) tem ação antineurítica e a B12 (cianocobalamina), ação antinevrálgica. Além disso, a vitamina B participa da formação da bainha de mielina que reveste as fibras nervosas.

FRATURA DA AGULHA ANESTÉSICA

A fratura da agulha anestésica é um evento raro nos dias atuais. No passado, essa complicação estava relacionada com a fadiga do metal, decorrente de inúmeras reutilizações e reesterilizações. Atualmente, pode estar relacionada com falhas na constituição do metal, realização inadequada da técnica anestésica ou movimentos bruscos e inesperados do paciente durante o ato anestésico.

Caso haja fratura da agulha anestésica, o profissional deve manter uma atitude tranquila, instruindo o paciente a não se movimentar. Se o fragmento da agulha estiver visível, deve-se buscar removê-lo com uma pinça de Halstead curva, também conhecida como mosquito ou hemostática. Caso o fragmento esteja imerso nos tecidos, essa manobra deve ser abortada.

O controle periódico, clínico e imaginológico são mandatórios. O paciente e seus familiares ou cuidadores devem ser esclarecidos sobre o acidente, suas complicações e também sobre as possíveis implicações biológicas e alternativas terapêuticas. A prevenção dessa complicação inclui as seguintes condutas:

- não forçar a introdução da agulha, quando houver resistência;
- aplicar a injeção com segurança, técnica e conhecimento anatômicos;

LEMBRETE

Em pacientes com patologias neuromotoras e em pacientes pediátricos, os cuidados no manejo devem ser redobrados.

- não introduzir totalmente a agulha nos tecidos, mantendo uma margem de segurança;
- não realizar a punção anestésica sem antes avisar o paciente, pois a dor e a surpresa podem gerar movimentos bruscos.

As agulhas de maior calibre são indicadas para as injeções que se aprofundam nos tecidos moles, como o nervo alveolar inferior, o alveolar posterossuperior e o infraorbitário.

CONSIDERAÇÕES FINAIS

A anestesia realizada pelo cirurgião-dentista é um procedimento complexo que faz parte da prática clínica diária. Envolve conhecimentos acerca de farmacologia, administração de drogas e neuroanatomia, bem como a interpretação do medo e da ansiedade dos pacientes. Em relação às técnicas de anestesia, o treinamento e o domínio das diferentes possibilidades para obter o efeito desejado podem apontar para uma associação das diferentes técnicas terminais ou por bloqueio. Em virtude da variedade de agentes anestésicos disponíveis e das próprias técnicas anestésicas, todos os procedimentos cirúrgicos devem resultar em uma analgesia local perioperatória completa, gerando segurança e conforto aos pacientes em tratamento. Nas cirurgias passíveis de maior pico de dor pós-operatória, podem ser indicados anestésicos locais de ação prolongada; no entanto, os dados ainda são escassos.

Fundamentos em cirurgia e traumatologia bucomaxilofaciais

O ato cirúrgico representa uma forma controlada de traumatismo que acarreta danos aos tecidos e sistemas do corpo humano. A intensidade do dano é proporcional à do traumatismo cirúrgico que o causou, influenciando a qualidade da resposta de cicatrização.

As manobras, o instrumental e os materiais exigidos em cada técnica, corretamente usados, viabilizam o grau de segurança do tratamento cirúrgico proposto, que evolui nos conceitos de diérese, exérese, hemostasia e síntese.

OBJETIVOS DE APRENDIZAGEM

- Conhecer as etapas e que envolvem as técnicas dos tratamentos cirúrgicos
- Caracterizar os principais tipos de incisão, ponto e sutura usados na cirurgia odontológica
- Conhecer os principais tipos de odontossíntese usados na cirurgia odontológica

LEMBRETE

Os princípios fundamentais em cirurgia, independentemente do porte cirúrgico e da experiência do profissional, conjugam conhecimentos e ações que devem ser executadas de forma protocolar e precisa.

DIÉRESE

Diérese é a divisão intencional de tecidos, normalmente contíguos. Como uma solução de continuidade, permite alcançar o foco de interesse cirúrgico. A diérese pode ser praticada nos tecidos moles ou duros.

DIÉRESE NOS TECIDOS MOLES

Nos tecidos moles, a diérese compreende incisão, corte, divulsão, descolamento e sindesmotomia.

> **LEMBRETE**
>
> As lâminas para incisão devem estar sempre afiadas e ser substituídas ao primeiro sinal da perda de corte.

A **incisão** é aplicada sobre os tecidos de recobrimento, como pele, mucosa e gengiva. Na cavidade bucal, a incisão pode ser realizada com lâminas de bisturi, eletrobisturi e *laser* de alta potência. As lâminas de bisturi têm diferentes formas e tamanhos, sendo as mais usadas as de número 11 (sulco gengival), 12 (região distal superior) e 15 ou 15C (superfícies planas), montadas em um cabo nº 3 não descartável. A incisão da mucosa oral que recobre as estruturas moles é superficial. Para atingir os planos profundos, é seguida pela divulsão. A incisão nos tecidos gengivais sobre o osso aprofunda-se até o periósteo.

O **traço da incisão** deve ser único e contínuo, evitando margens diláceradas e ângulos agudos. Realizada em área anatomicamente favorável, previne lesões nas estruturas vasculares, nervosas, glandulares, entre outras. O **retalho cirúrgico** resulta do planejamento da incisão com os limites repousando sobre tecidos de sanidade comprovada. Sua extensão, favorecendo suspensão e contenção por afastadores, permite visibilidade do campo operatório.

> **ATENÇÃO**
>
> Durante o ato cirúrgico, o retalho deve ser manipulado com atenção e cuidado. A laceração, compressão, tração, desidratação e exposição excessiva ao calor trarão consequências negativas diretas à cicatrização das feridas.

Os **divertículos**, também denominados de incisões relaxantes, são divergentes e, portanto, criam uma base ampla, favorecendo a vascularização e nutrição dos tecidos descolados. Seu desenho permite o prolongamento do traço da incisão, favorecendo o acesso e a posterior rotação de retalhos para o recobrimento da área operada.

Os diferentes tipos de incisão e seus consequentes retalhos propostos para a cavidade bucal apresentam peculiaridades. Nos **tecidos moles**, as incisões baseiam-se em traços lineares, angulares e circunferenciais. **Nas áreas alveolares**, as incisões devem considerar a presença ou ausência parcial ou total de dentes. Tal particularidade permite criatividade nos seus usos, a partir de formas triangular, trapezoidal, semicircular e circunferencial. As principais incisões clássicas e reconhecidamente acadêmicas são descritas a seguir.

INCISÃO EM L ABERTO: Também chamada de monoangular, tem grande aplicabilidade em ambos maxilares. Seu traçado por vestibular permite variações quanto ao envolvimento ou não do sulco gengival, à extensão no plano horizontal e ao divertículo ou relaxante vertical. A incisão se estende de distal para mesial, produzindo um retalho triangular com visualização, estabilidade, vascularização e ampliação, se necessário. Indicada para extrações de dentes permanentes e decíduos, radiculares (únicas e múltiplas), cirurgias pré-protéticas, dentre outras. Nas cirurgias de dentes retidos, iniciando seu traço no espaço retromolar, a incisão pode variar seu trajeto, envolvendo ou não o sulco gengival (Fig. 4.1).

INCISÃO DE NEUMANN: Por sua criatividade, despertou discretas variações na forma, sendo apresentada com diferentes nominações. É indicada para região alveolar dentada e por vestibular, tanto na maxila como mandíbula. Avança horizontalmente no sulco gengival, podendo envolver vários dentes. Sua extensão é limitada por incisões relaxantes que, divergentes, são prolongadas para apical. Sua aplicabilidade está na ampla exposição do campo operatório, permitindo a visualização das estruturas óssea e dentária para o tratamento. É indicada para cirurgias paraendodônticas, em raízes longas e curtas, extrações de ápices radiculares, retenções dentárias vestibulares, remoção de cistos e tumores, dentre outros. A estabilidade desse retalho

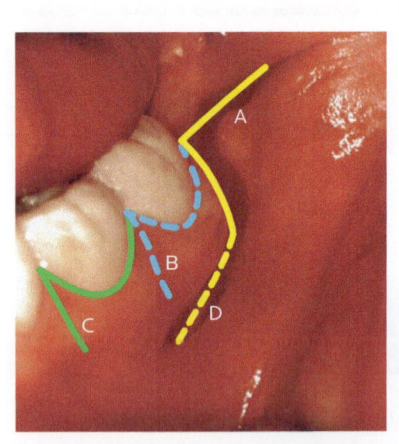

Figura 4.1 – Incisão em L aberto ou monoangulada. (A) Em distal do segundo molar, a incisão não envolve o sulco gengival. (B e C) O traçado por vestibular representa as possibilidades de extensão da incisão a partir do deslocamento para mesial da incisão relaxante ou divertículo. (D) Possibilidade de extensão da incisão A no fundo de sulco.

trapezoidal é diretamente proporcional ao número de dentes envolvidos na incisão (ver Cap. 8 Cirurgia parendodôntica).

INCISÃO DE WASSMUND: Apesar de ser indicada para áreas dentadas, sua maior aplicabilidade está nas estruturas alveolares desdentadas. O retalho trapezoidal vestibular resultante permite acessos a cistos e tumores intraósseos e correções pré-protéticas (Fig. 4.2).

INCISÃO DE PARTSCH: Também conhecida como semilunar de Partsch, é indicada no acesso vestibular à região apical dos elementos dentários. Essa incisão evita o descolamento das papilas e da gengiva marginal livre. Com um retalho semicircular, de extensão limitada, oferece acesso restrito. Pode ser realizada em procedimentos que envolvam um a dois dentes e preferencialmente com raízes longas. A possível retificação do traço favorece a extensão da incisão, possibilitando maior amplitude do campo cirúrgico. Entretanto, essa incisão poderá produzir fibrose cicatricial, comprometendo esteticamente a gengiva (Fig. 4.3).

INCISÃO EM Y OU DUPLO Y: É indicada para cirurgias no palato. Inicia por uma incisão linear posteroanterior sobre a linha média, associada a dois divertículos curtos e divergentes na extremidade anterior, protegendo o plexo vasculonervoso nasopalatino. Caso seja necessário um maior acesso, poderão ser praticados os divertículos posteriores, sendo então referida como duplo Y. Essa técnica protege a anatomia vascular das artérias palatinas e nasopalatina. Pode ser empregada para remoção e regularização de superfícies ósseas exofíticas, como no toro palatino. O retalho dividido necessita do suporte ósseo central para sua estabilidade pós-operatória (ver Cap. 9 Cirurgia pré-protética).

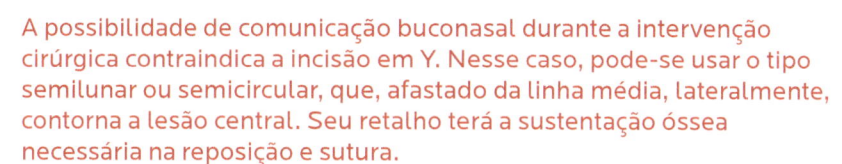

A possibilidade de comunicação buconasal durante a intervenção cirúrgica contraindica a incisão em Y. Nesse caso, pode-se usar o tipo semilunar ou semicircular, que, afastado da linha média, lateralmente, contorna a lesão central. Seu retalho terá a sustentação óssea necessária na reposição e sutura.

INCISÃO EM ENVELOPE: Também é conhecida como incisão nas papilas gengivais ou incisão intrassulcular. Em pacientes dentados, percorre um trajeto intrassulcular, permitindo, por descolamento das papilas gengivais, a exposição da crista óssea alveolar. Pode ser utilizada nas faces vestibular, lingual e palatina. Originalmente sem divertículos, o deslocamento do retalho é restrito. A área de exposição é proporcional ao número de papilas gengivais interdentárias envolvidas. A incisão poderá cruzar a linha média do palato, com ou sem secção do plexo vasculonervoso nasopalatino. Sua apropriada indicação para a região alveolar palatina permite acesso aos caninos e pré-molares retidos, sem maiores comprometimentos estéticos gengivais (ver Cap. 7 Tratamento radical e/ou conservador de dentes retidos).

O **corte** ou **secção de tecidos moles** preferentemente é realizado pela oclusão das lâminas ativadas das tesouras. Aplica-se em áreas nas quais os tecidos não compatíveis devam ser eliminados das feridas cirúrgicas ou lesões traumáticas.

A **divulsão** é a separação sem corte dos tecidos. Nas estruturas moles, essa manobra consiste na introdução de uma tesoura curva romba

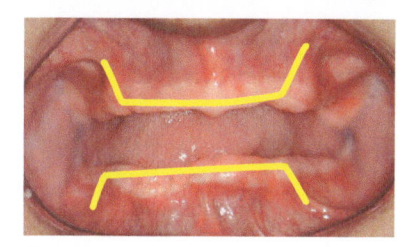

Figura 4.2 – Incisão de Wassmund. Em alvélos desdentados, seu traçado trapezoidal pode ser aplicado tanto na maxila como na mandíbula.

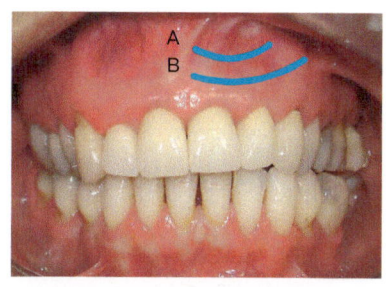

Figura 4.3 – Incisão semilunar de Partsch. (A) Na localização mais apical, a sugestão original de Partsch. (B) O traçado inferior, mais linear e amplo, na experiência dos autores desse livro, tem boa aplicabilidade.

fechada (tipo Metzenbaum) através de uma incisão prévia. Essa tesoura, alojada em profundidade conhecida, será aberta e retirada sem o fechamento de suas lâminas, evitando-se assim o corte ou lesão às cegas de estruturas nobres como vasos e nervos presentes na área.

A divulsão está indicada como acesso nas cirurgias eletivas e na drenagem de abscesso orofaciais. Em áreas com sustentação óssea alveolar, nas incisões com retalho dividido, a divulsão cria uma continuidade que, ao separar os tecidos supraperiostais, mantém o periósteo inserido.

O **descolamento** permite a separação dos tecidos moles de seus apoios ósseos. Na borda alveolar, os retalhos de espessura total, como os mucoperiostais, devem ser descolados para expor o campo cirúrgico. Esse preparo com descoladores rombos deve iniciar junto ao ângulo mesial da incisão (ver Cap. 8 Cirurgia parendodôntica).

A **sindesmotomia** como diérese, refere-se à incisão de ligamentos. Na odontologia é aplicada no ligamento periodontal.

DIÉRESE NOS TECIDOS DUROS

Nos tecidos duros, a diérese compreende a osteotomia, a ostectomia e a odontossecção.

A **osteotomia** é definida como corte ou delimitação de segmentos ósseos. Pode ser usada como solução de continuidade nos preparos da mobilização maxilomandibular nas cirurgias ortognáticas, na correção de fraturas mal consolidadas, dentre outras aplicações.

A **ostectomia** subentende a remoção de um tecido ósseo previamente delimitado. Pode evoluir de um desgaste por escalonamento, usado nas cirurgias alveolodentárias, até a remoção de segmentos corticais ou corticomedulares para acesso cirúrgico intraósseo. Para a realização dessa manobra, recomenda-se o uso de brocas e fresas de alto poder de corte, atuando sob irrigação. Também podem ser utilizados serras, cinzéis e martelos. Entretanto, sob anestesia local, estes poderão criar sensações tátil, visual e auditiva pouco toleradas pelo paciente.

A **odontossecção** compreende a divisão programada do dente. Tem a finalidade de diminuir a volumosa unidade e resistência do dente, facilitando sua remoção. O conceito dessa técnica é conservador em relação ao tecido ósseo, prevenindo complicações como fraturas no esqueleto alveolar ou mandibular. Seu emprego permite a segmentação da estrutura coronária e/ou radicular de dentes uni ou polirradiculares. Os instrumentais mais utilizados são brocas cirúrgicas, ultrassom e alavancas retas. A odontossecção realizada sob irrigação constante poderá ser perpendicular e/ou transversal ao longo eixo do dente. A introdução da alavanca reta na fenda guia, em um movimento de báscula ou de semirrotatação, provoca a fratura e a separação dos segmentos dentários.

A **clivagem** é uma forma de odontossecção realizada com cinzel com duplo bisel e martelo. É indicada para remoção de terceiros molares inferiores parcialmente retidos, com exposição da superfície oclusal, em uma inclinação aproximada de 45° para mesial. Tal posicionamento é indispensável para aplicação do cinzel. A odontossecção e a clivagem têm por objetivo a fragmentação do dente e sua remoção sem força excessiva durante o ato operatório.

EXÉRESE

A exérese é definida como uma manobra planejada, com fins terapêuticos, para a remoção cirúrgica parcial ou total de um tecido ou órgão. Essa etapa envolve diferentes técnicas e manobras de ablação diretamente relacionadas com os tecidos envolvidos. Sua apresentação e discussão completas não podem ser exploradas neste espaço reservado.

HEMOSTASIA

As manobras cirúrgicas de diérese e exérese provocam repetidas rupturas dos vasos, com extravasamento de sangue no leito cirúrgico. Essa evasão cria dificuldades imediatas de visualização do campo operatório e a formação de hematomas pós-operatórios.

A **hemostasia espontânea** acontece na ruptura de vasos sanguíneos de pequeno calibre, em pacientes sem alterações nos mecanismos fisiológicos de coagulação. Já a **hemostasia controlada** envolve medidas locais que, orientando a formação de coágulo, criam uma oposição à pressão hidrostática do vaso. Dentre elas, citamos os meios físicos, químicos e biológicos.

Os **meios físicos** podem ser mecânicos e elétricos. Dentre os mecânicos, estão a compressão (gaze, pinças hemostáticas, placas protetoras), o tamponamento (gaze intra-alveolar, cera para osso), a ligadura (vasos calibrosos), suturas (em massa). As férulas e placas protetoras em acrílico, entre suas variadas indicações, facilitam a compressão contínua e consequentemente promovem a hemostasia no palato e região alveolar. No sangramento medular, é recomendado o uso de cera para osso. Como meio elétrico, citamos a eletrocoagulação na forma bipolar (direta) ou monopolar (indireta, aplicada à pinça hemostática).

Os **meios químicos**, com ação adstringente, na aplicação tópica, têm efeito na vasoconstrição ou na precipitação de proteínas orgânicas. Como hemostáticos, causam a imediata coagulação sanguínea. Teoricamente estão indicadas as soluções aquosas de sais pesados (cloreto de zinco ou alumínio, sulfato férrico); soluções aquosas orgânicas (ácidos tricloroacético, galotânico e tranexâmico).

Os **meios biológicos** são favorecidos pelos tampões absorvíveis (esponjas de fibrina, de celulose oxidada, de colágeno microfibrilar e de gelatina) e os fatores de coagulação (sistema adesivo de fibrina, trombina em pó ou solução). Os tampões absorvíveis têm grande aceitação em áreas internas com estabilidade. Apesar de qualidade retentiva do alvéolo dentário após uma extração, recomenda-se o uso de tampões no seu interior, estabilizados pela compressão de gaze.

Hemostasia

Conjunto de mecanismos que contribuem para reduzir ao mínimo a perda sanguínea ou conter uma hemorragia.

LEMBRETE

O sangramento, mesmo que de menor volume, está presente durante os tempos cirúrgicos. Seu controle é importante para a economia sistêmica que envolve, entre outros, o transporte de oxigênio aos tecidos no período pós-operatório.

ATENÇÃO

Na presença de discrasias sanguíneas, o paciente deve ser avaliado e acompanhado por médico especializado. O momento da cirurgia dependerá da avaliação das necessidades, imediatas ou tardias, e das complicações, locais ou sistêmicas, em relação ao ganho terapêutico proposto ou aplicável.

Discrasias sanguíneas

Alteração envolvendo os elementos celulares do sangue (glóbulos vermelhos, brancos e plaquetas) como agranulocitose, leucopenia e anemia aplásica.

SÍNTESE

Síntese é o conjunto de manobras instrumentais e manuais para a aproximação dos tecidos que sofreram descontinuidade em intervenções cirúrgicas ou lesões espontâneas, devolvendo uma anatomia funcional. Pode ser aplicada nas estruturas moles, como sutura; nas ósseas, como osteossíntese; e nas dentárias, como odontossíntese.

SÍNTESE NOS TECIDOS MOLES

Nos tecidos moles, as características básicas da sutura decorrem dos planos teciduais envolvidos, da intenção cicatricial e dos tipos de pontos disponibilizáveis.

Nos **planos teciduais**, a sutura reconstrói e protege a área operada em seus distintos planos segundo a anatomia local. Elimina espaços mortos, que acumulam líquidos ou secreções, possíveis meios de cultura de microrganismos. Ainda promove a hemostasia e diminui a dor pós-operatória. Tanto na localização superficial quanto na profunda, a viabilidade técnica não elimina o domínio acadêmico para sua execução.

Na **intenção cicatricial**, organiza e acelera a cicatrização em primeira intenção, que é a união primária mais desejada. Na segunda com reparo por granulação, a sutura não é primordial. Na terceira intenção haverá indicação da sutura secundária. **O ponto da sutura**, composto por laçada de fio, transpassado no interior dos tecidos, deixa expostas duas extremidades denominadas chicotes, látegos ou cintas.

TIPOS DE PONTOS

Os tipos de pontos evoluem em complexidade, segundo a indicação e os resultados desejados.

PONTO SIMPLES: De passagem única entre os dois bordos da incisão e completado pelo nó duplo, é a unidade básica e segura da sutura (Fig. 4.4).

PONTO "U" VERTICAL: Também conhecido como duplo U vertical ou Donnatti, caracteriza-se por tração vertical e sustentação de dois planos, profundo e superficial, criando uma desejável eversão dos bordos da ferida. A agulha, inicialmente introduzida distante da borda da incisão, segue em um plano mais profundo, emergindo à igual distância na borda oposta. Em continuidade, a agulha é introduzida em plano mais superficial do mesmo lado, porém mais próxima da borda, emergindo simetricamente no lado oposto, que deu origem à laçada. Após a tração dos chicotes e a aproximação vertical dos planos, o nó colocado finaliza o ponto (Fig. 4.5).

PONTO "U" HORIZONTAL: Também conhecido como ponto de colchoeiro, é um ponto de tração dupla no sentido horizontal. A agulha penetra em um mesmo plano, de um ao outro bordo da incisão. Em seguida, levemente afastada e paralela à primeira laçada, mas em direção oposta, a agulha introduzida emerge do outro lado. Obtém-se, assim, a eversão dos bordos em áreas de pouca profundidade tecidual (Fig. 4.6). Uma variante é sua realização em dois planos, com deslizamento do retalho abaixo do periósteo no bordo inserido, criando uma grande área de tração e sustentação do retalho. Esta variante é indicada na plastia de comunicação bucossinusal.

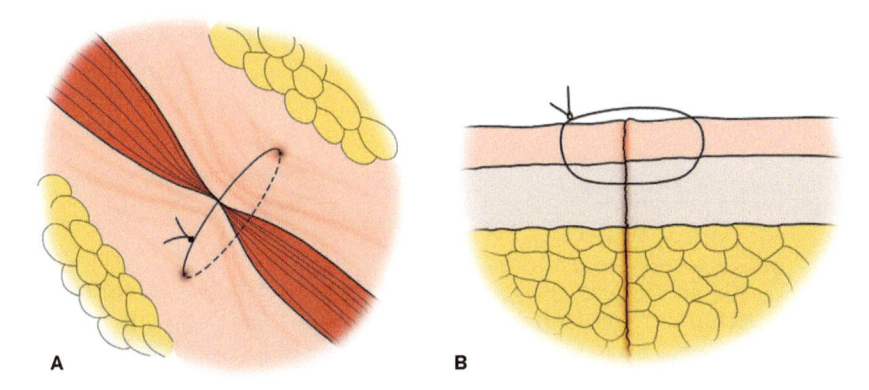

Figura 4.4 – Pontos simples. Também denominado comum. Seus chicotes permitem o fechamento do nó na superfície externa sobre os tecidos. Muito usado em intervenções cirúrgicas de várias especialidades. Na cavidade bucal, permite excelente suspensão dos tecidos e rapidez na execução. Se o nó permanece sepultado no interior dos tecidos, denomina-se simples invertido ou de Halstead. (A) Aspecto do ponto na superfície dos tecidos. B) Posição correta em vista lateral.

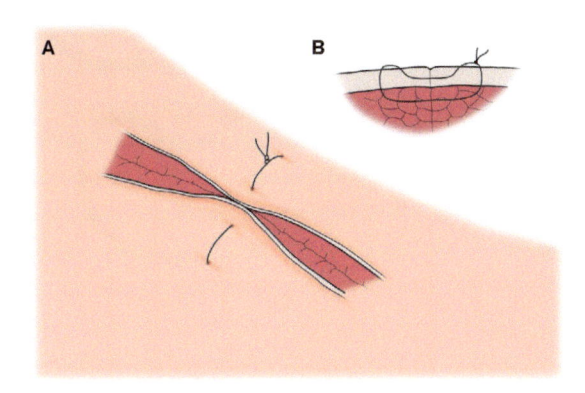

Figura 4.5 – Ponto em "U" vertical ou Donnatti. Promove excelente coaptação das bordas, impedindo a invaginação das mesmas. Na figura, se observa em (A) o aspecto do ponto na superfície dos tecidos e, em (B), seu perfil na profundidade.

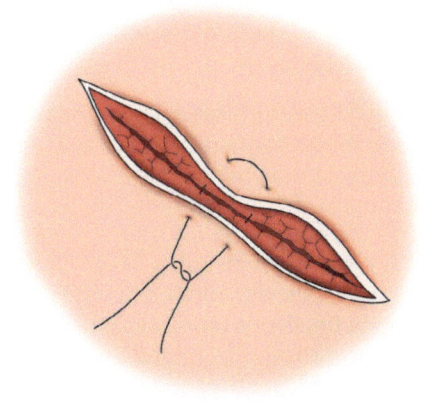

Figura 4.6 – Ponto em "U" horizontal. Assim como o ponto em "U" vertical, tem uma passada dupla de vai e volta, porém em nível horizontal.

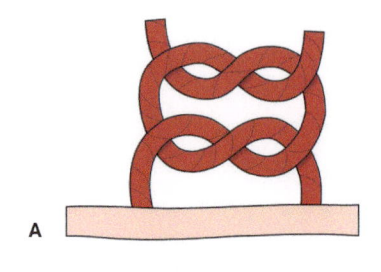

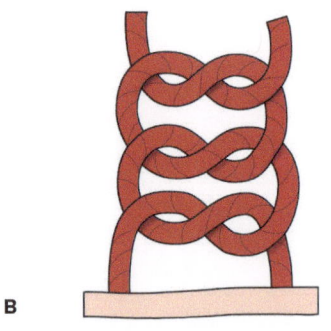

Figura 4.7 – Nó simples antideslizante provisório. Muito utilizado para reparo de tecidos moles sem tensão durante o ato operatório, permite delimitar e destacar áreas ou pontos no campo cruento. (A) Ponto formado por dois seminós. (B) Ponto formado por três seminós.

TIPOS DE NÓS

O nó é feito a partir dos chicotes. Estes, entrelaçados, criam seminós, que unidos fazem um nó. A estruturação básica do nó compreende um primeiro seminó para a contenção, o segundo seminó para a fixação e o terceiro para a segurança.

NÓ SIMPLES: Formado por dois ou três seminós. O primeiro entrecruzamento ou cinta é flexível, e resulta do movimento do fio no sentido horário. Sua função é conter o fio no tecido. O segundo, no sentido anti-horário, é o fixador. O terceiro, se houver, novamente no sentido horário, é o nó de segurança (Fig. 4.7). A construção do nó não deve repousar sobre a linha de incisão. A partir desta base, evoluem diferentes tipos de nós.

NÓ SIMPLES DE CIRURGIÃO: Composto por um seminó com dupla cinta no sentido horário e só um fixador no sentido anti-horário, servindo para qualquer tipo de sutura.

NÓ DUPLO DE CIRURGIÃO: Também é composto por seminó de dupla cinta, porém o fixador é duplo, evitando a deiscência nos retalhos rotados e a invaginação dos planos teciduais superficiais (Fig. 4.8). Para esta forma de síntese, os instrumentais utilizados são porta-agulhas, pinças de dissecção e tesouras. Os materiais empregados são agulha e fio de sutura.

NÓ POR TORÇÃO: Realizado com o fio metálico, é aplicado nas osteossínteses e nas esternorrafias. Resulta da torcedura dos seus dois cabos metálicos, realizada com porta-agulhas (Ver Fig. 4.16).

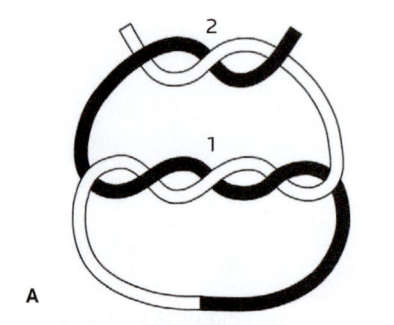

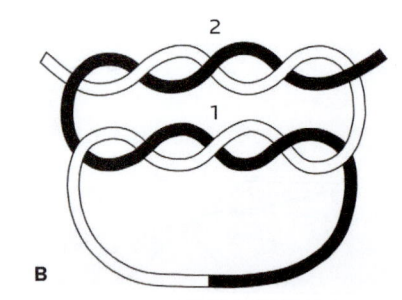

Figura 4.8 – Nó de cirurgião. (A) Nó simples composto por só um fixador. (B) Nó duplo composto por dois seminós fixadores.

TIPOS DE SUTURA

Os tipos de sutura resultam do somatório e variedade dos pontos, aplicáveis nas diferentes especialidades cirúrgicas.

SUTURA COM PONTOS ISOLADOS: Também denominada isolada simples, interrompida ou simples descontínua, tem grande indicação na cavidade bucal. Nas incisões linear e semicircular, por exemplo, são iniciadas pela determinação do ponto central e dos extremos. Segue aos pares na distribuição dos pontos de um e outro lado. Cada ponto é individualizado pela realização do nó e o corte dos chicotes. Nas incisões angulares dos retalhos mucoperiostais, os primeiros pontos são colocados nos ângulos da incisão e os finais nos divertículos. A passagem da agulha inicia no retalho, que é móvel, facilitando e guiando sua reposição bordo a bordo com a mucosa inserida. O ponto deve estar equidistante dos seus bordos e os tecidos são posicionados sem tensão local excessiva, liberando a vascularização capilar.

SUTURA CONTÍNUA: Caracteriza-se por apenas um nó inicial e outro final.

SUTURA DE PELETEIRO: Também conhecida como chuleio simples, é composta por pontos simples, continuados; é recomendada como economia de tempo em áreas extensas (Fig. 4.9). Pelo pobre alinhamento dos bordos, perda progressiva de eficiência de sustentação e labilidade na sua própria continuidade, tem indicação restrita. Considera-se esta a de mais rápida execução, permitindo tracionamento homogêneo do retalho e menor acúmulo de resíduos. Entretanto, a deiscência da mesma poderá concorrer com perda total do seu efeito como fixação do retalho e selamento da ferida operatória. Por isso, deve ser realizada apenas pelo profissional afeto à sua execução, não sendo essencial para o êxito do procedimento.

SUTURA DE BLOQUEIO CONTÍNUO: Também conhecida como sutura festonada ou de chuleio ancorado, é uma variante da sutura contínua (Fig. 4.10). Cria um bloqueio estável pela passada do fio por sua própria laçada. Este mecanismo de travamento alinha os tecidos perpendicularmente à incisão. Por outro lado, previne a tensão na sutura enquanto progride o fechamento da ferida. Na Figura 4.11 é apresentado um exemplo na região sublingual após marsupialização de rânula e, na Figura 4.12, essa sutura é utilizada em cavidade cística intraóssea (mandíbula).

SUTURA DE COLCHOEIRO: Também conhecida como sutura em barra grega ou em "U" horizontal, resulta da aplicação em série

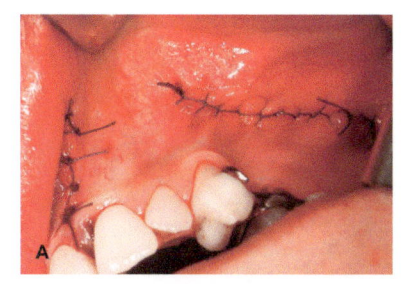

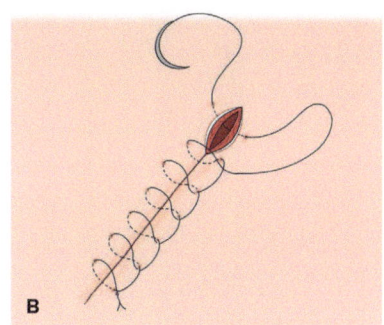

Figura 4.10 – Sutura contínua festonada, de bloqueio contínuo ou de chuleio ancorado. (A) O fio após ser passado é ancorado sucessivamente na alça do ponto anterior. Exige o trabalho concatenado entre operador e assistente, visto a necessidade da suspensão da alça a cada finalização do ponto. Na sutura do freio labial, observam-se pontos isolados. (B) Ilustração esquemática da sutura contínua festonada.

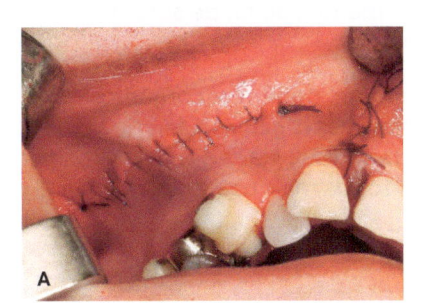

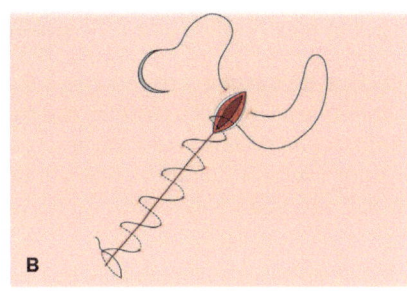

Figura 4.9. Sutura contínua de chuleio simples ou de peleteiro. (A) Inicia de distal para mesial quando no sentido horizontal e de inferior para superior quando no sentido vertical. Na vertical, junto ao freio labial, encontramos uma sutura a pontos isolados. (B) Ilustração esquemática da sutura contínua de chuleio simples.

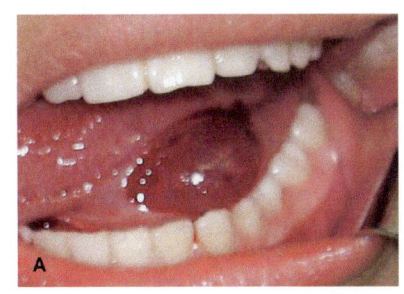

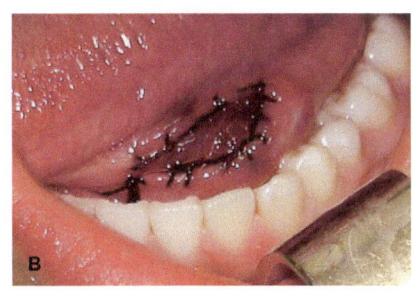

Figura 4.11 – (A) Lesão em região sublingual (rânula). (B) Mucosa suturada com a técnica contínua festonada.

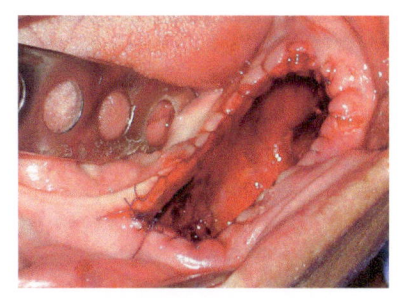

Figura 4.12 – Aplicação da sutura contínua festonada na técnica de marsupialização (cisto ósseo).

continuada dos pontos em "U" horizontal (Fig. 4.13). Por apresentar uma potencial dificuldade na sua retirada, recomenda-se a colocação de alças de extração junto ao chicote continuado entre cada ponto. Por produzir eversão dos bordos da ferida, tem indicação nas cirurgias para enxertos ósseos.

SUTURA EM "X": É uma variante da sutura em pontos isolados, aplicada após extrações dentárias, contribuindo na retenção do coágulo e na cicatrização em segunda intenção (Fig. 4.14).

A deiscência de sutura representa a exposição da ferida cirúrgica em razão da perda de efetividade da sutura. Pode ocorrer por rompimento ou perda de tensão do nó, da fixação do ponto de sutura até o comprometimento da vitalidade do retalho. Além de retardar o processo de cicatrização, a deiscência de sutura aumenta o risco de processos infecciosos nas áreas contaminadas.

MATERIAIS EMPREGADOS

Os materiais empregados na síntese dos tecidos moles são agulhas e fios. Dentre os instrumentais requeridos estão pinças de dissecção com dentes, tesouras e porta-agulhas.

A **agulha**, composta por corpo, ponta e fundo, apresenta diferentes formas, tipos e tamanhos, tendo indicações específicas de uso. Sua função é conduzir a passagem do fio nos tecidos. A secção transversa das agulhas pode apresentar-se de forma triangular (cortante) ou circular. Na cavidade bucal, as agulhas utilizadas apresentam, preferencialmente, formato circular (Fig. 4.15). Em relação ao fio, as agulhas podem ser traumática ou atraumática. A agulha traumática tem fundo cego ou falso para inserção manual do fio de sutura. A agulha atraumática traz o fio pré-montado.

Os **fios de sutura**, em relação à sua origem, podem ser orgânicos (animal ou vegetal), sintéticos e minerais. Os orgânicos de origem animal são o categute (*catgut*, cromado ou não) e a seda. Dentre os de origem vegetal, citamos linho e algodão. Os mais usados na cavidade bucal são seda e algodão.

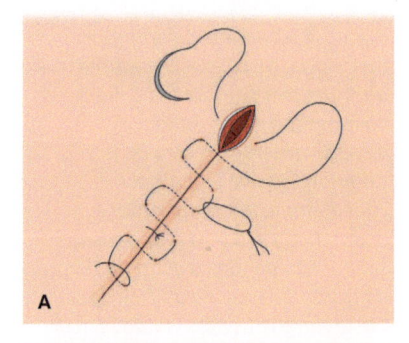

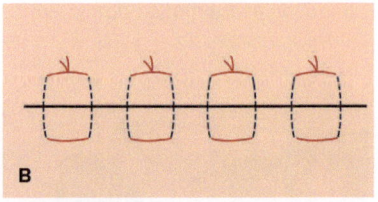

Figura 4.13 – Sutura de colchoeiro, em barra grega ou em "U" horizontal. (A) Utilizada em cirurgias de reconstruções de mandíbula e maxila, quando extensa, essa sutura pode ser reforçada por pontos simples em áreas de maior tensão ou difícil hemostasia. (B) Uma sequência de pontos em "U" horizontais isolados.

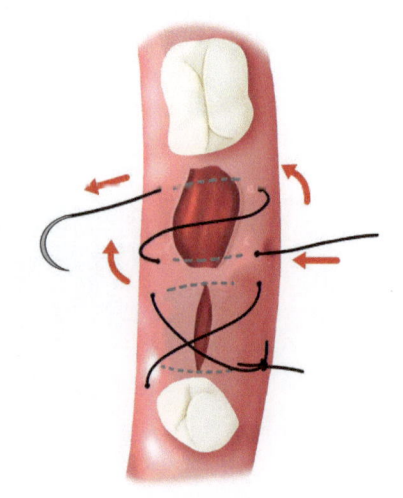

Figura 4.14 – Sutura em "X".

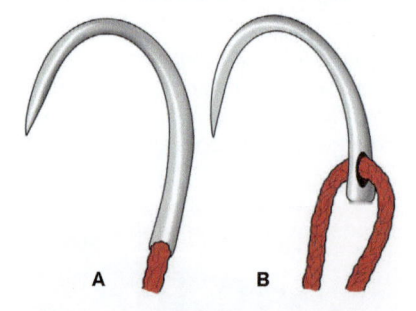

Figura 4.15 – Exemplos de agulhas cirúrgicas de suturas. São divididas em corpo, ponta e fundo ou terminação (A) Na agulha atraumática, o fio é pré-montado ou encastoado. (B) Na agulha traumática, os orifícios podem ser simples ou duplos na forma fechada ou aberta. Na agulha desta figura observa-se um orifício fechado simples.

Quanto a sua permanência nos tecidos, os fios podem ser absorvíveis e não absorvíveis.

Os **fios absorvíveis** para uso intrabucal são o categute (*catgut*), cromado ou não, digeridos por enzimas teciduais e a poliglactina 910 (polímero sinteticopoliamina ou poliamida) quebrado por hidrolases. Suas remoções são facultativas. Entretanto, a característica de absorvência nos fios orgânicos e sintéticos absorvíveis recomenda sua remoção em média até oito dias pós-operatórios. Como meio de cultura, estes fios favorecem maior presença de microrganismos nas feridas cirúrgicas. Sua remoção atualiza os controles clínicos pós-operatórios na intenção de observar e prevenir falhas na evolução do processo cicatricial.

Os **fios não absorvíveis** orgânicos são o algodão e a seda. O fio de náilon mono ou multifilamentado, derivado sintético das poliaminas, não tem indicações para uso na cavidade bucal. O fio de aço inoxidável, mineral, não absorvente e não absorvível, monofilamentar, agulhado ou não, é utilizado para sínteses nas estruturas ósseas.

O **diâmetro dos fios** é identificado a partir do número zero. A progressão de zeros indica menor diâmetro. Para sutura dos tecidos moles intrabucais estão indicados os fios 4-0 e 5-0. O diâmetro dos fios de aço inoxidável para uso na cavidade bucal varia de 2-0 até 2. Para a apreensão e apoio dos tecidos moles e ósseos, são usadas as pinças de dissecção e para osso, respectivamente. O corte do fio de sutura deverá ser feito com a tesoura indicada para este fim.

O **porta-agulha** de Mayo-Hegar, com ação bidigital nos dedos polegar e anelar, usa o dedo indicador para estabilidade e segurança. O dedo médio, livre, auxilia no controle do travamento junto ao anelar. O porta-agulha de Mathieu é acionado com apoio palmar. Recomenda-se o uso de porta-agulha com cremalheira.

SÍNTESE NOS TECIDOS DUROS

Nos tecidos duros, a fixação de segmentos ósseos é denominada osteossíntese. Nas intervenções cruentas ou em campo aberto, os materiais utilizados são fio de aço, mini e microplacas e parafusos de titânio. Estes compondo a fixação rígida, respondem ao novo conceito de tratamento das fraturas e reconstruções ósseas. Um qualificado arsenal desse material está disponível atualmente, o que ampliou as possibilidades exitosas das osteossínteses.

Nos processos incruentos ou em campo fechado, as odontossínteses apoiadas nos dentes são as formas exclusivas de síntese odontológica. Podem atuar no sentido horizontal e vertical, ou em ambos. O sentido vertical favorece a imobilização intermaxilar. O fio de aço é o meio de imobilização aplicado diretamente sobre os dentes. Na forma indireta, são usadas barras e arcos sobre as coroas dentárias, seguindo o seu perímetro vestibular.

A seguir, são descritos os principais tipos de odontossíntese.

ODONTOSSÍNTESE DE RISDON: Classificada como de trabalho direto e horizontal, ainda tem grande aplicabilidade nos atendimentos hipocráticos de urgência. Nessa técnica, são utilizados dois segmentos de fios de aço 0 (Aciflex), de comprimento duas vezes e um quarto da distância da linha média até o último dente na arcada, a ser utilizado como apoio. Este deverá estar preferencialmente dois dentes além do foco da fratura. O fio, contornando o colo cervical, expõe seus dois cabos por vestibular. Estes são inicialmente torcidos, no sentido horário, independentes em cada lado. Preferencialmente deve-se ultrapassar a linha média, dirigindo a extensão do cabo para o lado oposto da área lesada. Após, justapostos, com nova torcedura nas extremidades, os cabos são fixados entre si. Através de fios metálicos 2-0, os cabos torcidos serão fixados individualmente em cada dente. A retenção e a estabilidade dessa fixação provêm da passada na sequência inferior ao cabo por distal, e superior por mesial, completando com a torcedura vestibular. Alojadas nos espaços interdentários, as terminações metálicas não causam desconforto ao paciente. Além disso, finalizadas na forma de torcedura em roseta, essas terminações podem servir como artefato para a fixação intermaxilar (Figs. 4.16 a 4.19). Esta odontossíntese pode ser aplicada em pacientes pediátricos e adultos.

ODONTOSSÍNTESE EM ROSETA: Aplicada individualmente em cada dente favorece a imobilização vertical ou intermaxilar. Na sua indicação, a presença do dente antagonista é essencial para evitar extrusões dentárias (Fig. 4.20).

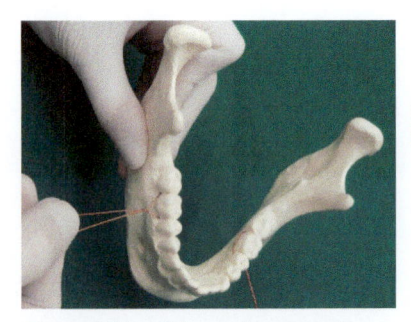

Figura 4.16 – O fio contorna o colo cervical com seus dois cabos dirigidos para vestibular do dente 46.
A primeira torção no sentido horário é manual e permite um movimento regular, firme, sem comprometer o bordo cervical dentário por excesso de pressão. Com auxílio do porta-agulhas (Mayo-Hegar ou Mathieu) segue-se a torção do fio, no mesmo sentido, completando toda a extensão do cabo vestibular. Excluindo a intenção da torção total no cabo, a fase inicial equipara-se ao nó metálico de torção usado nas osteossínteses à fio metálico.

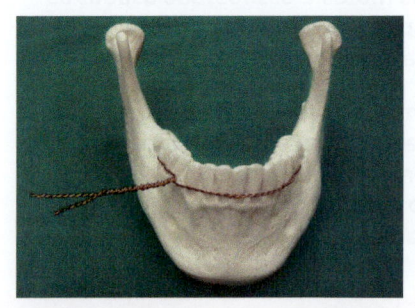

Figura 4.17 – Completada a torção dos dois cabos, estes serão conjugados no lado oposto ao da fratura. Uma nova torção horária cria um cabo único que contorna o perímetro do arco dentário. Os cabos são cortados, dobrados e adaptados no espaço interdental.

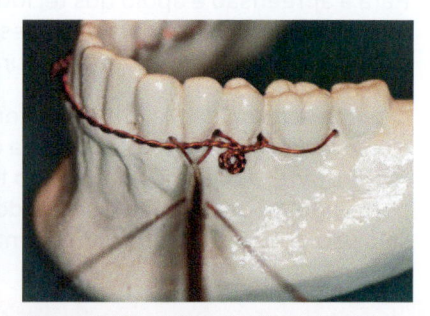

Figura 4.18 – A fixação final dos cabos deverá envolver os dentes presentes na área. Com fio metálico contornando o colo dentário e o cabo por vestibular, alcança-se a fixação e estabilidade finais. É importante observar a passagem do fio, iniciando por distal, inferior ao cabo e em mesial superior ao cabo.

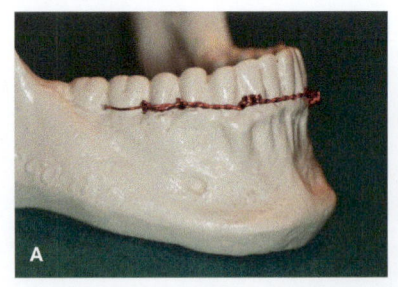

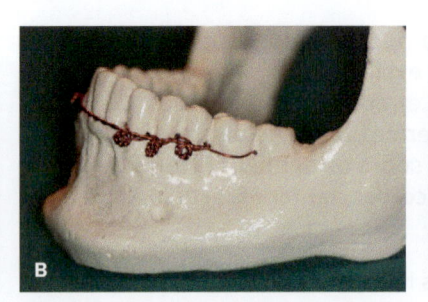

Figura 4.19 – O uso desta odontossíntese em apenas um dos maxilares permite alojar as pontas dos fios cortados nos espaços interdentários. Se houver a intenção de realizar uma imobilização intermaxilar, a torcedura em roseta é indicada. Neste modelo, pode-se observar, da esquerda para a direita, a junção dos cabos, a fixação na forma sepultada no espaço interdentário e o tipo roseta.

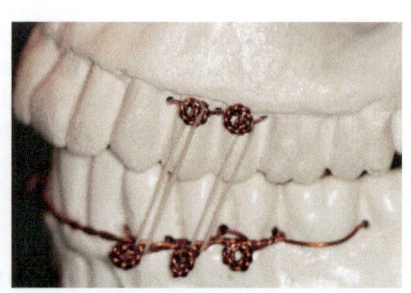

Figura 4.20 – Odontossíntese em roseta individualizada para cada dente no maxilar superior. No inferior, acompanha a odontossíntese de Risdon.

ODONTOSSÍNTESE DE LEBLANC: Caracteriza-se como trabalho em anel, cada um envolvendo um só dente. A torcedura do fio metálico é efetuada no cabo torcido em corda. Sua extensão permite nova torção com o cabo do dente oposto, criando a imobilização (Fig. 4.21).

BARRA DE ERICH: É um meio de odontossíntese indireta rígida com versatilidade para aplicação de imobilização horizontal e/ou vertical (Fig. 4.22).

CONTENÇÃO ORTODÔNTICA: Realizada com fio de aço 2-0, quando rígida, ou *twist flex* 0.016", quando semirrígida. Estes são fixados ponto a ponto sobre as superfícies coronárias. A adesão é realizada com ataque ácido e resina fotopolimerizável. O uso de braquetes também é recomendado em ambos os tipos de contenção (ver Cap. 12 Princípios básicos ao atendimento de pacientes vítimas de trauma).

LEMBRETE

Os meios de síntese nos tecidos duros podem ser combinados e aplicados simultaneamente em campo aberto e fechado.

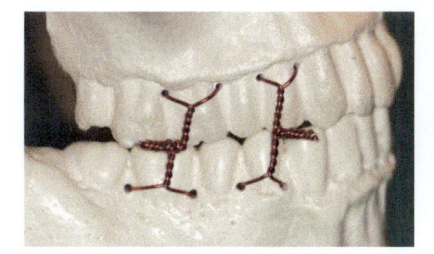

Figura 4.21 – Odontossíntese de trabalho vertical direta de LeBlanc. Caracteriza-se pela fixação intermaxilar individualizada dente a dente.

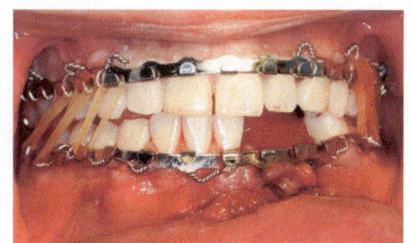

Figura 4.22 – Odontossínteser de trabalho horizontal indireto com uso de barras de Erich. Sua fixação sobre as superfícies dentárias deve buscar envolver o maior número de dentes viáveis. Esta imagem é de um paciente vítima de trauma na mandíbula.

CONSIDERAÇÕES FINAIS

Os princípios cirúrgicos fundamentais são acadêmicos e devem ser conhecidos e respeitados, pois favorecem o bem-estar do paciente no período pós-operatório e a evolução dos processos de cura. A habilidade e os cuidados profissionais na manipulação dos tecidos dependem do aprendizado e da prática do saber odontológico, exigidos no exercício profissional do cirurgião-dentista.

Diagnóstico histopatológico

Ao examinar ou tratar um paciente, o cirurgião-dentista deve estar atento à presença de alterações na cavidade bucal, nas regiões peribucais, na face e no pescoço. A soma das informações iniciais envolve a história do paciente, os exames clínicos sistêmico e local e o exame específico da lesão, que pode ser complementado com exames de imagem ou testes laboratoriais suplementares (ver Cap. 1. Princípios gerais aplicados no tratamento cirúrgico odontológico).

Os resultados obtidos e interpretados pelo profissional permitem estabelecer o **diagnóstico clínico diferencial** ou presuntivo. Porém, na grande maioria dos casos, a definição do diagnóstico depende do exame histopatológico dos tecidos removidos e encaminhados. As informações recrutadas nas consultas clínicas e nos exames prévios do paciente devem ser apresentadas ao patologista bucal, permitindo a esse especialista analisar e estabelecer o **diagnóstico histopatológico final**.

Os tecidos podem ser examinados pela coloração celular hematoxilina e eosina (HE), agregando outras mais específicas, como tecnologias baseadas em imuno-histoquímica e DNA molecular. A identificação, o diagnóstico e o tratamento devem ser feitos o mais rápido possível em razão dos riscos de evolução para condições mais complexas.

OBJETIVOS DE APRENDIZAGEM

- Conhecer os métodos de investigação usados para o diagnóstico histopatológico
- Conhecer as técnicas cirúrgicas de biópsia em tecidos moles e duros
- Compreender a importância do condicionamento dos espécimes e do preenchimento da ficha de registro de exame histopatológico

Diagnóstico

Identificação e determinação da natureza da doença ou condição patológica apresentada pelo paciente.

MÉTODOS DE INVESTIGAÇÃO

CITOLOGIA EXFOLIATIVA

A citologia exfoliativa é um método amplamente difundido para a análise de lesões clinicamente suspeitas de malignidade, sendo usado como triagem ou como coadjuvante no acompanhamento atento e repetido dos exames clínicos. A técnica não necessita de anestesia local, mas causa sensibilização e dor na área após a colheita.

> **ATENÇÃO**
> A citologia exfoliativa é uma modalidade de exame não invasivo e, portanto, não deve ser considerada como substituto de uma biópsia cirúrgica.

As células epiteliais da mucosa bucal, em profundidade, são destacáveis em suas três camadas: mucosa, submucosa e basal. A citologia permite o exame de células individuais, porém não fornece dados como os do exame histopatológico, tão importante para o diagnóstico definitivo. Esse método é amplamente difundido e responsivo nos diagnósticos precoces de câncer bucal. Para mais detalhes sobre esses métodos de investigação, recomenda-se a leitura atenta de publicações odontológicas especializadas em patologia bucal e estomatologia.

ASPIRAÇÃO

A aspiração é um método de investigação que permite a sucção de líquido ou ar supostamente contido no interior de lesões em tecidos ósseos e moles (Figs. 5.1 e 5.2). Os produtos aspirados podem orientar sobre a natureza dos diferentes processos patológicos instalados. Assim, líquidos citrino ou branco denso, pus, sangue, além de ar, sugerem, respectivamente, cisto, tumor odontogênico ceratocístico, processo infeccioso, lesão vascular e cisto ósseo traumático. Uma aspiração sem conteúdo pode representar uma lesão sólida neoplásica ou não.

> **ATENÇÃO**
> Violar a integridade da lesão, repetindo as perfurações com a agulha, pode resultar em infecção local importante.

A aspiração é realizada com uma seringa de 5 até 20 mL, que deve ser de grande calibre, para aspiração de lesão intraóssea, ou fina, para tecidos moles. Nas grandes lesões ósseas, a pressão manual com agulha frequentemente perfura a cortical óssea, já pergaminhada pela expansão do processo. Porém, em área mais resistente, após pequena incisão e descolamento, faz-se, com broca, uma fenestração da cortical para a penetração da agulha.

Para a aspiração, indica-se a utilização de duas agulhas. A primeira penetra no campo a ser aspirado, possibilitando um fluxo contínuo de pressão ambiente. A segunda, adaptada à seringa depois de introduzida, fará a livre e facilitada aspiração local.

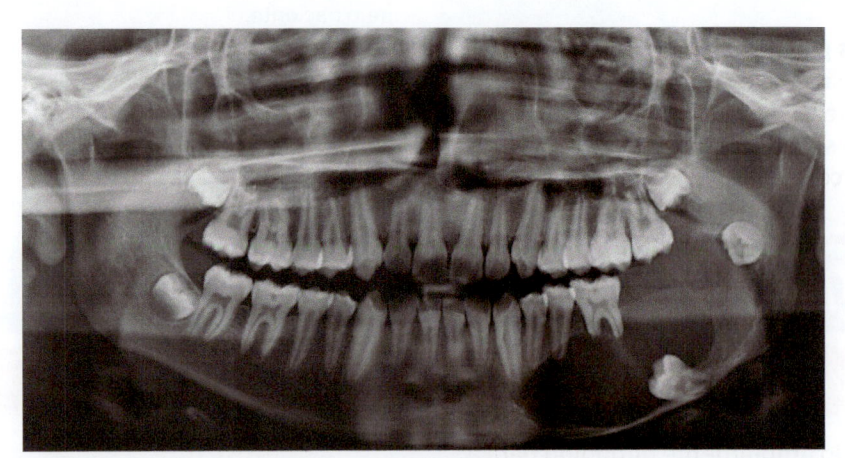

Figura 5.1 – Imagem radiográfica panorâmica revela extensa lesão osteolítica em corpo e ramo mandibulares, lado esquerdo, associada a dentes 37 e 38 retidos. A retenção prolongada do dente 37 no sítio intraósseo na sua fase cronológica de erupção indica a realização de exame de imagem para investigação clínica. Neste caso, tal conduta poderia antecipar o diagnóstico.

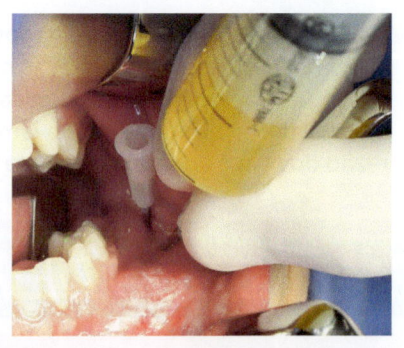

Figura 5.2 – A aspiração, como método de investigação, permite a identificação do conteúdo intralesional. O produto aspirado orienta para o diagnóstico de lesão cística (líquido citrino). Recomendamos o uso de uma segunda agulha como forma de facilitar o processo aspirativo.

Na lesão de natureza vascular, um grande volume de sangue arterial alerta para um tumor hemorrágico. Recomenda-se, então, que a intenção da manobra seja interrompida, evitando maiores possibilidades de sangramentos, e que o paciente seja encaminhado para tratamento especializado com cirurgião bucomaxilofacial. A técnica de aspiração não deve ser confundida com as biópsias por punção aspirativa com agulha fina (PAAF) ou agulha grossa (PAG), realizadas em campo profundo e fechado.

BIÓPSIA

A biópsia prevê a remoção de tecidos do organismo vivo para o diagnóstico final a partir do exame microscópico, com avaliação morfológica das células e estrutural dos tecidos. Esse exame, na forma excisional ou incisional, é indicado para lesões que provoquem alterações morfológicas significativas, não necessariamente neoplásicas, e permite estabelecer o diagnóstico diferencial pela comparação das entidades patológicas, pela avaliação do grau de malignidade ou pelo resultado do tratamento instituído.

BIÓPSIA EXCISIONAL

A biópsia excisional consiste na remoção total da lesão para exame histopatológico e diagnóstico final. É indicada para lesões de superfície ou exofíticas bem delimitadas, médias a pequenas, com até 2cm de diâmetro.

A proposta de biópsia excisional corresponde ao tratamento definitivo da patologia localizada, o que recomenda uma margem de segurança de tecido normal com 2 a 3 mm circundando a lesão e incluída na peça removida. Após a incisão, o acesso e a remoção da lesão, a ferida cirúrgica deve ser preferencialmente suturada.

Nas Figuras 5.3 a 5.7 é apresentado um caso clínico de biópsia excisional em tecidos moles (exérese de lesão na mucosa).

SAIBA MAIS

O termo biópsia excisional ou total é aplicado como referência técnica do exame histopatológico. Deve-se considerar essa denominação como uma intervenção cirúrgica concluída, registrada e prescrita dentro das condutas de tratamentos cruentos.

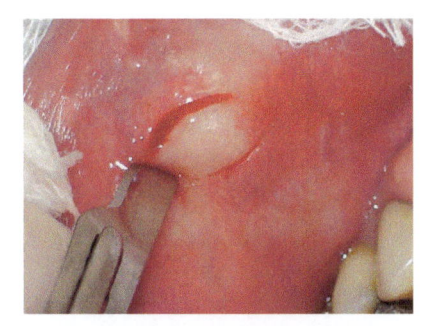

Figura 5.3 – Lesão séssil na mucosa do lábio superior, quandrante 10. Após anestesia local, com a sobre-extensão da área pela pressão bidigital realizada com uso de gaze pelo auxiliar, a incisão circunscreve a lesão com margem de segurança.

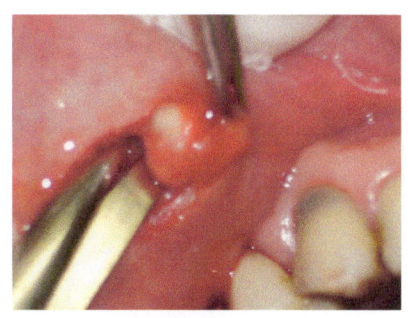

Figura 5.4 – A divulsão com tesoura de Metzenbaum ou de Iris curvas nos planos profundos expõe a estrutura da lesão, isolando-a dos tecidos circundantes e permitindo sua remoção.

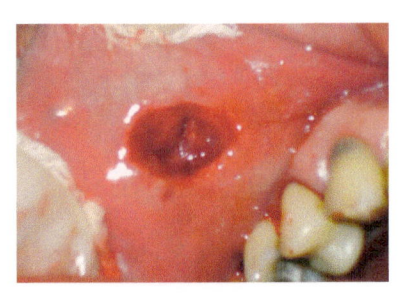

Figura 5.5 – Após removida a lesão, os planos teciduais (muscular e mucoso) podem ser identificados. Eventuais resíduos de glândulas salivares menores presentes no campo deverão ser excisados.

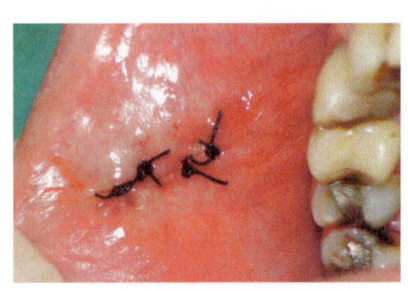

Figura 5.6 – A sutura, com aproximação completa dos bordos (primeira intenção), é realizada com pontos simples isolados. Esta intervenção, composta por todos os tempos cirúrgicos, denominada biópsia por excisão, é uma exérese tumoral.

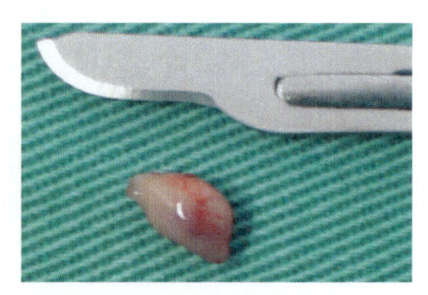

Figura 5.7 – A peça cirúrgica é encaminhada para exame anatomopatológico para diagnóstico definitivo, respeitando o correto preparo pré-exame laboratorial.

BIÓPSIA INCISIONAL

LEMBRETE

Na biópsia incisional, a preparação do sítio do procedimento deve permitir uma visualização adequada para coleta de tecido sadio e alterado.

A biópsia incisional é indicada para lesão tumoral maior e/ou profunda, de difícil acesso, única, múltipla ou com suspeita de malignidade. Apenas é removido um fragmento representativo do volume total, porém de tamanho que possibilite a manipulação do tecido e a preparação das lâminas. Em tumores, a remoção de uma porção de tecido sadio e outra do tecido alterado não devem incluir áreas de necrose como material de exame.

Nas Figuras 5.8 e 5.9 é apresentado um caso clínico de biópsia incisional de parede cística e as lâminas para o estudo microscópico.

A biópsia incisional **por congelação** permite que a resposta do exame realizado pelo patologista seja comunicada ainda durante o período transcirúrgico. Entretanto, mesmo com a boa qualidade do corte histológico, podem ser perdidos alguns detalhes, gerando margem de dúvidas. Portanto, a recomendação é aguardar os próximos exames após a inclusão da peça em parafina. As indicações dessa técnica são claras para determinar a natureza benigna, maligna ou inflamatória da lesão e definir a margem cirúrgica livre na área operada.

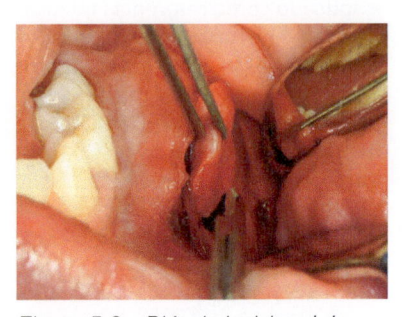

Figura 5.8 – Biópsia incisional de parede cística. A apreenssão leve do tecido e seu corte único devem ser observados como forma de não dilacerar o material a ser posteriormente examinado. Ainda, deve-se obter quantidade de material suficiente para exame microscópico, o qual, seguindo os protocolos de armazenamento, deve ser encaminhado para exame histopatológico. A reposição do retalho e a sutura com pontos simples isolados finalizam esta conduta de diagnóstico.

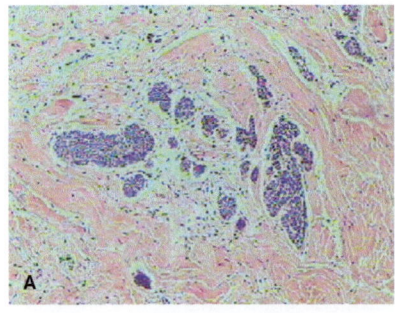

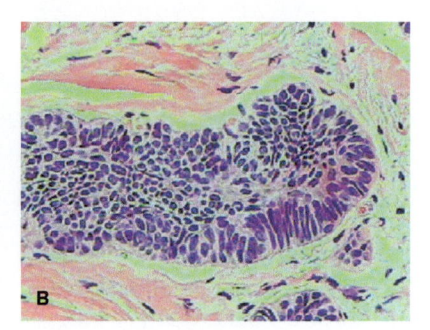

Figura 5.9 – Imagens de tecido conjuntivo denso com fibrose em meio à qual identificam-se ilhotas de epitélio odontogênico com aspecto focalmente proliferativo – fibroma ameloblástico. Sugere-se correlação clínica.

TÉCNICAS OPERATÓRIAS

BIÓPSIA PARA TECIDOS MOLES

A execução técnica da biópsia baseia-se nos princípios da oportunidade e da técnica cirúrgica. Em sua grande maioria, essas técnicas muito se assemelham, diferenciando-se apenas em razão da anatomia local, do tamanho e do tipo de lesão biopsiada.

A **anestesia** deve ser preferencialmente realizada com bloqueio regional e uma complementação infiltrativa terminal. Em lesões de menor diâmetro, localizadas em tecidos moles sem sustentação óssea, é indicada a infiltração terminal. Nas infiltrações locais, a solução anestésica deve ser injetada a distância da área a ser operada, para não deformar a lesão e sua delimitação de margens. O uso de anestésicos locais com vaso constritor traz o benefício da vasoconstrição, permitindo intervenção com pouco sangramento.

> A apreensão da lesão é um fator importante a ser considerado, pois uma manipulação inadequada causará inúmeras macerações nos tecidos, dificultando a interpretação histológica. A lesão a ser biopsiada deve ser apreendida à distância por pinça delicada, evitando-se alterar o local da apreensão.

A lesão pode também ser transfixada por fio de grosso calibre nas suas bordas. A diferença no número de pontos colocados vai identificar e orientar quanto aos lados, proximal, distal, áreas de maior interesse ou dúvidas a serem respondidas na confirmação do exame.

A **incisão**, com lâmina 15 ou 15C, deve ser única, geralmente elíptica, circunscrevendo com margem de segurança a área a ser removida. Deve-se evitar o uso do bisturi elétrico, por causar alteração tecidual nas margens incisadas. No entanto, este está indicado em biópsias em que o sangramento transoperatório esperado é intenso ou em lesões com ampla margem de segurança, como nas hiperplasias gengivais inflamatórias.

A **exérese** efetuada por divulsão, aprofundando-se, reproduz a forma de um V com seus planos convergentes. A profundidade a ser alcançada é determinada pelo aspecto dos tecidos e pela experiência do profissional. Nessa fase, estão indicadas tesouras para dissecação tecidual delicadas. Quando a remoção atinge o osso, devem-se incluir a incisão e a remoção do periósteo.

A **hemostasia** é alcançada pela compressão por gaze sobre a área cruenta. Recomenda-se aguardar em média 60 segundos para seu controle de segurança. Na presença de sangramento capilar, recomenda-se nova compressão seguida da sutura em massa. Esta, por ser em área mais superficial, não trará prejuízos aos tecidos moles envolvidos.

> **ATENÇÃO**
>
> A antissepsia na área da lesão não deve ser realizada com antissépticos coloridos, como o polivinilpirrolidona (PVPI) à base de iodo, pois estas substâncias podem marcar ou corar células e dificultar a interpretação histológica.

> **ATENÇÃO**
>
> A sutura para fechamento da área doadora parcial da biópsia, deve ser delicada e sem pressão, pois os tecidos, geralmente friáveis, podem ser facilmente lacerados (ver Cap. 4).

BIÓPSIA PARA TECIDOS DUROS

Em relação ao limite cortical, as patologias ósseas podem ser exofíticas, quando externas, e endofíticas ou intraósseas, localizadas no interior dos tecidos ósseos. Com base nessa classificação é que a abordagem técnica de biópsia será definida. Para o acesso dessas patologias, faz-se necessário um retalho mucoperiosteal. A escolha do tipo de incisão dependerá da área operada e da extensão da lesão, respeitando os princípios cirúrgicos para sua realização.

As lesões intraósseas radiolúcidas de tamanho médio a grande devem ser previamente submetidas à aspiração. Nas lesões menores, por exemplo, com diagnóstico clínico de granuloma ou cisto periapical inflamatório, a realização do tratamento cirúrgico indicado vai gerar a coleta de toda a lesão, que, após enviada para o exame histopatológico, resultará no diagnóstico final. Considerando-se os princípios técnicos cirúrgicos das biópsias em tecido ósseo, algumas etapas requerem observações especiais, detalhadas a seguir.

Nas **patologias exofíticas ou externas**, após divulsão ou descolamento do retalho mucoperiosteal, o volume do processo pode ser removido em sua totalidade ou parcialmente, dependendo do tamanho da lesão. Pode ser associado o uso de brocas esféricas, cilíndricas ou trefinas, bem como de cinzel e martelo, com atenção para a necessidade da obtenção de tecido suficiente para o exame histopatológico.

Nas **patologias endofíticas** ou **intraósseas**, sem fenestração, é imperativa a confecção de uma janela óssea para acessar a loja da lesão e fazer sua remoção total ou parcial. Algumas lesões necessitam de ostectomia para expansão da fenestração, dando melhor acesso à patologia intraóssea. Além das brocas esféricas ou cilíndricas, pode ser usado ultrassom.

A curetagem dos tecidos patológicos é indicada de acordo com as características estruturais que compõem cada processo. Nas patologias ósseas maciças, com muita propriedade, pode ser indicado o uso das trefinas, que produzem amostras ósseas na forma de cilindros. A irrigação deve estar associada a forte aspiração, porém, esta última deve ser afastada do foco operatório.
Nas Figuras 5.10 a 5.15 é apresentado um caso clínico de biópsia óssea.

> **LEMBRETE**
>
> Na biópsia para tecidos duros, a hemostasia e o fechamento por primeira intenção da ferida devem ser realizados com o retalho mucoperiosteal reposto em sua posição original, seguido da sutura.

> **LEMBRETE**
>
> Os exames por imagem são muito importantes na visualização e no entendimento topográfico das lesões de tecidos duros. É impreterível que toda abordagem a essas patologias seja precedida de exames de imagem atuais e de boa qualidade.

Figura 5.10 – Imagem de reconstrução panorâmica obtida por tomografia de feixe cônico com ênfase na região anterior da mandíbula em que se observa lesão parcialmente hipodensa e parcialmente hiperdensa com contornos regulares. O achado foi casual após exames pré-operatórios para exodontia por fratura do elemento dentário 46. O diagnóstico presuntivo, neste caso, é de displasia fibrosa óssea.

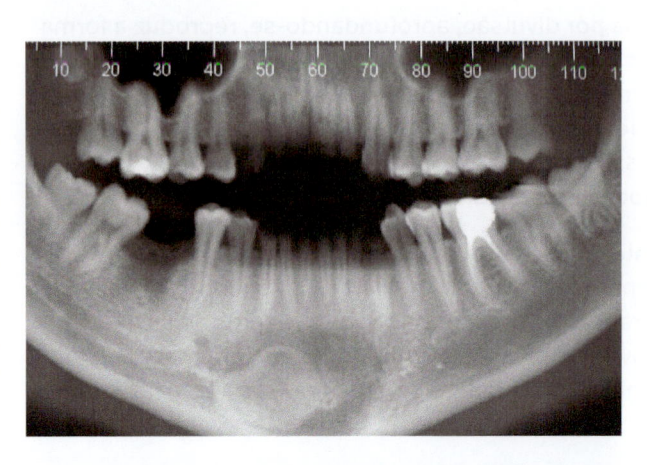

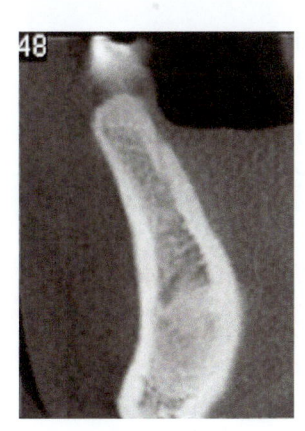

Técnica Anestésica, Exodontia e Cirurgia Dentoalveolar

Figura 5.11 – Imagem de tomografia de feixe cônico em corte transversal, no qual a imagem repete a característica de base hiperdensa e porção superior hipodensa.

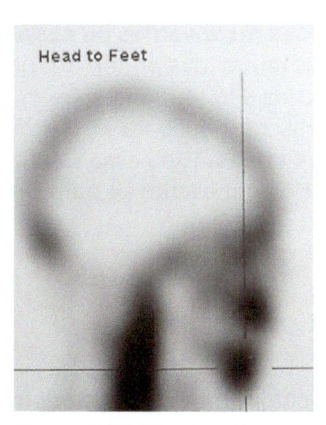

Figura 5.12 – Dentre os exames de diagnóstico por imagem de medicina nuclear, a cintilografia revela alterações no metabolismo ósseo. Quando realizada no esqueleto total, possibilita a identificação e/ou correlação de lesões focais em diferentes sítios. Neste caso, pode-se observar a concentração do radiofármaco revelando maior atividade óssea nos maxilares.

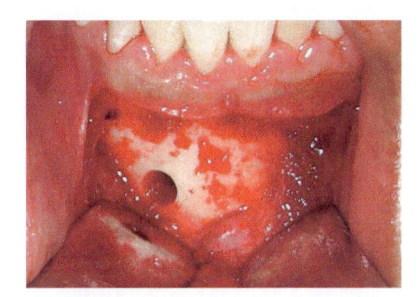

Figura 5.13 – Aspecto transcirúrgico com exposição da cortical vestibular óssea na região anterior da mandíbula. Em razão da profundidade da lesão, o acesso subapical dentário parcial, porém abrangente, permite segurança na obtenção de material para exame anatomopatológico.

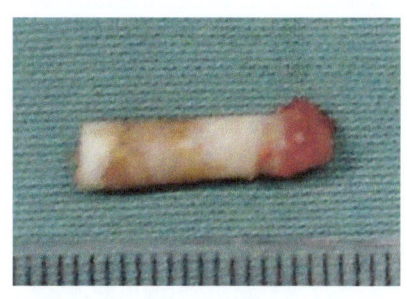

Figura 5.14 – Peça cirúrgica cilíndrica removida com broca trefina. Na peça, observam-se diferentes matizes e consistência dos tecidos fibro-ósseos.

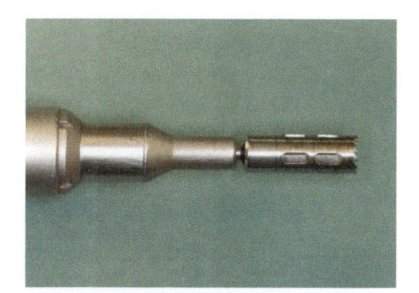

Figura 5.15 – Broca trefina utilizada para remoção de peça cirúrgica óssea. O diâmetro e comprimento da broca deve ser compatível com a área a ser biopsiada.

Na indicação do **exame para diagnóstico histológico**, a boa comunicação e o esclarecimento ao paciente são muito relevantes. Seu estado emocional pode ser afetado por insegurança ou angústia relacionadas à possível presença de uma neoplasia maligna. O esclarecimento profissional é indispensável para tranquilizar e estabelecer uma reciprocidade no encaminhamento e no tratamento a serem propostos.

A presença de **lesões escuras** na cavidade bucal exige critérios de conduta não só técnica como profissional e ética. Nas **lesões vasculares**, a biópsia pode promover abundante sangramento, e os vasos sanguíneos formadores da lesão precisam ser previamente identificados por meio de exames por imagem, como angiografia ou angiotomografia. Na suspeita de **melanoma**, pelo potencial metastático, mesmo em lesões puntiformes, a biópsia excisional total, como uma intervenção cirúrgica, deverá ter margem de segurança nos distintos planos.

ATENÇÃO

Pacientes com lesões escuras, volumosas ou não, sem limites visíveis ou palpáveis, devem ser encaminhados a um cirurgião-dentista especialista em cirurgia e traumatologia bucomaxilofaciais para diagnóstico e tratamento. No caso de suspeita de lesões com evolução ou potencialmente malignas, ou de ocorrência além dos limites bucomaxilofaciais, o encaminhamento deve ser feito a um médico especialista em cirurgia de cabeça e pescoço.

Nas **lesões recidivantes** ou **suspeitas de malignidade**, as amostras teciduais removidas podem ter pontos de suturas com fio seda ou poliglactina 910 (4.0) em suas margens. Essa identificação do espécime contribui para a determinação de possíveis margens comprometidas. Toda essa sinalização na amostra deve ser esclarecida por escrito ao patologista.

CONDICIONAMENTO DOS ESPÉCIMES E FICHA DE REGISTRO/EXAME HISTOPATOLÓGICO

Todo tecido removido deve ser imediatamente mergulhado e mantido em solução de formalina neutra tamponada 10%. A proporção dessa solução deve ser de 10 a 20 vezes superior ao tamanho da peça. O frasco deverá ser lacrado e identificado, e cada espécime deve ser colocado em frasco separado.

Um formulário contendo dados do paciente e da lesão a ser examinada deve ser anexado ao material para análise. Toda e qualquer informação relativa ao paciente (doença de base, se presente; hábitos) e à lesão (sintomatologia, curso e características clínicas) devem ser transferidas juntamente com as imagens, quando existentes. Dados referentes ao tipo de biópsia realizada, à identificação das margens e ao diagnóstico presuntivo devem ser cuidadosamente anotados e notificados.

CONSIDERAÇÕES FINAIS

As biópsias são importantes instrumentos de diagnóstico na prática da odontologia, especialmente na cirurgia bucomaxilofacial. O exame histopatológico permite o diagnóstico de inúmeras condições e o estabelecimento do melhor plano de tratamento, promovendo saúde e trazendo benefícios ao paciente.

É fundamental ressaltar que qualquer tecido removido, independentemente de suas manifestações clínicas e macroscópicas, deve ser enviado ao exame histopatológico. Essa atitude vai ratificar o diagnóstico clínico ou sugerir um diagnóstico diferencial de patologias que poderiam passar despercebidas nesse momento, gerando falhas diagnósticas.

Os cirurgiões-dentistas clínicos estão aptos a executar biópsias em lesões de seu controle técnico e acadêmico, o que poderá acelerar o diagnóstico e o tratamento indicados. Entretanto, é sábio e eticamente correto o reconhecimento dos seus próprios limites na realização dessas biópsias. A biópsia é um procedimento que não pode ser efetuado sem o conhecimento do risco potencial que pode apresentar.

As biópsias são ainda ferramentas essenciais nas práticas de pesquisas, pois possibilitam inúmeras avaliações das reações teciduais, da eficácia e da efetividade de tratamentos desenvolvidos, bem como a observação do resultado terapêutico.

Princípios de exodontia

O termo exodontia provém do grego (*exo*, para fora; *odonto*, dente) e designa a extração de dentes. Hoje, aprimorando essa definição, entendemos a exodontia como a técnica cirúrgica para extração de órgão dentário primariamente contido em seu alvéolo funcional.

As **indicações** da exodontia envolvem a impossibilidade de recuperação do dente, da sua inserção na estrutura alveolar, da sua disposição funcional e os aspectos relativos à saúde, local e sistêmica. Entre as indicações destacam-se lesões de cárie, reabsorções dentárias interna e externa, fraturas coronárias e radiculares, doença periodontal, presença de lesões patológicas inflamatórias, císticas e tumorais odontogênicas ou não. Outras indicações são envolvimento dentário em traumas maxilomandibulares, tratamentos ortodônticos e protéticos e adequação da cavidade bucal.

As **contraindicações locais** para a exodontia estão associadas a agravantes como: uma ou mais unidades dentárias, incluídas ou próximas a áreas de malformações e tumores vasculares, a tumores malignos e a dentes localizados em áreas submetidas a radioterapias na região de cabeça e pescoço.

Outras condições estão associadas à presença de processos inflamatórios ou infecções agudas como gengivites, pericoronarites e abscesso dentoalveolar. Após o tratamento clínico e/ou medicamentoso dessas condições, a extração pode ser realizada.

As **contraindicações sistêmicas** para a exodontia sob anestesia local incluem a análise das informações clínicas de saúde do paciente (ver Cap. 1 Princípios gerais aplicados ao tratamento cirúrgico-odontológico). Devem-se adiar os procedimentos odontológicos eletivos até que a condição médica do paciente permita. A indicação de exodontia deve ser discutida com o médico assistente do paciente, podendo ser requeridos o preparo prévio e o acompanhamento do mesmo nos períodos trans e pós-operatório. Além disso, também será discutido o plano anestésico e ambiente de realização do procedimento.

OBJETIVOS DE APRENDIZAGEM

- Conhecer as indicações e contraindicações da exodontia
- Conhecer os exames pré-operatórios solicitados para exodontia
- Compreender os princípios mecânicos da exodontia
- Conhecer o instrumental e as técnicas cirúrgicas utilizados na exodontia
- Analisar as possíveis complicações pós-operatórias da exodontia

SAIBA MAIS

Não há contraindicação absoluta permanente para a exodontia. Uma vez controlado ou eliminado o fator, a exodontia poderá ser executada.

LEMBRETE

É indispensável a elaboração de um termo de consentimento que inclua o prognóstico da doença e as possíveis complicações pós-operatórias.

ATENÇÃO

Alterações nos valores de referências dos exames laboratoriais também podem contraindicar temporariamente o procedimento cirúrgico.

Pacientes com história de radioterapia recente na região da cabeça e do pescoço, terapia com anticorpos monoclonais e uso de bisfosfonatos nitrogenados devem ser avaliados criteriosamente em razão do risco de osteonecrose. O tratamento, até o momento, é paliativo.

> *SAIBA MAIS*
>
> A progressiva longevidade humana tem suscitado maior conhecimento e relacionamento entre os profissionais da saúde, viabilizando tratamentos anteriormente não liberados. A odontologia para atendimento das pessoas com deficiência é um reflexo do avanço da integralidade da assistência em saúde.

EXAMES PRÉ-OPERATÓRIOS

As condutas pré-operatórias compreendem a investigação clínica, os exames de imagem e os de análises clínicas e laboratoriais. A avaliação clínica soma informações, relacionando as condições sistêmicas e locais com o objetivo de promover a segurança e o melhor benefício do tratamento (ver Cap. 1 Princípios gerais aplicados ao tratamento cirúrgico-odontológico).

No **exame local**, o grau de mobilidade e conservação da peça dentária e a presença ou não de reabilitação clínica do dente devem ser observados e analisados como indicadores da técnica de exodontia a ser usada. A doença periodontal gera diferentes graus de mobilidade, facilitando a exodontia. Entretanto, pacientes com higiene bucal e condição periodontal deficientes podem apresentar maior suscetibilidade a sangramentos transoperatórios, complicações infecciosas e cicatriciais.

> **ATENÇÃO**
>
> Na presença de dentes adjacentes com restaurações extensas ou próteses, o cuidado no uso dos instrumentos deve ser redobrado, em razão do risco de fraturas ou deslocamentos de restaurações ou próteses.

Nas exodontias eletivas, indica-se a **adequação bucal prévia** ao procedimento cirúrgico. A estrutura dentária restaurada torna-se suscetível a fraturas durante a exodontia, podendo aumentar o grau de dificuldade do procedimento.

Os **fatores clínicos fundamentais** para a realização da exodontia devem ser analisados já no exame clínico pré-operatório. As condições de visualização, uma via de acesso sem impedimentos mecânicos para a remoção do dente e o uso de força controlada na manipulação transoperatória são critérios usados na avaliação das condições de espaço intrabucal necessárias para a exodontia. Esses mesmos critérios devem ser adotados para as demais intervenções cirúrgicas na cavidade bucal.

As áreas de localização de terceiros molares, dentes ectópicos e raízes palatinas, além de prejudicar a visualização, podem dificultar ou inviabilizar a utilização direta de elevadores (alavancas) e fórceps, bem como interferir no acesso à área cirúrgica de interesse. Nesses casos, a técnica de extração proposta pode assumir maior complexidade pela necessidade do uso de retalhos de tecidos moles e ostectomias.

A limitação dos movimentos mandibulares pode inviabilizar o acesso à própria cavidade bucal. O trismo mandibular, resultante de processos inflamatório ou infeccioso, compromete a musculatura mastigatória. A anquilose na articulação temporomandibular (ATM), em agravamento progressivo, produz uma imobilidade de parcial até total dos movimentos mandibulares.

Após o diagnóstico e o tratamento, a normalização das funções muscular e articular proverá a funcionalidade da mandíbula e a consequente abertura bucal. Diante da necessidade de extração dentária, cabe ao cirurgião-dentista avaliar as condições do paciente, a oportunidade temporal no atendimento do caso e seu próprio domínio técnico do tratamento a ser desenvolvido. Se julgar necessário, deverá encaminhar o paciente a um cirurgião-dentista bucomaxilofacial.

A **via de acesso** para remoção dentária sem impedimentos permite a realização das manobras e a remoção livre do dente. Entretanto, dentes com perda total ou parcial do seu perfil coronário liberam progressivas invasões dos seus espaços por permitir inclinações das coroas de seus adjacentes, dificultando ou obstruindo o acesso. Apinhamentos, retenções e ectopias dentárias também podem dificultar a utilização do instrumental específico e a própria exodontia.

O emprego contido de força deve ser aplicado tanto na empunhadura como na manipulação do elevador e do fórceps durante as manobras de luxação e de extração do dente. A presença de lesão de cárie, tratamento endodôntico, restauração e prótese fragiliza tanto o dente a ser extraído quanto os seus adjacentes, que se tornam suscetíveis a fraturas pelo uso e força inadequados aplicados ao instrumental durante a exodontia. Fatores de resistência à remoção do dente de seu alvéolo, podem sugerir a realização de odontossecção.

O **exame de imagem** é indispensável ao planejamento e à realização das exodontias. A radiografia panorâmica proporciona uma visão ampla do complexo maxilomandibular, das estruturas vizinhas e dos dentes. Esse exame permite a observação da topografia das cavidades sinusais (com ou sem doença sinusal), do conduto alveolar inferior e do forame mentual, bem como das afecções próprias das ATMs. A radiografia panorâmica pode ser complementada com filmes periapicais e até exames de imagem computadorizados, focados nas áreas de interesse.

A **avaliação da condição óssea** relaciona-se aos aspectos da reabsorção alveolar, densidade, anquilose dentária e patologias associadas. A **reabsorção da crista óssea** pode facilitar a exodontia, diferentemente do elemento dentário que se apresenta com profunda implantação alveolar. A fragilidade óssea, quando presente, pode causar fratura patológica durante o procedimento de extração. A **maior densidade óssea** tende a apresentar maior resistência aos movimentos de luxação e dilatação das tábuas ósseas durante a exodontia.

A presença de lesões, relacionadas ao dente ou não, deve ser diagnosticada e tratada em momento anterior ou no próprio ato cirúrgico, dependendo da indicação prevista no plano de tratamento. Os elementos dentários podem estar associados a lesões inflamatórias, infecciosas, císticas ou tumorais.

Anquilose da ATM

É resultado da fusão do côndilo mandibular ou cabeça da mandíbula com a base do crânio.

ATENÇÃO

Em exames radiográficos, a identificação de interrupções do espaço periodontal no contorno radicular pode sugerir a presença de anquilose dentária.

Anquilose dentária

União parcial ou total da estrutura dentária com o tecido ósseo adjacente. Sua presença aumenta a complexidade do procedimento de exodontia.

O **número** e a **morfologia das raízes** são fundamentais no planejamento cirúrgico e podem ser visualizados inicialmente nos filmes periapicais. Os dentes unirradiculares com raiz cônica e curta favorecem a exodontia. Raízes divergentes, dilaceradas, com presença de hipercementose dificultam o procedimento. As raízes delgadas, dilaceradas, com presença de reabsorções, obturação endodôntica ou lesões de cárie favorecem a ocorrência de fratura.

Na região dos pré-molares e dos molares inferiores, a presença do conduto alveolar inferior e do forame mentual e sua relação com as raízes desses dentes podem acarretar lesão do feixe vasculonervoso e consequentes hemorragias ou lesões neurais. A extração de molares e pré-molares superiores, pela íntima relação de suas raízes com os seios maxilares, pode favorecer o estabelecimento de uma comunicação bucossinusal ou oroantral.

PRINCÍPIOS DA EXODONTIA

Os princípios da exodontia são mecânicos, baseados nos conceitos da física e relacionados ao trabalho das máquinas simples, ou seja, dispositivos que mudam a intensidade e o sentido de uma força. Para a realização de uma exodontia, pode-se aplicar o princípio da cunha, da alavanca, da roda-eixo e, mais recentemente, da polia.

A **cunha** tem uma figura geométrica de um ângulo diedro. Quanto mais agudo for o ângulo, ou seja, menor que 90°, mais ativo será seu efeito. A cunha pode gerar grandes forças no sentido e na direção do movimento. Seu uso é aplicável nos elevadores (alavancas) e no fórceps.

A **alavanca** é composta por uma barra rígida que pode girar livremente sobre um ponto de apoio ou fulcro. Sua função é transmitir uma força que provoque um deslocamento. A força nela aplicada é denominada de potência, e a oposição a essa força recebe o nome de resistência. A partir da ordem em que se distribuem estes três elementos (fulcro, potência e resistência), a alavanca é classificada como de primeira, segunda e terceira classes.

A **roda** se caracteriza por movimentos circulares e está associada a um eixo. Seu princípio é aplicado nos elevadores, especialmente naqueles com lâminas ativas triangulares. Estas, apoiadas entre o osso alveolar e a peça dentária, girando sobre seu próprio eixo, provocam a remoção do dente.

A **polia** ou roldana é usada para transferir força e movimento. Pode ser usada a partir de um dispositivo fixo, com apoio na arcada dentária, criando um movimento de avulsão unitária absolutamente vertical.

A **expansão do alvéolo ósseo** é fundamental dentro da mecânica de movimentos para a extração do elemento dentário. O esqueleto dental é de natureza mais dura e resistente que o esqueleto alveolar, onde o dente está inserido. Durante a aplicação dos movimentos e forças, o dente funciona como um dilatador ou expansor do seu espaço alveolar. Este princípio não se aplica em áreas ósseas frágeis, passíveis de fraturas.

INSTRUMENTAL

Por se tratar de uma intervenção cirúrgica, o instrumental básico da diérese, da exérese, da hemostasia e da síntese deve estar à disposição do cirurgião-dentista para o procedimento. Como exemplos de instrumentais especializados estão os fórceps e os elevadores odontológicos (alavancas).

Os **fórceps odontológicos** são de uso exclusivo da exodontia. Possuem desenhos e formas próprias relacionadas à coroa do dente ou as suas raízes. O fórceps é composto por duas hastes (cabos) que, ao se articularem (articulação), criam o par de mordentes (ponta ativa). No uso do fórceps, os mordentes são posicionados verticalmente, paralelos ao longo eixo do dente. Introduzidos sob pressão entre a fibromucosa e a estrutura dentária, adaptam-se à anatomia coronorradicular sem lesar a gengiva.

O fórceps deve estar em equilíbrio horizontal vestibulopalatino/lingual. Assim, elimina o risco de sua torção e desestabilização acidental. Primeiro adapta-se o mordente palatino ou lingual, seguido pelo posicionamento vestibular. A introdução mais apical dos mordentes, além de ampliar o efeito de cunha, diminui o braço de resistência, aumentando a potência do movimento de alavanca. O resultado será a aplicação de uma força constante e controlada com baixo risco.

A apreensão do fórceps é palmar. Sua ação envolve cinco movimentos principais:

- impulsão ou pressão vertical (para apical) com leve rotação (< 1/8 do círculo);
- luxação vestibular, palatino/lingual, rotação (até 1/8 de círculo);
- tração (remoção do elemento dentário).

O **elevador dental** ou **alavanca** é composto por cabo, haste e lâmina ativa. Assim como a variação de seu próprio nome, apresenta distintas propostas na forma. Podem ser retos ou angulados, e o tipo da lâmina ativa impera na sua indicação para luxações e extrações de dentes, raízes e ápices. No uso do elevador, a força controlada atua na prevenção de possíveis intercorrências durante as exodontias. Este é introduzido com sua ponta ativa em posição perpendicular, localizada entre o dente ou a raiz, a serem extraídos, e os septos ósseos interdentais ou interradiculares.

Na ação do elevador dental, podem ser aplicados os princípios de alavancas de primeira (interfixa) e segunda (inter-resistente) classes, além do conceito da cunha e da roda. Podem ser usados previamente à utilização do fórceps. São primordialmente indicados para luxar e remover dentes e raízes não compatíveis à adaptação dos mordentes dos fórceps. Possibilita ainda a remoção dos septos ósseos inter-radiculares.

As funções exercidas pela **mão oposta** do cirurgião, tanto no uso do fórceps como dos elevadores, impõem segurança na localização e manipulação do instrumento durante o ato operatório, além de proteger a região jugal, língua, lábios, processo alveolar e dentes adjacentes. Também transmite informação tátil, cria apoio mandibular e maxilar e proteção das estruturas vizinhas. Na mandíbula, controla a distância os efeitos deletérios nas ATMs.

A participação do auxiliar cirúrgico em campo prevê a possibilidade de melhorar a visualização e o acesso à área cirúrgica. Seu desempenho técnico pode ser distribuído entre afastamento, aspiração, irrigação e instrumentação, se solicitada. Sua conduta ética não deve transpor sua posição de auxiliar. Entretanto, deve estar atento, disponível e apto para soluções de urgência, devendo, portanto, estar ciente do planejamento cirúrgico e ser capaz de realizá-lo, se necessário.

LEMBRETE
A manutenção da cadeia asséptica deve ser criteriosamente observada.

No atendimento odontológico que abrange grande variedade de procedimentos terapêuticos, ditos não invasivos ou invasivos, o controle de infecção é imperativo. O bloqueio epidemiológico da transmissão, relacionado à proteção dos profissionais, já é antecipado pela vacinação. Para o paciente, a indicação de antibioticoterapia profilática ou terapêutica deve ser avaliada de acordo com o procedimento e as condições sistêmicas ou locais.

TÉCNICAS CIRÚRGICAS

A exodontia pode ser realizada pela **técnica fechada**, sem retalho mucoperiostal, também denominada técnica intra-alveolar ou técnica por fórceps. A **técnica aberta**, ao contrário, está associada à criação do retalho, sendo também denominada de transalveolar.

A extração dentária pode ser única (um elemento) ou múltipla (de elementos sequências na arcada). Sua execução compreende os tempos de diérese (sindesmotomia ou incisão mucoperiostal); exérese, com conceitos especializados tanto para uso do instrumental quanto para seus movimentos (pressão, luxação, avulsão ou tração); hemostasia (revisão e cuidados da ferida cirúrgica); e sutura.

EXODONTIA UNITÁRIA POR TÉCNICA FECHADA

Sindesmotomia
Desinserção das fibras periodontais que circundam o dente. É feita por meio do sindesmótomo, instrumento que atua em profundidade pelas faces vestibular e palatino/lingual.

Essa técnica, basicamente realizada por fórceps, é o primeiro procedimento de extração dentária. A **sindesmotomia** inicia o ato operatório. O elevador aplicado após o sidesmótomo provoca a expansão das paredes do alvéolo e atinge o ligamento periodontal em maior profundidade, provocando a leve luxação do dente. O fórceps deve ser posicionado corretamente para a execução da sua função. A pressão manual do operador é transferida pelos mordentes do fórceps ao dente, estabilizando a manipulação dos movimentos a serem realizados.

A **luxação**, que resulta da combinação da força de impulsão somada às de lateralização e rotação, desarticula o dente do seu alvéolo funcional. A **impulsão** rompe os ligamentos periodontais. A **lateralidade** força a expansão das tábuas ósseas alveolares. A discreta **rotação** harmoniza as forças entre si e define a luxação como resultante desses movimentos simultâneos. A previsão de dificuldades locais relacionadas ao dente a ser extraído, ao seu acesso e a sua estrutura de suporte reforçam a necessidade de uma manobra prévia de luxação com os elevadores. Esses instrumentos também podem ser indicados como uma interface no uso do fórceps.

A **remoção do dente** resulta de sua tração, geralmente para vestibular, após a expansão das tábuas ósseas alveolares e a ruptura dos tecidos periodontais. O reconhecimento das formas expulsivas de coroas e raízes devem alertar a necessidade de estabilizar o dente durante a apreensão com o fórceps. Recomenda-se manter a apreensão por fórceps até sua exposição extrabucal. A apreensão manual bidigital do dente já em extração deve ser evitada.

> O exame do dente quanto à integridade de sua estrutura deve ser contínuo. Fraturas de coroa, raízes e ápices cujos fragmentos não foram localizados exigem a retomada – preferentemente imediata – da intervenção, visando à sua remoção. A revisão da ferida cirúrgica tem como objetivo identificar os possíveis acidentes envolvendo o esqueleto dental e as estruturas óssea e gengival.

A visualização da cavidade alveolar para determinar a regularidade de seus bordos, a presença ou ausência de espículas ósseas e a estabilidade dos septos pode ser complementada pela percepção tátil obtida pela cureta. Com a parte ativa da cureta invertida, pode-se fazer a sondagem do alvéolo sem comprometer as fibras periodontais residuais, que, com suas células mesenquimais diferenciadas e osteoprogenitoras, favoreçam a neoformação óssea.

A informação por imagem obtida no pré-operatório orienta o cuidado nas sondagens em áreas de exposição do feixe vasculonervoso alveolar inferior e da mucosa sinusal. Alvéolos de dentes com cárie profunda, doença periodontal ou lesão periapical associada devem ser cuidadosamente curetados. O tecido removido deve ser encaminhado para o exame anatomopatológico (ver Cap. 5 Diagnóstico histopatológico).

A revisão da ferida cirúrgica é complementada pela regularização dos tecidos com uso de brocas sob irrigação, limas para osso, remoção dos sequestros ósseos com pinça-goiva ou osteótomos, plastia dos tecidos moles e compressão alveolar bidigital (manobra de Chompret-Hirondel). Na maxila, o diagnóstico de comunicação bucossinusal é possível pela manobra de Valsalva em paciente sob anestesia local ou local assistida com sedação. A hemostasia e a sutura ou síntese cirúrgica devem finalizar o ato operatório (ver Cap. 4 Fundamentos em cirurgia e traumatologia bucomaxilofaciais).

Nas Figuras 6.1 a 6.6 é apresentado um caso clínico de exodontia utilizando a técnica fechada.

> **ATENÇÃO**
>
> A presença de saliva e sangue aumenta a instabilidade da peça dentária na boca, que pode acidentalmente ser deglutida ou aspirada pelo paciente.

> **ATENÇÃO**
>
> A fratura do instrumental e a invasão de estruturas anatômicas circunvizinhas ampliam as possibilidades de complicações e complexidades envolvidas na exodontia.

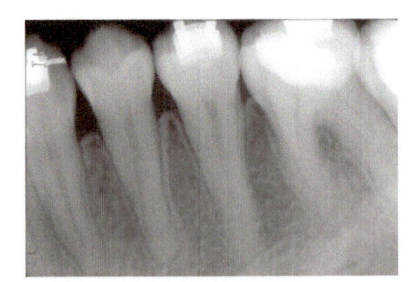

Figura 6.1 – Radiografia periapical. O elemento dentário 34 tem indicação de exodontia com finalidade ortodôntica. Observa-se que o dente a ser extraído não está envolvido na aparelhagem ortodôntica. A imagem periapical permite a visualização das estruturas dentária e alveolar de interesse para o planejamento da intervenção cirúrgica.

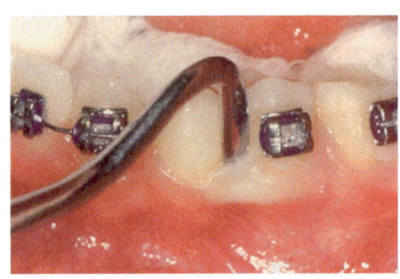

Figura 6.2 – Após a anestesia local, inicia-se com a sindesmotomia, atingindo em profundidade o ligamento periodontal. A manobra realizada com o sindesmótomo permite avaliar o efeito da anestesia local. O paciente poderá acusar dor, o que indicará a necessidade de complementação da infiltração anestésica, segundo o sítio indicado.

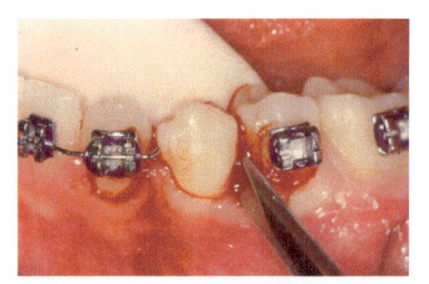

Figura 6.3 – Luxação dentária inicial com elevador ou alavanca reta. Deve-se observar seu posicionamento correto, com manobras controladas, evitando comprometer os dentes contíguos. A indicação de extração para tratamento ortodôntico representa cuidados intraoperatórios, evitando perda nas estruturas ósseas alveolares.

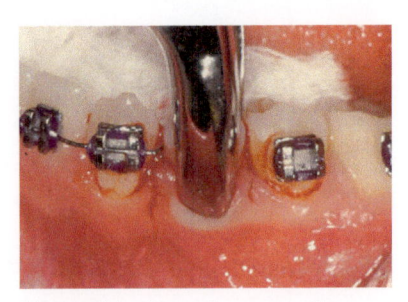

Figura 6.4 – Luxação e remoção dentária com fórceps. O posicionamento correto para exercer a pressão manual transferida aos mordentes permite a estabilidade nos movimentos progressivos de luxação dentária. A escolha do fórceps indicado é fator essencial para a segurança nesse tempo cirúrgico.

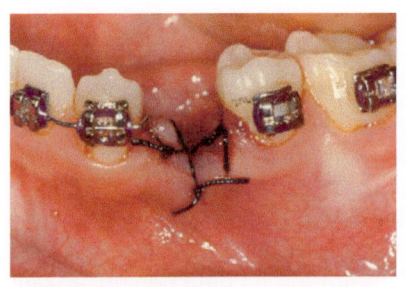

Figura 6.5 – Sutura a pontos isolados após completados os cuidados com a ferida cirúrgica. Observar a retenção do coágulo no alvéolo. Com a leve aproximação dos bordos gengivais, podem-se evitar tração e isquemia do tecido gengival.

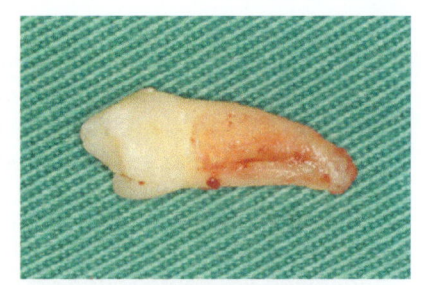

Figura 6.6 – Elemento dentário removido. É indispensável a análise de sua integridade (da coroa até o ápice), confirmando a completa remoção.

A **extração dentária vertical atraumática** baseia-se no efeito da polia ou roldana fixa que tem seu eixo ligado a um suporte e é indicada para extrações unirradiculares. Por sua ação, favorece a inserção imediata de implantes osseointegrados.

EXODONTIA UNITÁRIA POR TÉCNICA ABERTA

Nas Figuras 6.7 a 6.15, é apresentada, por meio de um caso clínico, a realização de exodontia unitária por técnica aberta. Nas Figuras 6.16 a 6.28, é apresentado um caso clínico em que a cirurgia é iniciada com a utilização de técnica fechada e, em razão de dificuldades encontradas, evolui para a utilização de técnica aberta.

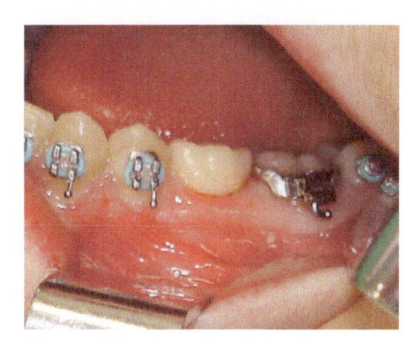

Figura 6.7 – Aspecto clínico do dente 75 (decíduo) com indicação ortodôntica de exodontia.

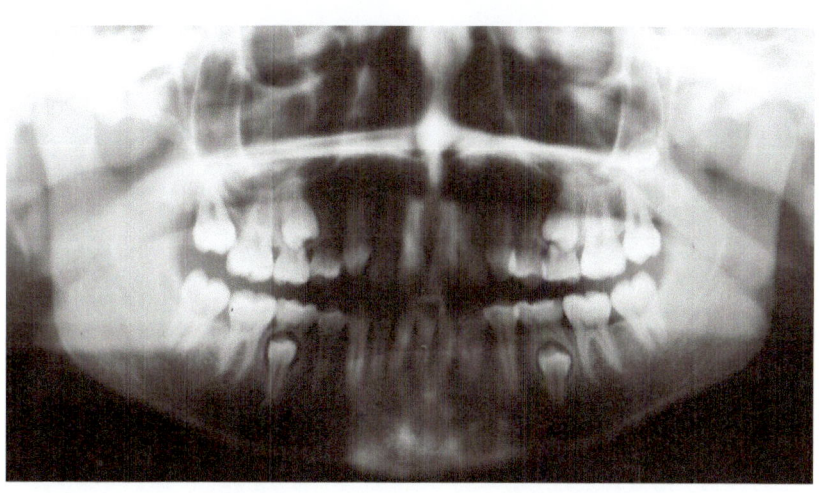

Figura 6.8 – Exame radiográfico panorâmico. Visualiza-se dentição mista, com dentes 35 e 45 em processo de rizogênese. Comparando-se as estruturas radiculares, pode-se perceber atraso na rizólise do dente 75.

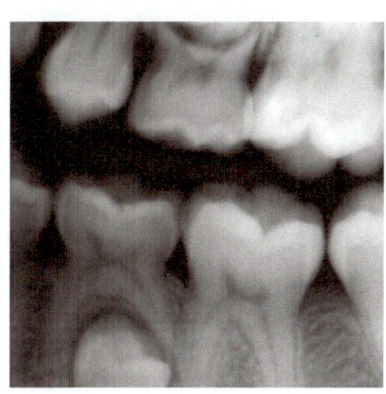

Figura 6.9 – Retenção do dente 35 em razão da permanência prolongada do molar decíduo (75) por anquilose dentoalveolar. A imagem focal permite maior ênfase na estrutura radicular do dente decíduo, em processo de rizólise tardio.

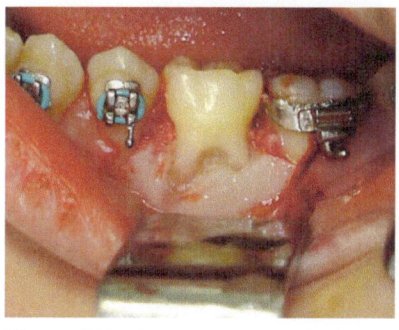

Figura 6.10 – Imagem transcirúrgica. Observa-se incisão em L aberto com divertículo na distal do dente 44. Ostectomia na cortical vestibular com exposição da furca dentária para a odontossecção, que deverá ser aplicada junto à furca radicular.

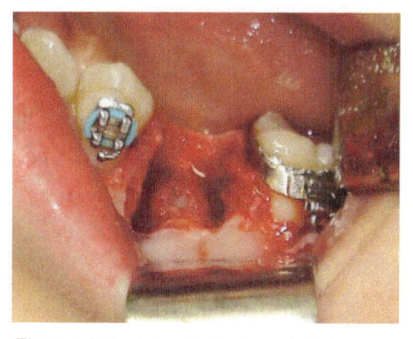

Figura 6.11 – Visualiza-se o alvéolo dentário pós-exodontia. Observa-se a coroa dentária do dente 35 na porção central do alvéolo, anteriormente limitado pelas raízes do dente decíduo.

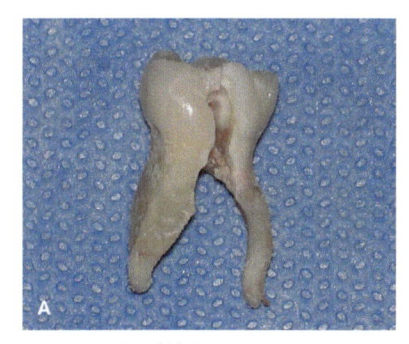

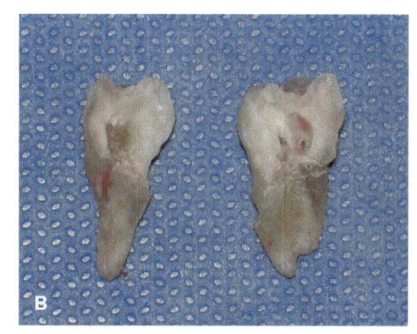

Figura 6.12 – (A) Peça operatória. Dente 75 seccionado. A partir da fenda guia observa-se a estrutura radicular completa, a concavidade interradicular. (B) Segmentos dentários mesial e distal resultantes da odontossecção.

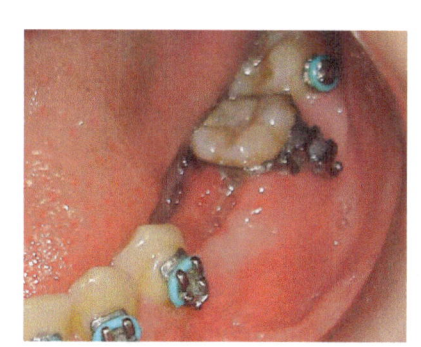

Figura 6.13 – Controle clínico em 14 dias de pós-operatório. Observa-se cicatrização da gengiva em segunda intenção.

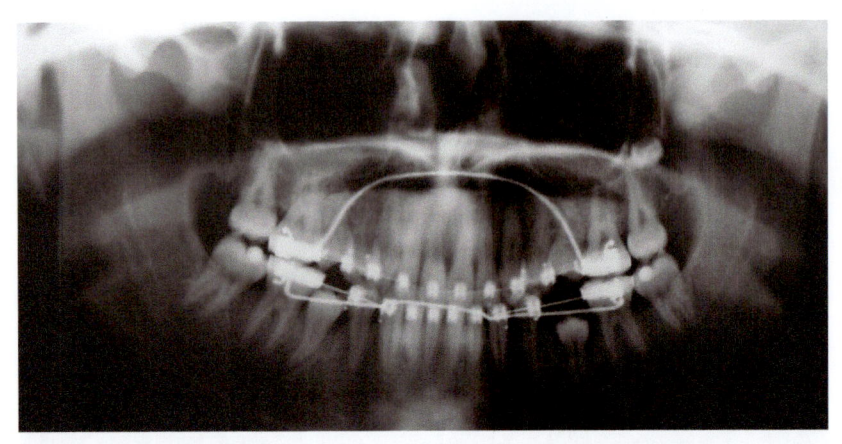

Figura 6.14 – Controle radiográfico panorâmico pós-operatório revelando o processo de erupção livre do dente 35.

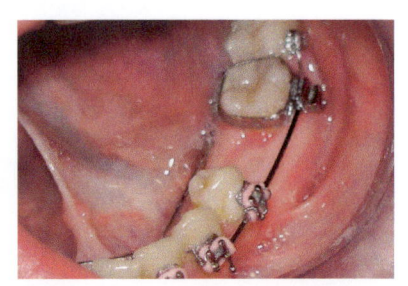

Figura 6.15 – Controle clínico pós-operatório no qual se observa o aparecimento da coroa do dente 35 na cavidade bucal. O aparelho ortodôntico atuante mantém o espaço alveolar.

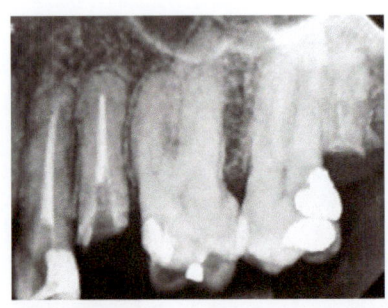

Figura 6.16 – A radiografia periapical revela resto radicular do elemento dentário 25. Observa-se no ápice radicular alteração na forma (hipercementose), tornando-a retentiva. A ausência da coroa dentária, a fragilidade na estrutura dentinária e o tratamento endodôntico radicular presentes, associados à idade da paciente (pós-menopáusica), constituem possíveis complicações intra ou transoperatórias nas exodontias.

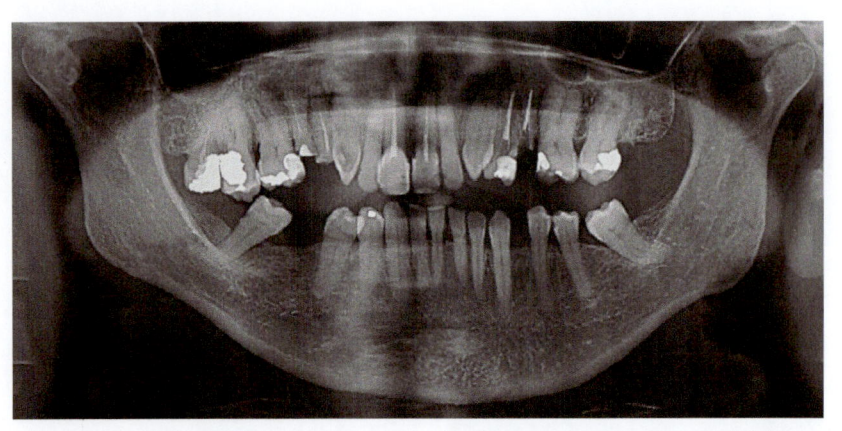

Figura 6.17 – Radiografia panorâmica associando em um mesmo exame inicial a possibilidade de avaliações dentárias, ósseas, dos seios maxilares e das ATMs.

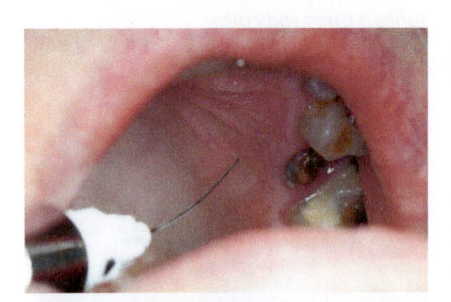

Figura 6.18 – A infiltração palatina nas exodontias completa a injeção vestibular. A inclinação do bisel da agulha, deslizante sobre a superfície óssea, e o controle da sua flexibilidade, evitando excesso de força em sua introdução, são cuidados indispensáveis. Igualmente a isquemia observada na mucosa deve controlar o volume de líquido a ser injetado, prevenindo complicações por necrose do tecido mucogengival.

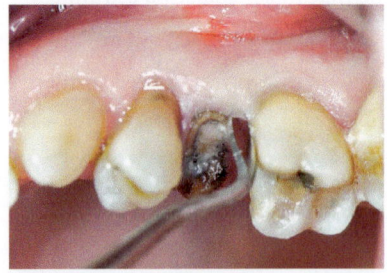

Figura 6.19 – Aspecto clínico do resto radicular do dente 25. Início da exodontia por sindesmotomia vestibular e palatina.

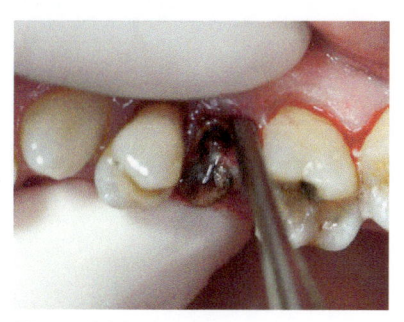

Figura 6.20 – Luxação do processo radicular do dente 25 com elevador dental. Observa-se o apoio dos dedos da mão oposta do operador. A pressão nas paredes alveolares vestibular e palatina está associada à colocação estratégica dos dedos indicador e polegar como anteparo no controle da função de alavanca interfixa.

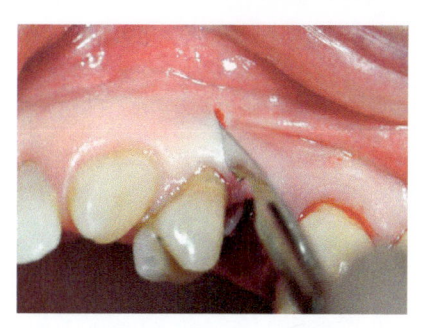

Figura 6.21 – A dificuldade de apoio do elevador e a resistência óssea alveolar para manobras de luxação levam a uma mudança na intenção de extração única fechada para técnica aberta. Para a ampliação da incisão (lâmina de bisturi nº 15C), cria-se um divertículo em distal do dente 24.

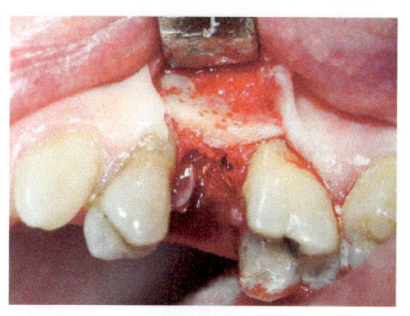

Figura 6.22 – O retalho suspenso e mantido por afastador de Langenbeck após o descolamento mucoperiostal retrata uma incisão em L aberto ou monoangulada. A visibilidade ampliada reforça as condições desfavoráveis intra-alveolares, a cortical alveolar vestibular delgada e a exposição cervical nos dentes 24 e 26.

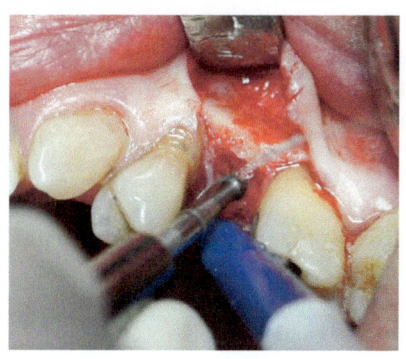

Figura 6.23 – A ostectomia escalonada perirredicular, com brocas esféricas e sob irrigação constante, cria espaço real para acesso à raiz dentária.

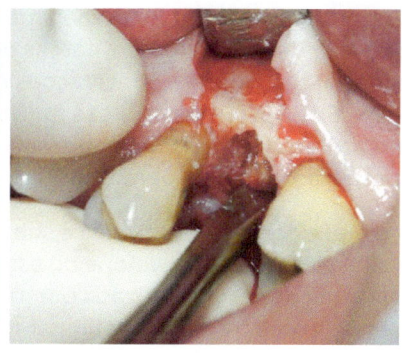

Figura 6.24 – Tentativa frustrada de luxação e remoção do resto radicular do dente 25. Observa-se o apoio do elevador ou alavanca no dedo polegar por palatino.

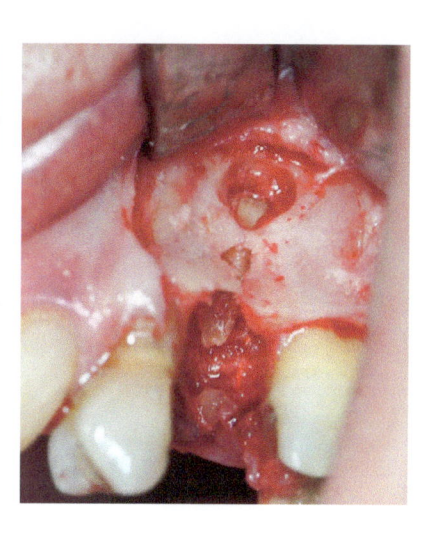

Figura 6.25 – A incisão em L aberto permite sua ampliação sem prejuízo do retalho. A imagem mostra aspecto da região cortical vestibular ostectomizada, delgada e fragilizada. A indicação de ostectomia apical, permitindo acesso direto, viabiliza a manutenção da cortical vestibular.

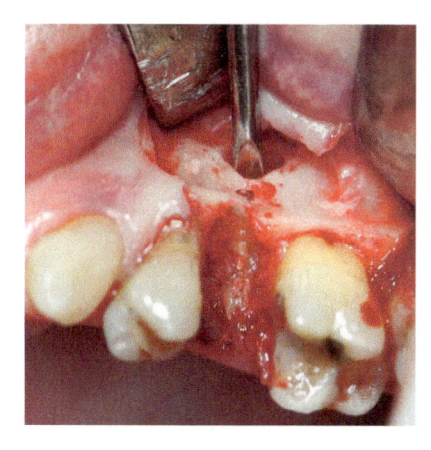

Figura 6.26 – Apoio e manobra de pressão do elevador dental no ápice raiz. A luxação vertical provoca a remoção do resto radicular, conservando a delgada parede óssea alveolar em nivelamento apropriado.

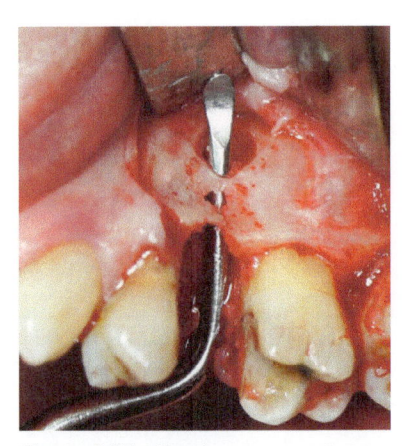

Figura 6.27 – Sondagem e curetagem da região apical, como parte dos cuidados da ferida cirúrgica. Salienta-se o remanescente ósseo alveolar após exodontia aberta.

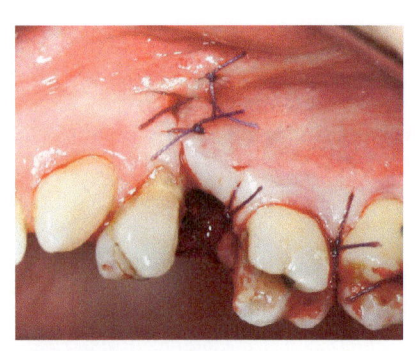

Figura 6.28 – Aspecto da realização da sutura simples a pontos isolados, ainda em fase de conclusão. Observar o alinhamento dos bordos cruentos e a cavidade alveolar pós-operatória.

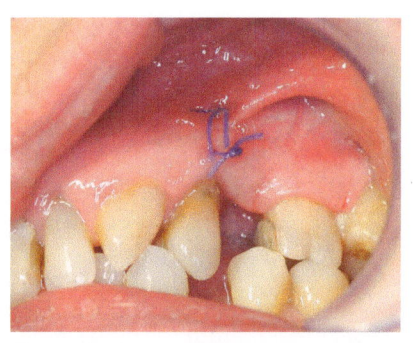

Figura 6.29 – Controle pós-operatório. Início da remoção da sutura. Observam-se tecidos mucosos organizados e em processo de cicatrização.

A técnica de exodontia unitária por técnica aberta prevê a realização de um retalho mucoperiostal e o posterior acesso transalveolar. Tem sua indicação a partir do planejamento prévio de exodontia em áreas de maior densidade óssea, coroas dentárias fragilizadas (cárie, endodontia, prótese), dilacerações radiculares, hipercementose (Figs. 6.17 a 6.29) e anquilose radiculares, tanto em dentes uni quanto multirradiculares. Pode ser prevista como uma solução nas complicações transoperatórias da exodontia fechada.

A diérese por sindesmotomia é substituída pela **incisão mucoperiostal**, a qual pode ser em envelope ou associada a uma relaxante. A incisão relaxante deve ser localizada por mesial do dente a ser removido. O retalho expõe a cortical vestibular para o acesso transalveolar.

A **ostectomia**, inicialmente restrita e cuidadosa, cria uma via de acesso cervical ao colo e à raiz do dente, facilitando o manuseio de fórceps e elevadores. Em sua forma piramidal, com a base voltada para o nível cervical e o vértice, para o apical, permite a expansão tanto vertical (ápice) como horizontal (mesiodistal). Diante de uma maior fragilidade do dente na sua raiz ou da presença de osso denso, sua extensão conjuga a vantagem do acesso em área de resistência propositalmente diminuída, otimizando a função do elevador.

A ostectomia pode ser ainda descontinuada, apresentando o acesso cervical associado apenas a uma exposição restrita do ápice da raiz. Essa via permite a aplicação localizada do elevador apical para movimentos verticais expulsivos. Formões e brocas são indicados para esse tempo cirúrgico, mas as brocas são as preferidas (Figs. 6.25 e 6.26).

A **luxação** do dente ou raiz é realizada com os fórceps ou elevadores indicados. Se o osso for elástico e complacente, permitirá a remoção do dente após uma ostectomia restrita. A **odontossecção** está indicada para dentes com potencial de complicação, como os multirradiculares. A bifurcação das raízes deve ser exposta e dividida de apical para cervical com brocas ou formão. A seguir, o elevador deve ser introduzido ou calçado na chanfradura já existente ou preparada na raiz, buscando sua segmentação (ver Cap. 4 Fundamentos em cirurgia e traumatologia bucomaxilofaciais).

A **remoção** do dente ou de suas raízes pode ser realizada por fórceps e elevadores. Para a remoção de ápices radiculares fraturados no transoperatório, indicam-se inicialmente as ostectomias intra-alveolares que circundam o fragmento radicular preservando as tábuas ósseas vestibular e palatina/lingual. A extração de raízes fraturadas e ápices pode ser executada por meio de elevadores apicais, associada ou não a ostectomias. Completada a remoção do dente ou da raiz, passa-se aos cuidados com a ferida operatória, dando atenção à remoção dos resíduos ósseos e dentários. A hemostasia e a reposição do retalho mucoperiostal são seguidas pela sutura com pontos simples isolados.

EXODONTIAS OU EXTRAÇÕES MÚLTIPLAS

As exodontias múltiplas podem ser realizadas pelas técnicas fechada e aberta, de acordo com a indicação do caso. Podem ser feitas incisões em envelope ou anguladas com relaxantes, ostectomias alveolares – por vestibular, interdentais, interradiculares –, e odontossecção. Nessas intervenções, o uso de elevadores é preferido em relação ao fórceps, visto que o apoio da ponta ativa nos espaços interdentários pode liberar uma ação bilateral, criando luxações iniciais nos dois sentidos.

Na **técnica fechada**, a força controlada é essencial para evitar fraturas ósseas. A dilatação ou discreta expansão das tábuas vestibular e palatina/lingual durante a exodontia amplia a área alveolar, permitindo um incremento na neoformação óssea e, consequentemente, na largura de rebordo disponível para a instalação do implante. A ostectomia deve restringir-se ao interior do alvéolo dentário. A pressão alveolar bidigital intensa não é recomendada.

A **técnica aberta** pode exigir os recursos cirúrgicos de ostectomia e odontossecção. A tábua óssea vestibular é determinante no mecanismo de adequada neoformação óssea. Sua perda leva à indicação futura de procedimentos cirúrgicos reconstrutivos, como enxertos ósseos ou implantes de biomateriais osteocondutores, previamente à instalação de implantes osseointegrados.

As complicações transoperatórias nas exodontias decorrem de acidentes técnicos relacionados ao instrumental, ao dente a ser extraído e seus adjacentes, ao tecido ósseo de suporte, aos tecidos moles e a estruturas anatômicas vizinhas. Dentre as complicações mais frequentes citam-se fratura da tábua alveolar, fratura radicular, intrusão do dente em estruturas anatômicas adjacentes (seio maxilar, espaço pterigóideo, lingual), hemorragia, lesão de tecidos moles por broca ou instrumental cirúrgico, luxação de ATM.

Na suspeita de comunicação bucossinusal, recomenda-se a realização da **manobra de Valsalva** para o seio maxilar. O profissional deve pressionar as asas nasais bilateralmente, obstruindo as narinas do paciente, e solicitar a ele que expire o ar pelo nariz, mantendo a boca aberta. Na presença da comunicação, o ar será expirado através do alvéolo, para o interior da cavidade bucal, provocando o borbulhamento do sangue, acumulado no próprio alvéolo dentário, com ruído característico.

> **LEMBRETE**
>
> Na exodontia, a preservação das tábuas ósseas circunjacentes ao alvéolo dentário é fundamental para reabilitação por implantes osseointegrados.

> **ATENÇÃO**
>
> Em regiões estéticas, devem-se evitar as suturas com tensão e os deslizamentos extensos de retalho mucoperiostal, pois podem provocar reabsorção de crista óssea e perda do nível da junção epitelial.

> **LEMBRETE**
>
> É fundamental realizar o diagnóstico e o tratamento da **comunicação bucossinusal ou oroantral**, usualmente resultante da extração de pré-molares e molares superiores. A presença de tecido ósseo alveolar agregado no exame da peça dentária sugere complicações envolvendo o seio maxilar.

Manobra de Valsalva

Técnica realizada para verificação de abertura do seio maxilar (comunicação bucossinosal).

> **SAIBA MAIS**
>
> No período pós-operatório, devem-se evitar o espirro e a sucção, pois essas formas de pressão positiva e negativa no interior do seio maxilar provocam instabilidade do coágulo tampão.

Indica-se o tratamento imediato para o fechamento da comunicação. Para tanto, usa-se um retalho mucoperiostal vestibular que, mobilizado e tracionado, é alojado sob a fibromucosa palatina previamente descolada. A sutura inicia no lado palatino com um U horizontal e segue em pontos isolados até a obtenção de um adequado fechamento em primeira intenção da ferida operatória (Ver Cap. 4 Fundamentos em cirurgia e traumatologia bucomaxilofaciais). Medicamentos para analgesia e antibioticoterapia devem ser prescritos ao paciente.

A remoção da sutura pode ser iniciada a partir do sétimo dia pós-operatório, finalizando até aos 21 dias. Seu roteiro inicia nas incisões relaxantes e termina na área da comunicação. O **tratamento tardio** exige técnicas cirúrgicas que devem ser realizadas pelo cirurgião-dentista especialista em CTBMF.

Nas Figuras 6.30 a 6.35 é apresentado um caso clínico de exodontia de múltiplos elementos sequenciais na arcada (extração múltipla).

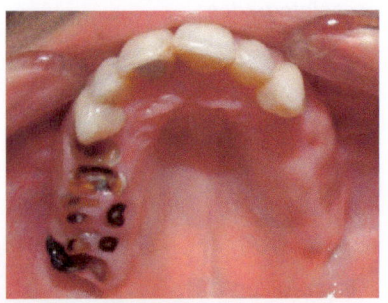

Figura 6.30 – Restos radiculares no quadrante 10. Indicação de exodontia de múltiplos elementos em sequência. Aplica-se o conceito de cirurgia pré-protética.

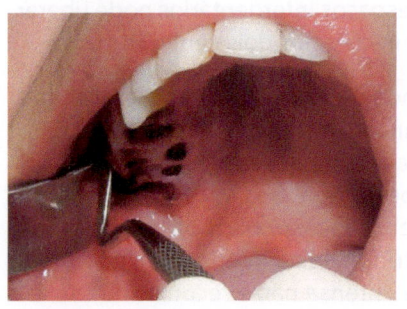

Figura 6.31 – Desde a incisão em envelope, a sindesmotomia, bem como os outros tempos cirúrgicos, devem ser iniciados em posição distal, avançando no sentido mesial.

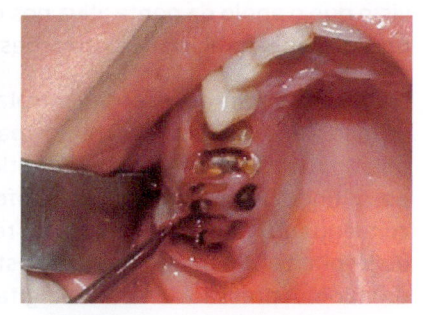

Figura 6.32 – A aplicação do elevador e do elevador apical possibilita a luxação das estruturas e dos restos radiculares.

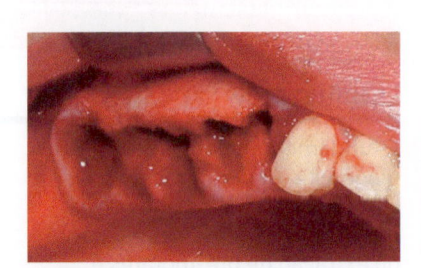

Figura 6.33 – No período transcirúrgico, a possibilidade de maior acesso ao campo cirúrgico é facilitada pela ampliação da incisão com uma relaxante por mesial. O descolamento mucoperiósteo e a sustentação do retalho permitem amplitude no campo cirúrgico. Os cuidados com a ferida operatória envolvem alveoloplastia, sondagem, curetagem e plastia dos tecidos moles.

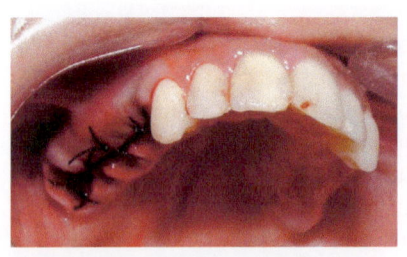

Figura 6.34 – Sutura a pontos simples isolados. A leve compressão dos bordos alveolares e a aproximação da gengiva orientam o processo de neoformação óssea e cicatrização gengival em segunda intenção.

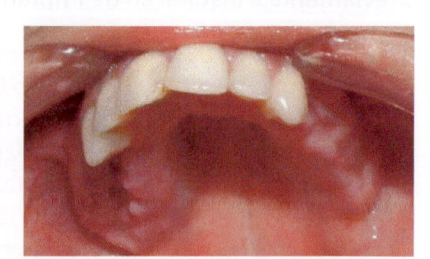

Figura 6.35 – Controle clínico pós-operatório. Pode-se acompanhar o processo de cura em tempos diferentes, sendo mais avançado o quadrante 20 e mais recente o quadrante 10. Há uma natural evolução da regularização dos rebordos alveolares.

COMPLICAÇÕES PÓS-OPERATÓRIAS

As complicações pós-operatórias da exodontia são as mesmas que ocorrem em cirurgias dentoalveolares, como hemorragias, hematomas, equimoses, parestesias, edema, trismo e infecções.

A **alveolite** ocorre especialmente na exodontia de molares inferiores. Caracteriza-se por uma dor localizada que se potencializa entre o primeiro e terceiro dias pós-operatórios, irradiando-se na região. Apresenta uma ferida óssea alveolar exposta com marcado odor fétido, desprotegida pela total ou parcial desintegração do coágulo. Sua etiopatologia está relacionada a falhas no processo de cicatrização, provocadas pelos altos índices de atividade fibrinolítica, comprometendo o coágulo sanguíneo. Pode também ser causada por trauma operatório.

Pacientes fumantes, geriátricos e especialmente mulheres que usam contraceptivos são mais propensos a apresentar alveolite. Seu tratamento tem como objetivo maior eliminar a dor. Os cuidados com a ferida cirúrgica incluem anestesia local, irrigação e limpeza, colocação intra-alveolar de curativos ou tamponamentos medicamentosos. Sistemicamente, recomenda-se medicação analgésica. Os tratamentos propostos não atuam como aceleradores da cicatrização, e sua resolução não gera sequelas.

SAIBA MAIS

A alveolite também é conhecida como osteíte alveolar, alvéolo seco, osteíte alveolar localizada e osteíte fibrinolítica.

CONSIDERAÇÕES FINAIS

Na intervenção cirúrgica, o sangramento é provocado e controlado pelo domínio da técnica operatória. Entretanto, as características e intensidades das hemorragias e a condição sistêmica para a coagulação sanguínea devem, já no pré-operatório, alertar o cirurgião-dentista. Pacientes com transtornos hematológicos hereditários, como hemofilia ou doença de Von Willebrand, devem ter seu tratamento associado ao acompanhamento de um médico hematologista. Na anamnese, o profissional deve buscar informações sobre sangramentos anormais, tais como epistaxe, hematomas espontâneos, hematúria, menorragia, sangramento gengival frequente, história prévia de hemorragia associada à extração dentária ou a outras cirurgias.

Considerando que o risco de hemorragia, com possibilidade de controle hemostásico local é menor do que o risco de um evento tromboembólico, a Sociedade Brasileira de Cardiologia considera que os procedimentos cirúrgicos odontológicos de pequeno porte não exigem a suspensão de anticoagulantes, desde que o RNI esteja dentro da faixa terapêutica (< 3,0). Quando o RNI for maior ou igual a 3 e os procedimentos planejados tiverem maior extensão, recomenda-se que o caso seja discutido com o médico responsável. Cabe à equipe médica a decisão de suspensão do medicamento. A avaliação do coagulograma orienta o preparo do paciente para a realização do procedimento cirúrgico, bem como a solicitação de hemoderivados (ver Cap. 1 Princípios gerais aplicados ao tratamento cirúrgico-odontológico).

7

Tratamento radical e/ou conservador de dentes retidos

A retenção dentária é um estado de patogenicidade que acomete dentes decíduos, permanentes e supranumerários. Essa condição fisiopatológica, a partir de alterações do desenvolvimento, pode ocorrer de forma isolada ou múltipla. Mesmo que com etiologias muito discutidas e controversas, pode-se reconhecer que fatores locais e sistêmicos influenciam sua ocorrência.

As causas locais da retenção envolvem alterações estruturais ósseas ou dentárias. A presença de maior condensação óssea, fissura alveolar, discrepância do comprimento do arco dentário, anquilose e dilaceração radicular, lesões tumorais e sequelas de trauma bucomaxilofacial, especialmente trauma dentoalveolar, são relevantes na determinação da etiopatogenia. Esses achados clínicos devem ser analisados tanto de forma isolada quanto conjugada, por refletirem não raro um desafio ao conhecimento acadêmico para seu diagnóstico e tratamento definitivos. Sua descoberta local poderá alertar para presença de condições como a disostose cleidocraniana e as síndromes de Gardner e de Gorlin-Goltz.

A **incidência** ou prevalência das retenções dentárias apresenta variações. Entretanto, é possível reconhecer uma concordância clínica ao citarem-se como mais frequentes os terceiros molares inferiores, seguidos pelos terceiros molares superiores, caninos superiores, pré-molares inferiores e caninos inferiores. Dentre os demais, devem ser lembrados ainda os dentes supranumerários.

OBJETIVOS DE APRENDIZAGEM
- Conhecer as causas da retenção dentária
- Conhecer os exames de imagem necessários ao estabelecimento do diagnóstico e do prognóstico
- Analisar as complicações associadas à retenção dentária
- Conhecer as técnicas cirúrgicas utilizadas em casos de retenção dentária

Dente retido

Órgão dentário que apresenta algum impedimento em si próprio ou em seu ambiente para realizar a erupção. Diferentemente do dente em boca, que tem uma relação funcional com seu alvéolo, o dente retido encontra-se contido nas estruturas ósseas, sem desempenhar sua função.

LEMBRETE

Entre os fatores de etiologia sistêmica da retenção, incluem-se enfermidades como anemia e alterações endócrinas e nutricionais, que influem no metabolismo e no desenvolvimento ósseos.

COMPLICAÇÕES ASSOCIADAS

As complicações associadas à retenção dentária podem ser de natureza mecânica, neurológica, infecciosa e tumoral. Tais complicações ocorrem em diferentes graus de complexidade, representando um fator decisivo na indicação dos tratamentos clínico ou cirúrgico ou de ambos.

As **complicações mecânicas** interferem na modulação dos arcos dentários, comprometendo desde a oclusão até a integridade anatômica de cada dente. Buscando seu trajeto de erupção, o dente retido, pressionando mecanicamente os obstáculos, pode alterar a progressão no seu próprio eixo, como também no de seus contíguos. Na esfoliação da dentição decídua, a reabsorção radicular inflamatória é progressiva e fisiológica. Entretanto, na retenção dentária, a reabsorção consiste em um evento fisiopatológico no qual uma perda progressiva da estrutura cementodentinária compromete o órgão dentário atingido de uma forma leve, moderada ou severa.

A reabsorção radicular é observada com maior frequência no limite coronorradicular do segundo molar inferior, causada pela impactação mesioangular do terceiro molar retido. O canino superior, mantendo uma relação próxima com áreas apicais dos incisivos, poderá gerir o processo de reabsorção no sentido apicocervical. Os dentes lesados, considerando sua função e sua integridade, poderão ser submetidos a tentativas clínicas de conservação ou cirurgia para remoção. A conjugação dessas complicações mecânicas resulta em alterações no alinhamento e no nivelamento do arco dentário.

As **complicações neurológicas** passam por diferentes graus de envolvimento do nervo trigêmeo. Na retenção dentária, a presença de inflamação e edema local, somada ao sintoma dor, orienta o diagnóstico e o tratamento. A presença de um dente retido sepultado em área aparentemente hígida, principalmente em terceiros molares inferiores e superiores, caninos superiores e pré-molares inferiores, pode ser a causa de dor expressa pelo paciente. A relação topográfica dos dentes retidos com a dor referida pelo paciente, bem como as experiências clínicas, não afastam a possibilidade de envolvimento destes elementos dentários como agentes etiológicos dessa sintomatologia difusa na área bucomaxilofacial.

As **complicações infecciosas**, como a pericoronarite aguda ou crônica, correspondem a um processo contaminado associado ao folículo pericoronário. As áreas mais afetadas são os terceiros molares inferiores e superiores. Quando aguda, a pericoronarite apresenta sensibilidade gengival. A dor, inicialmente localizada, pode irradiar-se pela face.

Quando crônica, a pericoronarite pode permanecer sem sintomatologia como uma inflamação de baixo grau. Entretanto, em sua exacerbação, os sintomas se somam aos sinais de celulite e abscesso, com sensibilidade dos linfonodos, edema facial, dificuldades de motricidade na abertura bucal e deglutição (ver Cap. 11 Infecções odontogênicas).

As **complicações tumorais** que envolvem, por classificação, os cistos e as neoplasias, mais do que uma causa local de retenção dentária, devem lembrar seu potencial patogênico. Na retenção dentária,

---

ATENÇÃO

Tanto o tumor odontogênico ceratocístico da síndrome de Gorlin-Goltz quanto o ameloblastoma têm risco de recidivas pós-cirurgicas.

destacam-se o tumor odontogênico ceratocístico, considerado possível sinal associado à síndrome de Gorlin-Goltz, e o ameloblastoma, neoplasia benigna originada do epitélio odontogênico.

DIAGNÓSTICO E PROGNÓSTICO

O diagnóstico e o prognóstico são imperativos para estabelecer o plano de tratamento. Nos exames clínicos, a visualização dos exames por imagem é indispensável.

O **exame radiográfico** constitui a primeira alternativa do diagnóstico imaginológico. Nas incidências intrabucais, são recomendadas as imagens periapicais e oclusais de maxila e mandíbula, que permitem observar a posição do dente, o comprometimento da estrutura coronorradicular do próprio retido e de seu contíguo e a densidade óssea, alertando para presença de alterações patológicas. São usadas, ainda, as incidências extrabucais de perfil e posteroanterior de face, em cefalostato.

A **tomografia computadorizada de feixe em leque** (TCFL) e a **de feixe cônico** (TCFC) apresentam como principal vantagem a visualização das estruturas dentárias e ósseas que normalmente estão superpostas nos exames radiográficos. Seus cortes ou secções podem gerar imagens em 3D e reconstrução panorâmica maxilomandibulares. A **imagem por ressonância magnética** (IRM) é indicada para imagens dos tecidos moles, porém apresenta limitações nos casos de pacientes com aparelhos ortodônticos e reabilitações protéticas em razão da interferência dos metais.

Na Figura 7.1, uma TCFC mostra elementos retidos. Nas Figuras 7.2 a 7.5, um caso clínico de diagóstico de dente supranumerário.

LEMBRETE

A radiografia panorâmica deve ser uma rotina na consulta clínica odontológica a partir dos 5 anos de idade, pois permite observar toda a área óssea e dentada, revelando ainda o aparecimento de alterações estruturais e tumorais, entre outras.

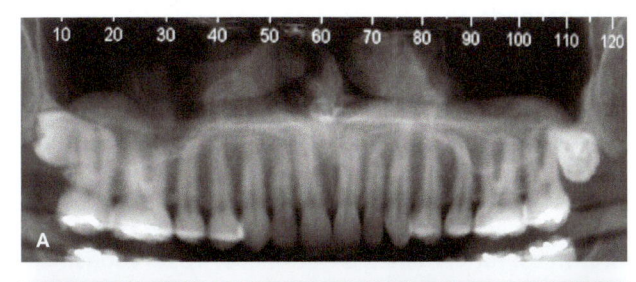

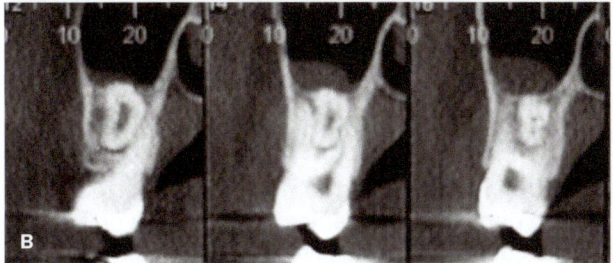

Figura 7.1 – (A) Reconstrução panorâmica do maxilar superior obtida a partir de exame tomográfico de feixe cônico. Elementos 18 e 28 retidos. (B) Cortes alveolares transversais vistos por meio de tomografia computadorizada de feixe cônico. Observa-se a íntima relação do elemento retido 18 com as raízes do segundo molar (17), fator complicador para a indicação de remoção cirúrgica do dente retido.

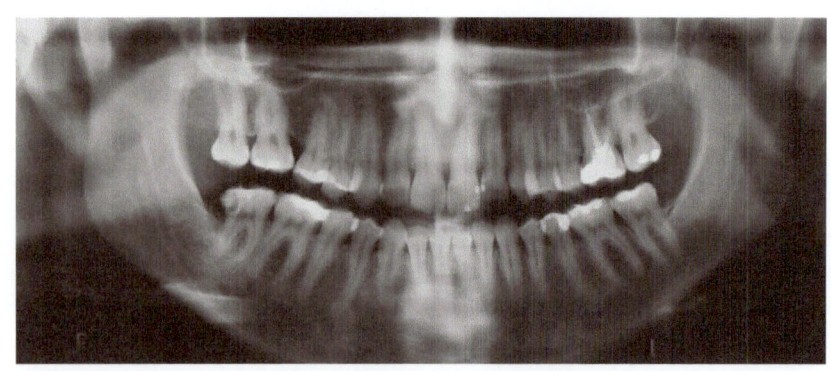

Figura 7.2 – Visão em radiografia panorâmica. A alteração de imagem junto à espinha nasal não é decisiva para diagnósticos na área.

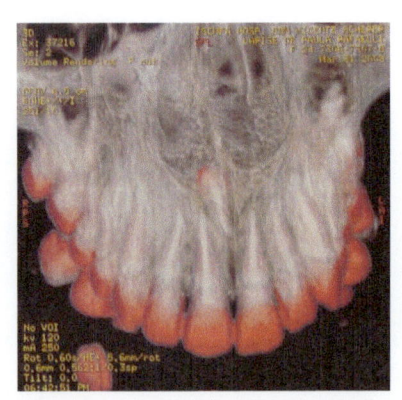

Figura 7.3 – Por meio da TCFL 3D em visão frontal, é possível localizar dente supranumerário localizado lateralmente à espinha nasal, com eixo invertido de erupção.

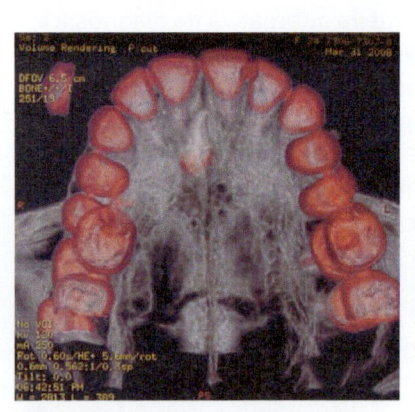

Figura 7.4 – A TCFL, em visão oclusal, evidencia retenção do dente supranumerário entre os interincisivos centrais.

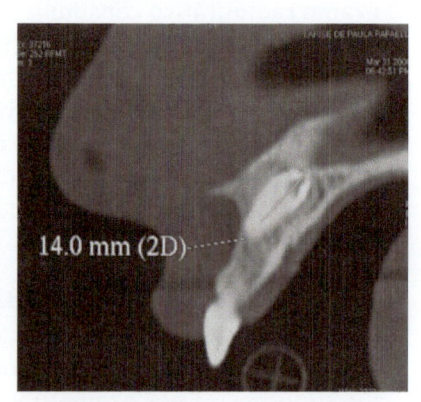

Figura 7.5 – A TCFL, em corte sagital, mostra o dente em sua posição vertical, vestibularizada e com eixo de erupção invertido. Esta imagem pode determinar o acesso cirúrgico; neste caso, por vestibular.

TÉCNICAS CIRÚRGICAS

SAIBA MAIS

Os terceiros molares inferiores retidos são os dentes com o maior índice de indicação para remoção.

LEMBRETE

O tratamento cirúrgico radical pressupõe condições de acesso e remoção do elemento dentário, gerando o menor dano possível aos tecidos.

Mesmo tecnicamente baseada em princípios da exodontia, a remoção do dente retido é uma conduta cirúrgica própria. Pode ser classificada como radical ou conservadora, com possibilidade de execução em faixa etária variável. A técnica descrita a seguir, que exemplifica o tratamento em dente específico, é reprodutível para o tratamento da retenção nos outros grupos dentários.

Os princípios para a indicação do tratamento cirúrgico envolvem considerações anatômicas, funcionais e patológicas, observadas tanto na estrutura dentária quanto na óssea. O **tratamento radical** indica a remoção do dente. O **tratamento conservador**, preferencialmente associando procedimentos ortocirúrgicos, possibilita a erupção, o posicionamento e a estabilização do dente, antes retido, no arco dentário.

O momento ideal da cirurgia relaciona-se com a época da formação de até dois terços da raiz do dente retido. O ápice arredondado no terço radicular incompleto, ao contrário da raiz já formada, diminui o risco

> ### SAIBA MAIS
>
> A classificação da retenção dos terceiros molares inferiores é complexa e envolve diferentes interpretações. A classificação de Winter[1] considera a inclinação do dente retido em relação ao longo eixo do segundo molar, supostamente verticalizado, acrescido do posicionamento de sua coroa para vestibular ou lingual, além de sua inversão total e ectopia. Pell e Gregory[2] sugerem sua classificação quanto à inclusão em profundidade, tanto no ramo (eixo sagital) quanto no corpo (eixo vertical) mandibulares. Rowe e Williams[3] indica a avaliação de sua imersão em relação ao nível da gengiva, com inclusão total, parcial ou exposição total da coroa dentária. Segundo Sailer e Pajarola,[4] deve ser considerada a identificação das características próprias no tempo do desenvolvimento do órgão dental, desde a coroa até sua raiz, com as diferentes composições das estruturas radiculares a partir de crescimentos convergentes e divergentes. A classificação dos terceiros molares retidos também sugere a sua relação com o segundo molar e inserção profunda na gengiva. Apresenta como particularidade a proximidade ao seio maxilar.

de fraturas. Entretanto, a raiz com menos de um terço da sua formação aumenta a complexidade cirúrgica pela difícil sustentação do dente, que tende a girar sobre seu próprio eixo dentro do alvéolo.

O número, a direção da curvatura e a conformação das raízes (fusionadas ou dilaceradas) devem ser observados. As raízes fusionadas, por sua formação conoide, são mais expulsivas. Ao contrário, a dilaceração radicular implica maior complexidade ao procedimento cirúrgico por agregar técnicas de ostectomia e odontossecção. A posição e a relação do dente retido com as estruturas anatômicas podem inclusive determinar intervenções com acessos extrabucais.

As **incisões** podem variar entre L aberto até envelope, que, deslizando nas áreas retromolar e vestibular, estendem-se para mesial do sítio a ser operado. Independentemente do tipo de incisão, devem-se analisar suas condições de ampliação, quando possíveis complicações transoperatórias podem surgir, exigindo maior área exposta para o acesso cirúrgico. O **retalho mucoperiostal**, após mobilizado, é afastado e contido, expondo o tecido ósseo que recobre parcial ou totalmente o dente retido.

Feita sob irrigação constante, a **ostectomia** pode ser preparada com instrumentos rotatórios que, atuando por vestibular e distal da ferida óssea, criam e ampliam a margem livre que contorna a coroa dentária, facilitando a introdução dos elevadores. **A luxação inicial** do dente auxilia na detecção da sua mobilidade, indicando os locais de novas ostectomias para ampliar o acesso e facilitar a manipulação da ferida óssea.

A **odontossecção** tem grande aplicabilidade nas cirurgias para retenções dentárias. Para terceiros molares inferiores parcialmente retidos, pode ser indicada a clivagem, cujo uso varia de acordo com a forma, o tamanho e o número de raízes, a angulação, o grau de retenção do dente e a experiência do profissional (ver Cap. 4 Fundamentos em cirurgia e traumatologia bucomaxilofaciais).

LEMBRETE

O planejamento da **técnica cirúrgica** envolve, além da anestesia, o acesso ao dente, sua remoção e os cuidados com a ferida operatória.

Clivagem

Divisão segmentar do dente a partir do seu longo eixo.

Os **cuidados com a ferida cirúrgica** iniciam-se logo após a exérese do dente. Uma sondagem inicial na cavidade alveolar pode mobilizar os tecidos pericoronários, geralmente fixos em sua parede mesial. A apreensão com pinça mosquito (Halstead) facilita a curetagem e a remoção do folículo pericoronário. Acondicionado em recipiente com formalina tamponada a 10%, deve ser enviado para o exame histopatológico. Esses cuidados, somados ao exame da peça dentária, se completam com a regularização e o alisamento das espículas e das cristas marginais ósseas e a irrigação abundante da ferida.

A **reposição do retalho**, seguida pela sutura a pontos isolados, conclui tecnicamente a intervenção. Os pontos podem ser retirados em média entre 5 e 7 dias. Em áreas de tensão, como na incisão relaxante, os pontos mais profundos no vestíbulo podem ser os primeiros a ser removidos, dando maior conforto ao paciente e melhor condição de higienização bucal.

Nas Figuras 7.6 a 7.12 é apresentado um caso clínico cirúrgico de tratamento radical para remoção de terceiro molar inferior retido enquanto que nas Figuras 7.13 a 7.15, o caso clínico cirúrgico é de remoção de terceiro molar superior retido.

Nas Figuras 7.16 a 7.24 é apresentado um caso clínico cirúrgico de retenção palatina de supranumerários.

A técnica cirúrgica radical para caninos inferiores retidos é apresentada nas Figuras 7.25 e 7.26.

A Figura 7.27 evidencia o aspecto transcirúrgico da remoção de elemento dentário supranumerário identificado por meio de radiografia e tomografias apresentadas nas Figuras 7.2 a 7.5.

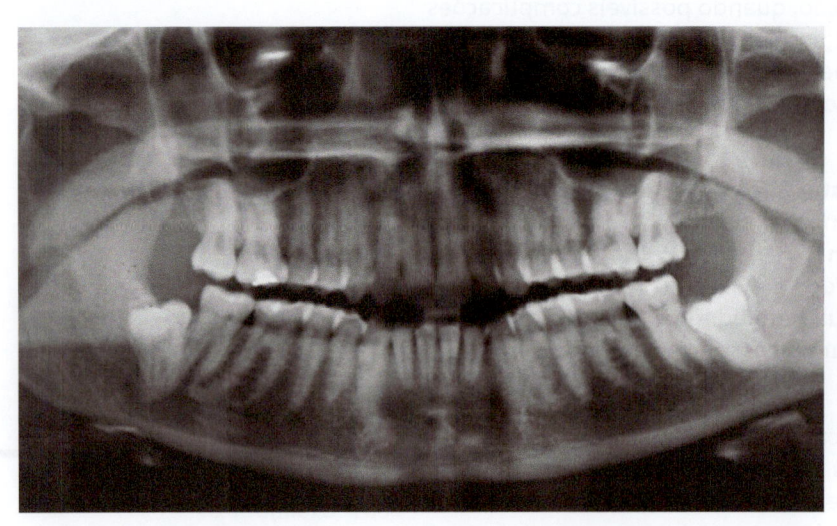

Figura 7.6 – Radiografia panorâmica pré-operatória. O dente 38, de acordo com a classificação de Winters. Apresenta retenção vertical. O elemento dentário 48 é classificado, de acordo com Winter, como retenção disto-angular.

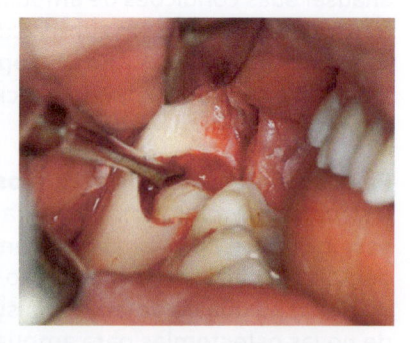

Figura 7.7 – Após a ostectomia marginal por distal e vestibular, junto aos bordos ósseos alveolares, produz-se a luxação dentária com elevador ou alavanca reta. Observa-se o posicionamento da ponta ativa do instrumento apoiado entre a parede alveolar e o elemento dentário.

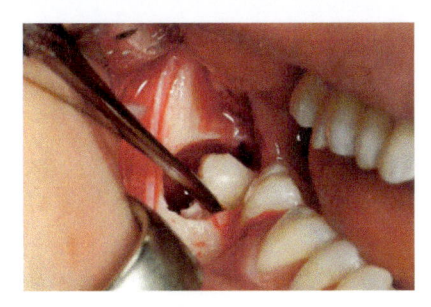

Figura 7.8 – Segundo as classificações da retenção do elemento 48 diagnosticada no exame radiográfico, faz-se necessária a realização da odontossecção de modo a separar a coroa da estrutura radicular. Observa-se a colocação do instrumento reto na fenda criada para realizar a fratura, guiada horizontalmente, finalizando a odontossecção. Em seguida, as partes do esqueleto dentário são removidas individualmente.

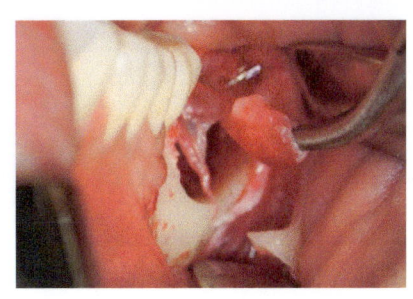

Figura 7.9 – A remoção de folículo pericoronário faz parte das manobras de cuidados com a ferida cirúrgica localizada, predominantemente, junto à região distal do segundo molar. Esta área, de pouco acesso visual, deverá ser sondada e curetada. A peça cirúrgica, devidamente acondicionada, deve ser encaminhada para exame anatomopatológico.

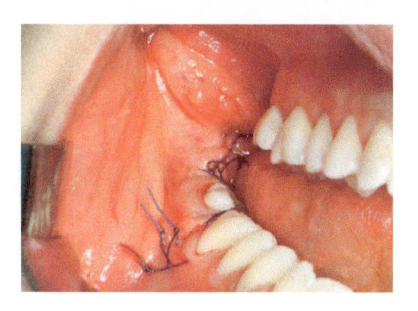

Figura 7.10 – Sutura com pontos isolado evidencia a incisão em L aberto, com divertículo na papila interdentária mesial do segundo molar inferior direito.

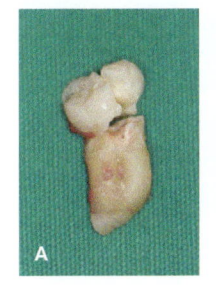

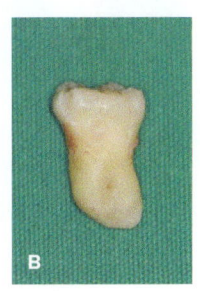

Figura 7.11 – Elementos dentários removidos. (A) Avaliação e montagem dos segmentos coroa e raiz para verificação e confirmação da remoção total. Dente 48; (B) dente 38 íntegro.

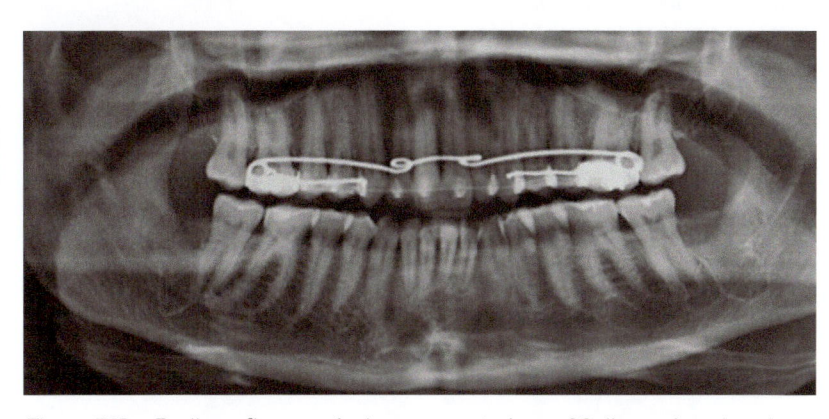

Figura 7.12 – Radiografia panorâmica para controle em 90 dias após a cirurgia. Observam-se os alvéolos dentários em 18; 28; 38 e 48 em marcada anatomia delimitada ainda pela lâmina dura. A neoformação e o remodelamento progressivamente completam a estrutura óssea nas áreas operadas.

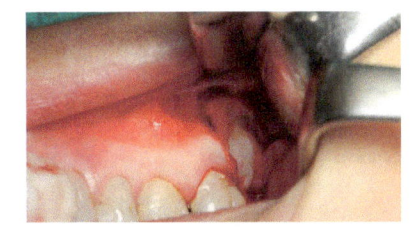

Figura 7.13 – A incisão em L aberto, com divertículo na distal do dente 27, possibilita o acesso ao dente 28 retido. A exposição da coroa do elemento dentário 28 é obtida após ostectomia com brocas e irrigação constante. O uso de elevadores é essencial para remoção desta peça dentária.

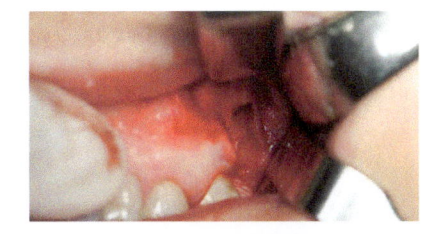

Figura 7.14 – Cavidade cirúrgica pós-remoção do elemento 28. A possibilidade de comunicação bucossinusal deve ser verificada por meio da manobra de Valsalva, quando o paciente encontra-se sob anestesia local.

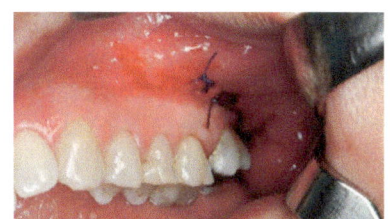

Figura 7.15 – A sutura com pontos simples isolados é iniciada pelo ângulo do divertículo (papila gengival). O ponto, localizado na extenção final do divertículo, para mesial e apical, além de suporte e ancoragem do retalho mucoperiósteo, tem função na hemostasia controlada.

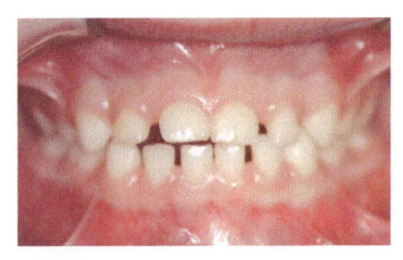

Figura 7.16 – Aspecto intrabucal de paciente pediátrico com 4 anos e 6 meses (dentição decídua) com retenção palatina de supranumerários.

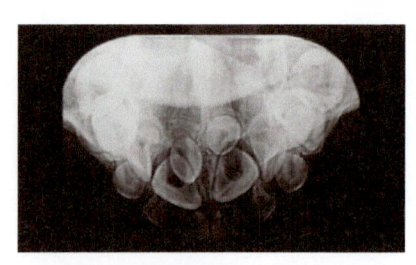

Figura 7.17 – Radiografia oclusal anterior da maxila. Observam-se elementos dentários supranumerários na região da pré-maxila, ainda sem rizogênese nos dentes 11 e 21. Nesta fase, o tratamento cirúrgico não é recomendado.

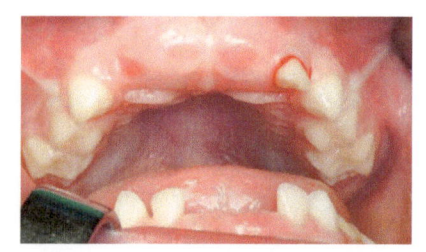

Figura 7.18 – Paciente com 5 anos e 8 meses. Visão intrabucal revelando o volume da região alveolar maxilar anterior, causado pela presença dos germes dos dentes permanentes e supranumerários. Os dentes 51 e 61 completando sua rizólise cumprem o processo fisiológico. Neste caso, indica-se o tratamento cirúrgico radical dos dentes supranumerários.

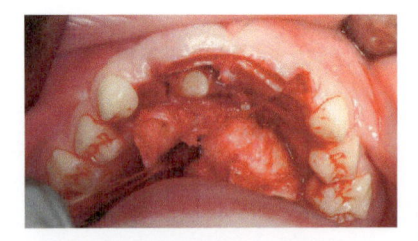

Figura 7.19 – Incisão em envelope, também é conhecida como incisão nas papilas gengivais ou incisão intrassulcular (ver Cap. 4). O descolamento do retalho mucoperiostal, com rompimento do feixe vasculonervoso nasopalatino, possibilita maior visualização. Observam-se as cúspides dentárias dos elementos supranumerários.

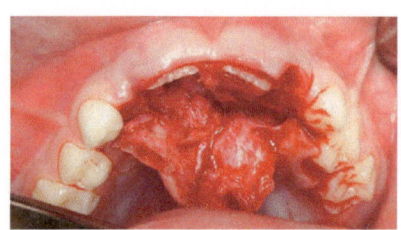

Figura 7.20 – Visão do retalho mucoperiostal palatino, cuja reposição permitirá a exposição dos bordos incisais dos elementos permanentes 11 e 21.

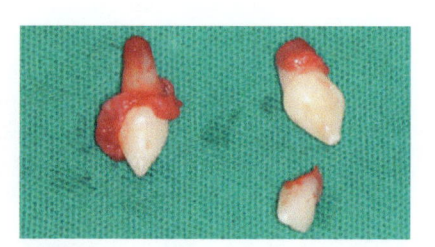

Figura 7.21 – Elementos dentários supranumerários e o dente 62 removidos.

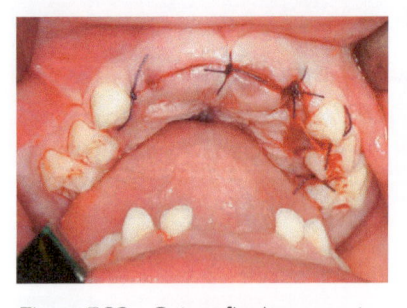

Figura 7.22 – Sutura final com pontos simples isolados nas áreas de sustentação do retalho palatino, permitindo a exposição do bordo incisal dos dentes 11 e 21.

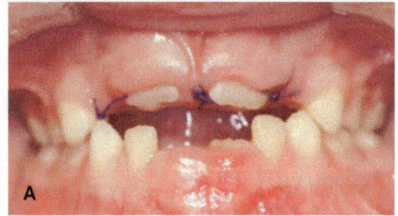

Figura 7.23 – Evolução da erupção livre dos dentes permanentes. (A) Controle clínico em 10 dias pós-operatórios. (B) Controle clínico em 25 dias pós-operatório. Em paciente pediátrico a remoção da sutura pode ser retardada para maior comodidade e confiança do paciente.

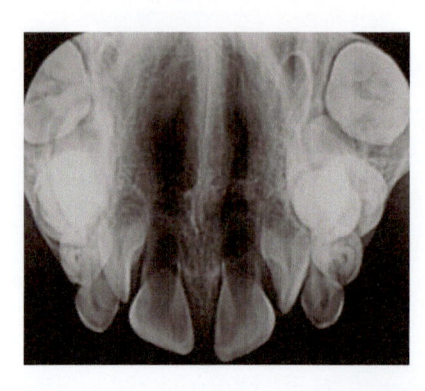

Figura 7.24 – Paciente com 6 anos de idade. Controle radiográfico oclusal total, 30 dias pós-operatórios. Observa-se a ausência dos elementos supranumerários e progressão da erupção e rizogênese dos incisivos superiores permanentes.

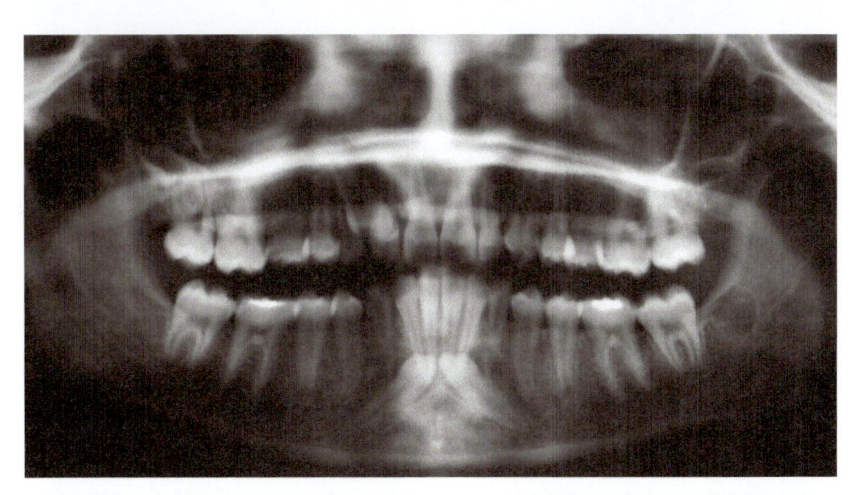

Figura 7.25 – Exame radiográfico panorâmico. Visualiza-se retenção dos caninos inferiores em região anterior da mandíbula. Suas coroas dentários encontram-se voltadas para a linha média.

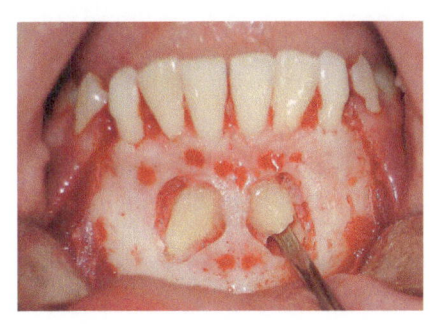

Figura 7.26 – Incisão de Neumann a partir da papila distal do elemento dentário 33 ao 43. Por meio de ostectomia da cortical vestibular, cria-se uma loja óssea com exposição das coroas dentárias. Após a execução da fenda guia com broca, a alavanca reta é posicionada para a fratura cirúrgica do dente retido (odontosseção).

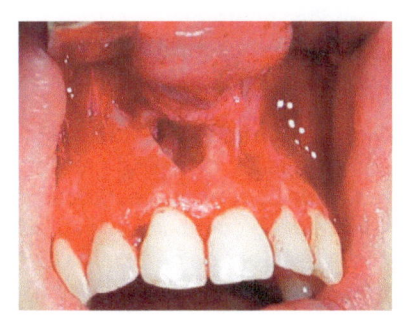

Figura 7.27 Aspecto transcirúrgico da remoção de elemento dentário supranumerário na maxila. Observa-se incisão de Neumann, ostectomia da cortical vestibular para remoção do dente.

TRATAMENTO CIRÚRGICO CONSERVADOR

A conservação de um dente retido pressupõe um tratamento ortocirúrgico que viabilize e possibilite sua permanência na arcada dentária, associando função e estética. Tendo como princípio a exposição da coroa do dente, as técnicas cirúrgicas evoluem pelo conceito de liberação para erupção livre, liberação para trações ortodônticas única e dupla laçada, fratura cirúrgica do ápice (apicotomia).

Os caninos superiores são os dentes que apresentam maior frequência de retenção, porém são os que têm mais possibilidades de tratamento conservador. Os dentes retidos superiores, mesmo com localização variada em relação ao arco dentário, têm como via de acesso inicial e preferencial a cortical óssea palatina. As ostectomias vestibulares são mais raras e podem inviabilizar a função do plano inclinado ósseo vestibular, o que favorece o processo de tração ortocirúrgica. A integridade da cortical vestibular evita, entre outras sequelas, a recessão gengival.

A **liberação para erupção livre** baseia-se no conceito da eliminação parcial e dirigida dos tecidos mucoso de recobrimento, ósseo e pericoronário, para a exposição completa da coroa. A consequente erupção do dente retido se deve às forças que ocorrem nas estruturas que o envolvem. A técnica está indicada para dentes com direção axial mais vertical, de erupção favorável, com espaço no arco, mantido ou adquirido, sem convergência exagerada das corticais vestibular e palatina, preferencialmente em pacientes jovens. Geralmente, essa técnica está associada a um tamponamento da ferida cirúrgica.

A **incisão intrassulcular das papilas gengivais palatinas** (ver Cap. 4 Fundamentos em cirurgia e traumatologia bucomaxilofaciais), sem criar incisões relaxantes nos seus extremos, também é denominada envelope (Figs 7.19 e 7.20). Quando a retenção do canino for unilateral, a incisão poderá envolver até dois dentes para mesial e distal. Nas retenções bilaterais, uma incisão única pode estender-se de um ao outro segundo pré-molar. Nesses casos, o feixe vasculonervoso nasopalatino poderá ser seccionado, ampliando o acesso à área a ser operada.

O **retalho mucoperiostal** afastado expõe a cortical óssea, permitindo a identificação da área de retenção da coroa do dente. A **ostectomia** é realizada com brocas esféricas e cilíndricas mantida sob irrigação com soro fisiológico ou água destilada, ou por ultrassom. Esta remoção óssea escalonada determina os contornos da coroa, com as bordas mesial e distal e a cúspide totalmente liberados.

A **curetagem** completa envolve o preparo do local, removendo o folículo pericoronário e os resíduos teciduais remanescentes. A **reposição do retalho** é precedida pelo preparo de uma via transmucosa para a erupção livre. Esta resulta da eliminação de pequena área circunscrita no próprio retalho, que corresponde à localização da coroa, permitindo sua exposição na cavidade bucal. Nesse momento, recomenda-se aplicar um curativo de demora com cimento cirúrgico, encobrindo somente a coroa dental. Esse cimento, de fácil manipulação e estável, pode ser retirado a partir dos 21 dias pós-operatórios, após epitelização do bordo da ferida cirúrgica.

A **liberação para tração ortodôntica** consiste na exposição parcial e controlada da coroa dentária, seguida pela fixação de um artefato. Podem ser empregados botões ortodônticos, correntes de metal nobre, telas ou braquetes com fio acoplado e um artefato de tração de fio metálico torcido híbrido. A fixação desses meios de tração permite ao cirurgião e ao ortodontista ativar, dirigir e controlar o processo de erupção dentária. A indicação dessa técnica é bastante ampla, envolvendo dentes com diferentes graus de retenção óssea, disposição no arco dental variável, e em pacientes em distintas faixas etárias. A combinação da exposição da coroa do dente retido em tempo anterior e a fixação do artefato para tração em um tempo pós-operatório mais tardio também é possível e recomendada.

O **artefato de tração híbrido** (Fig. 7.28) pode ser preparado a partir de um segmento de fio de aço número 0 ou 00, com aproximadamente 10cm de comprimento. Levemente dobrado ao meio, é fixado com uma pinça Halstead reta. Os dois cabos são manualmente torcidos oito vezes

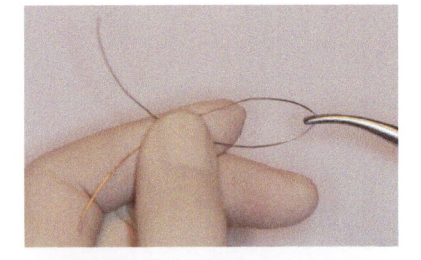

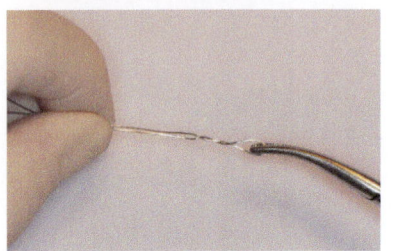

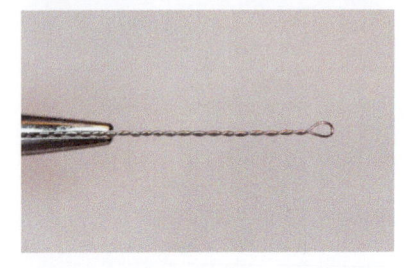

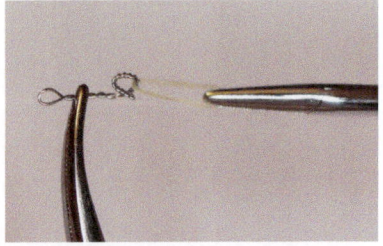

Figura 7.28 – O artefato de tração híbrido é composto de um nó de torção (forma de gota) e um "gancho". O primeiro colado na superfície da coroa dentária e o segundo exposto na região alveolar. Este sistema de construção manual permite obtenção de diversos tamanhos, inclusive adaptação da colagem de dois artefatos. A pouca flexibilidade do fio de aço submetido à torção pode favorecer o direcionamento da força de tração ortodôntica. Poderão ser aplicados estímulos com direções oblíquas e não só perpendiculares.

no sentido horário, produzindo uma alça junto aos mordentes da pinça mosquito. A seguir, são realizadas mais 12 torções ou voltas, em média, agora sob apreensão do porta-agulha no outro extremo. O fio torcido é cortado no comprimento desejado e dobrado em forma de gancho.

A **colagem** em campo seco é precedida pela limpeza e pelo forramento da cavidade óssea com gaze. O artefato é fixado na coroa por sua alça, associada ao material resinoso. Após a polimerização, testada a sua estabilidade, seguem a limpeza da cavidade cirúrgica, a reposição do retalho (cobrindo a coroa do dente retido) e a sutura. O fio de tração fica localizado entre as superfícies incisadas, que, aproximadas, são fechadas pelas suturas.

A **tração ortodôntica elástica contínua**, ancorada no arco inferior, pode ser iniciada a partir do quinto dia pós-operatório. Essa condição, além do estímulo elástico, oferece uma direção mais vertical para a erupção do dente. Dentes retidos junto à linha mediana da maxila poderão ser submetidos a forças mais lateralizadas ou sagitais, fixadas no arco superior como efeito intermitente.

Na **extração de canino**, seguem-se os mesmos tempos cirúrgicos. Após a exposição, realizam-se a luxação e a eventual odontossecção. Após a remoção do dente, os cuidados com a ferida operatória completam o ato cirúrgico.

Nas Figuras 7.29 e 7.30 são apresentados casos clínicos cirúrgicos de abordagem palatina para acesso aos caninos retidos. Nas Figuras 7.31 a 7.34 são apresentadas radiografias de tratamento conservador de canino retido utilizando a técnica de tração ortodôntica elástica contínua. Nas Figuras 7.35 a 7.37 é apresentado um caso clínico de tratamento por tração dupla. Na Figura 7.38 é apresentado o aspecto transcirúrgico. Na Figura 7.39 é apresentada a técnica de laçada dupla com controle radiográfico durante a erupção e rizogênese do dente 11 dilacerado, submetido à tração dupla.

Na Figura 7.35 a telerradiografia de perfil mostra a posição do dente 11 com dilaceração coronorradicular enquanto que, na Figura 7.36, a radiografia panorâmica mostra o elemento dentário 11 em posição transalveolar – dente com dilaceração coronorradicular – com dois dispositivos metálicos fixados para realização da técnica de duplo tracionamento desenvolvida por Puricelli em 1981.[5]

A **apicotomia**, técnica de Puricelli,[6] propõe a fratura cirúrgica do ápice radicular, seguida pela tração do processo coronorradicular.

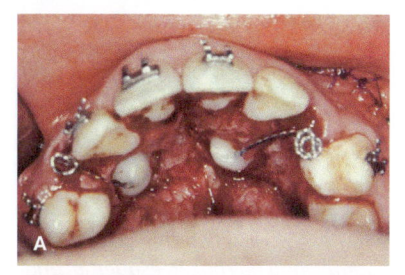

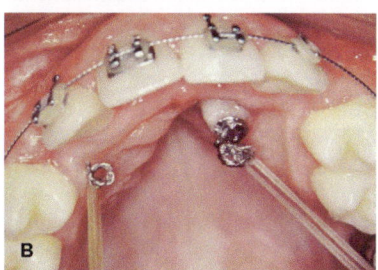

Figura 7.30 – Aspecto transcirúrgico de abordagem palatina para acesso aos caninos retidos. (A) A boa amplitude do retalho permite visualização e espaço para manipulação transoperatória. É possível realizar desde a remoção cirúrgica como tratamento radical até a colagem de atefatos de tração como tratamento conservador. Neste caso, a incisão em fundo de sulco refere-se à apicotomia praticada no dente 23. (B) Período de tração ortocirúrgica elástica, com apoio no arco dentario inferior. Os movimentos funcionais da mandíbula ativam a tração elástica. O dente 23, submetido à apicotomia, está mais avançado no processo de erupção.

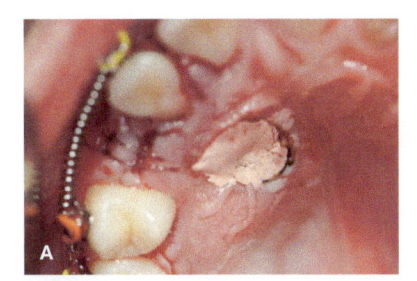

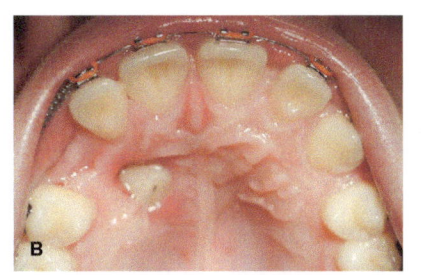

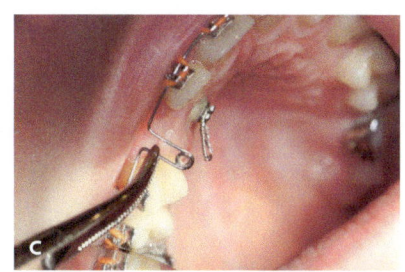

Figura 7.29 – Liberação para erupção livre. (A) Após reposição do retalho e sutura, recomenda-se a aplicação do curativo de demora. A presença de mola helicoidal no arco mantém o espaço entre os dentes 12 e 14. (B) Aspecto do pós-operatório em 21 dias. (C) A permanência, em média, de 21 dias do cimento cirúrgico (substituído, se necessário) favorece a cicatrização da mucosa e exposição da coroa dentária. Nesta imagem é possível observar no arco ortodôntico, uma alça helicoidal que promove a tração em cantelevel. A colagem do artefato de tração ortodôntica em tempo posterior, na face palatina do dente 13.

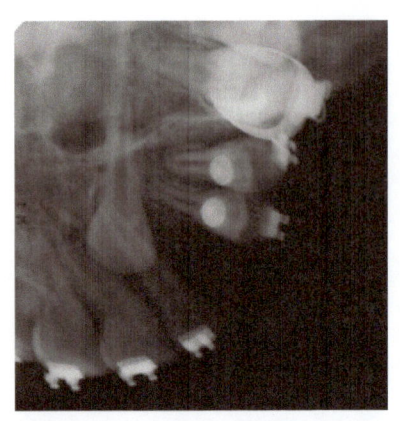

Figura 7.31 – Radiografia oclusal lateralizada da maxila esquerda, onde se observa o dente 23 retido com eixo de erupção desfavorável.

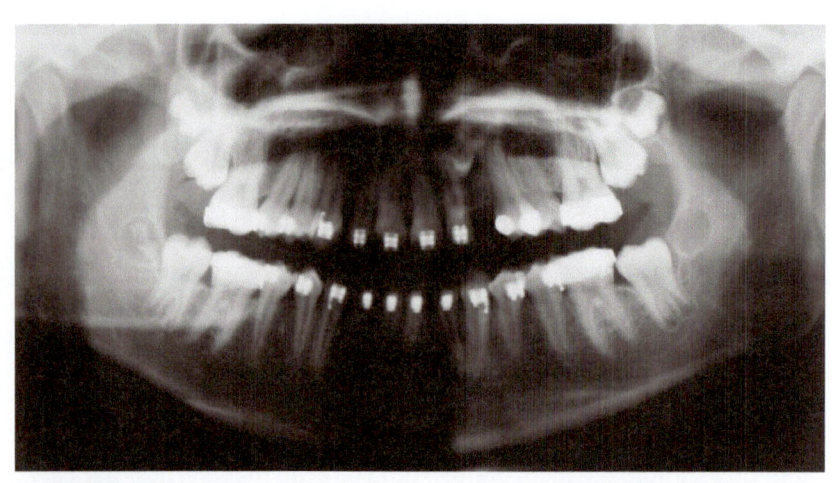

Figura 7.32 – Radiografia panorâmica onde se observa segundos e terceiros molares em processo de odontogênese e elemento dentário 23 retido.

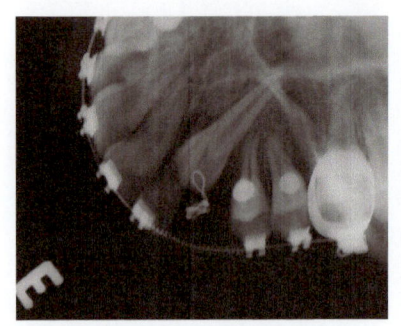

Figura 7.33 – Radiografia oclusal lateralizada da maxila esquerda. Observa-se o elemento dentário 23 com fixação do artefato de fio metálico torcido híbrido para tração cirúrgica.

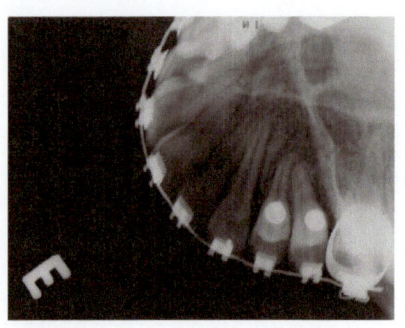

Figura 7.34 – Radiografia oclusal lateralizada da maxila esquerda. O exame revela a fase final do tratamento ortodôntico com o alinhamento e nivelamento final do dente 23 no arco dentário.

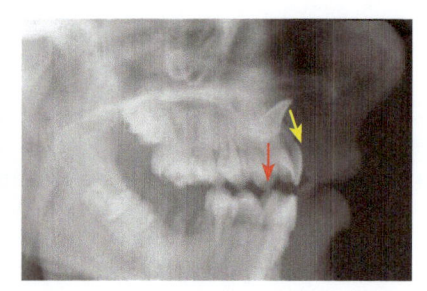

Figura 7.35 – Telerradiografia de perfil revelando a posição do dente 11, com dilaceração coronorradicular, caracterizada pela inversão do eixo de erupção do dente, estando o bordo incisal voltado para a espinha nasal. As setas indicam a direção da tração ortodôntica dupla (rotação e verticalização segundo a técnica de Puricelli[5]). A amarela produz o efeito de rotação e a vermelha, de verticalização.

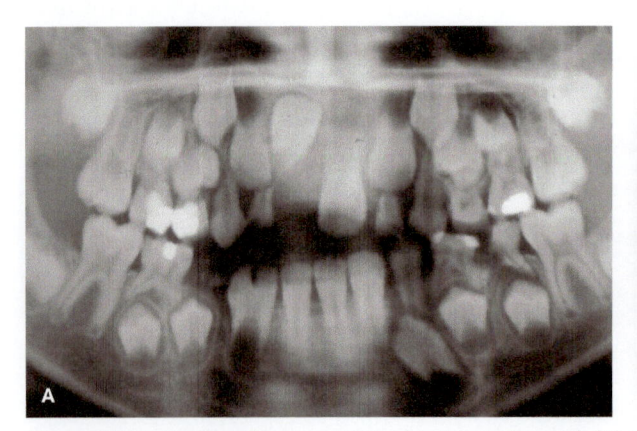

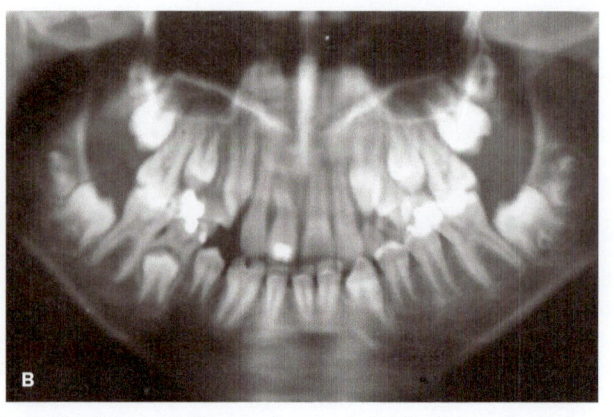

Figura 7.36 – Radiografia panorâmica (visão selecionada). (A) Dente 11 retido com dilaceração coronorradicular em paciente com dentição mista. Dentes 42 e 43 em fusão dentária iniciando erupção mais acelerada se comparada à do 33. (B) Dente 11 em boca após tratamento conservador por tração dupla. Pode-se constatar processo cronológico de erupção dentro dos padrões de normalidade.

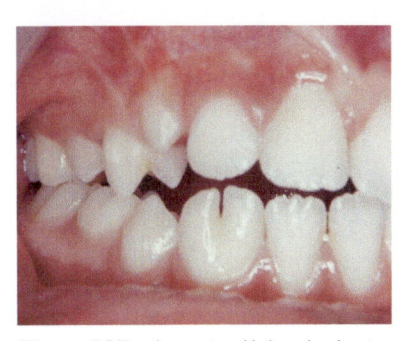

Técnica Anestésica, Exodontia e Cirurgia Dentoalveolar

Figura 7.37 – Aspecto clínico do dente 11 em boca uma vez concluída a tração dupla. Está recomendado o tratamento ortodôntico. Observa-se, no mesmo caso, a presença de fusão dentária (dentes 42 e 43) indicativa de trauma pregresso envolvendo região também do dente 11.

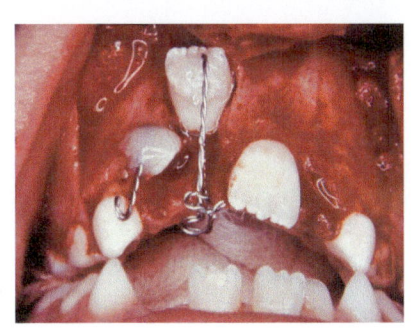

Figura 7.38 – Aspecto transcirúrgico da técnica de laçada dupla. Na face palatina do dente 11 pode-se observar a colagem de dois artefatos de tração híbridos verticais e paralelos entre si (presença de dois ganchos). A fixação ou colagem na borda incisal promoverá o movimento de rotação do dente 11 em seu próprio eixo. A posição mais cervical tracionando a raiz favorece sua rizogênese e comprimento. O dente 12 apresenta colagem por vestibular de um artefato de tração ortocirúrgica, recomendada para dentes retidos sem alterações de forma. O retalho, cobrindo a ferida cirúrgica, é suturado. Mantêm-se expostos os extremos dos fios metálicos dobrados para tração elástica.

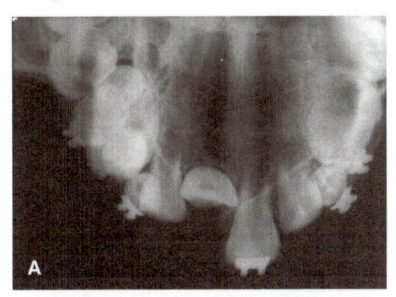

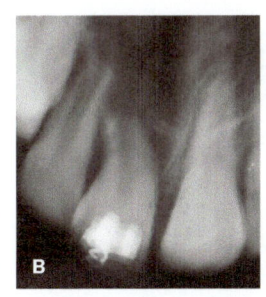

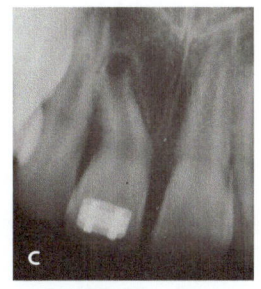

Figura 7.39 – Radiografias intrabucais usadas para o diagnóstico e proservação do caso. (A) Visão oclusal do dente 11 retido com dilaceração coronorradicular. Dente 21 em fase de rizogênese com raiz ainda incompleta. Este é o momento recomendado para a aplicação da técnica de tração dupla. (B) Radiografia periapical do dente 11 com coroa direcionada para posição no rebordo alveolar. Os artefatos retirados foram substituídos por braquete ortodôntico. (C) Fase final da tração do dente 11. Observa-se a sinuosidade da raiz e atividade no terço apical. A tração elástica trocada a cada 15 dias foi amparada na arcada inferior.

A indicação é feita para dentes que apresentam dilaceração e/ou anquilose no terço apical ou médio radicular. Inicialmente a técnica foi indicada para tratamento de caninos superiores retidos que não respondiam ao tratamento conservador de tração ortocirúrgica.

Atualmente, associando a evolução dos meios de diagnóstico por imagem dentomaxilofacial e o alto índice de sucesso da técnica, passou a ser indicada como primeira opção de tratamento cirúrgico conservador de caninos superiores retidos, na grande maioria dos casos.

A **técnica cirúrgica** prevê dois acessos, palatino e vestibular, respectivamente: a incisão em envelope, nas papilas gengivais palatinas, para acesso à coroa do dente retido, e a semilunar de Partsch, mais linear, para o acesso à região do ápice do canino superior retido. A região apical é exposta por leve e escalonada ostectomia, sem envolver o ápice radicular ou expor o tecido pulpar. Nos casos de posição vertical do canino, o retalho mucoperiósteo poderá ser só vestibular (Fig. 7.41).

LEMBRETE

A imagem tomográfica computadorizada permite diagnósticos mais precisos sobre a posição do ápice do canino no Y invertido de Ennis.

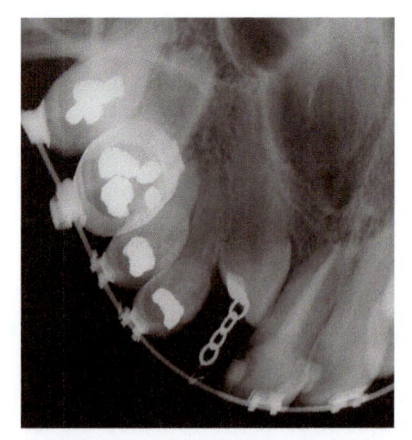

Figura 7.40 – Radiografia oclusal lateralizada da maxila direita. O ápice do canino (dente 13) encontra-se anquilosado no Y invertido de Ennis. Salienta-se a tentativa anterior de tração ortocirúrgica com artefato fixado no dente 13 sem abordagem cirúrgica no ápice.

O limite entre os terços médio e apical da raiz é identificado pela diferenciação cromática, que progressivamente evolui para mais parda e escura no sentido do ápice radicular. Com broca esférica nº 1/2, em rotação baixa e com irrigação, inicia-se o preparo do sulco-guia, próximo ao limite inferior do terço apical. A fratura do ápice, sem ruptura do tecido pulpar, é realizada com a utilização de um formão especialmente desenhado para a execução dessa técnica. O sulco-guia também pode ser realizado por ultrassom ou *laser*.

As condutas que seguem envolvem colagem do artefato ortodôntico de tração, cuidados com as feridas operatórias, reposição dos retalhos mucoperiostais, vestibular e palatino (nesta ordem) e suas suturas. A tração ortodôntica poderá iniciar a partir do quinto dia pós-operatório, à semelhança da tração ortodôntica anteriormente descrita.

Nas exposições altas de coroa por vestibular que refletem a perda do plano inclinado cortical, necessário para condução da erupção do dente. A deposição de hidroxiapatita (biomaterial) preenchendo, por vestibular, a área ostectomizada, favorece, por osteocondução, a neoformação de um novo plano inclinado cortical[5] (Figs. 7.40 a 7.43).

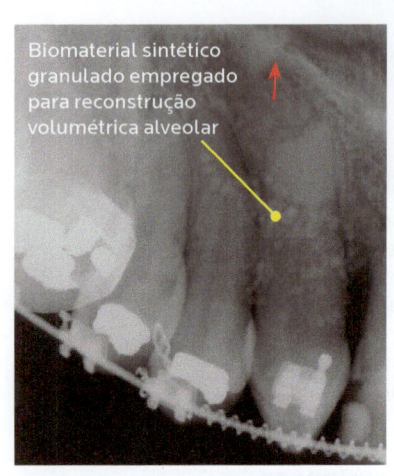

Figura 7.41 – Radiografia do dente 13 após apicotomia, já posicionado no arco dentário. Observa-se a manutenção do ápice radicular localizado em posição afastada da raiz (seta vermelha).

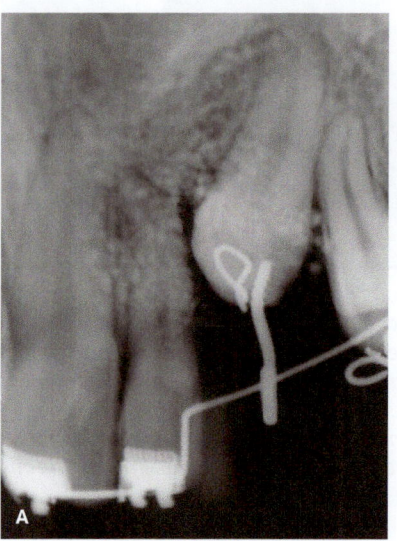

Figura 7.42 – Radiografias de paciente submetida a apicotomia após tentativa de liberação e tração ortocirúrgica. (A) Sao visíveis os grânulos de biomaterial sintético empregados no procedimento pela técnica de fração ortocirúrgica. Dente com duas colagens de artefatos para tração que se tornaram ineficientes devido à anquilose apical do dente 23. (B) Realizada a apicotomia é possível observar a fratura cirúrgica no ápice e o sucesso obtido na tração e posicionamento no arco dentário.

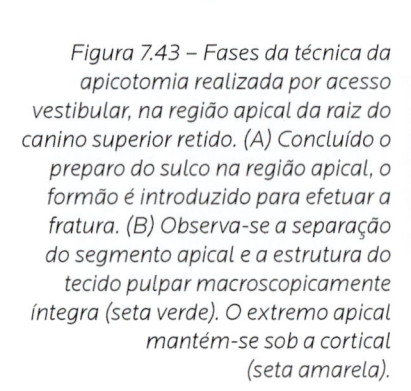

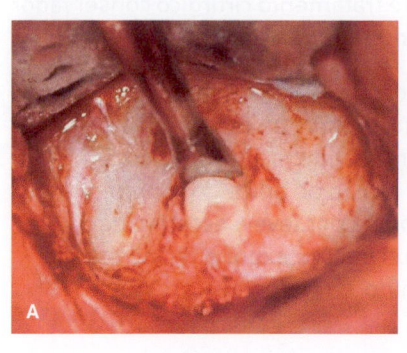

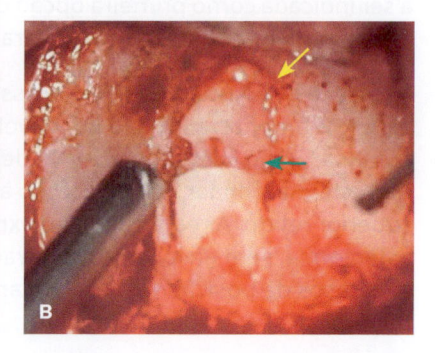

Figura 7.43 – Fases da técnica da apicotomia realizada por acesso vestibular, na região apical da raiz do canino superior retido. (A) Concluído o preparo do sulco na região apical, o formão é introduzido para efetuar a fratura. (B) Observa-se a separação do segmento apical e a estrutura do tecido pulpar macroscopicamente íntegra (seta verde). O extremo apical mantém-se sob a cortical (seta amarela).

8

Cirurgia parendodôntica

O princípio da conservação do elemento dentário está presente no cotidiano do cirurgião-dentista. As lesões pulpares demandam terapias endodônticas que, eliminando as complicações inflamatória e infecciosa no espaço pulpar, busquem impedir sua progressão para estruturas alveolares. Falhas no tratamento endodôntico podem ser causadas por microrganismos capazes de sobreviver no sistema do canal radicular apical e/ou fora do forame apical.

As bactérias podem formar uma estrutura de biofilme externa em torno do ápice da raiz. Essa infecção persistente mantém os agentes causadores fora do alcance do tratamento endodôntico. Dentes com comprometimento radicular, submetidos ou não a tratamentos endodônticos, podem sofrer lesões ou traumas que, abalando a sua integridade, criam um quadro desfavorável à sua manutenção. A busca de tratamentos conservadores mais resolutivos, afastando-se da exodontia, passa pela indicação de técnicas cirúrgicas parendodônticas.

As **indicações para o tratamento cirúrgico** gravitam em torno de dificuldades anatômicas, inviabilidade e acidentes nos procedimentos clínicos, propostas de reabilitação funcional e estética, lesões persistentes após terapias endodônticas. Como tratamento cirúrgico, nos estados agudos, promove-se a drenagem de abscessos presentes na área.

A evolução técnica da cirurgia parendodôntica inicia-se pela apicetomia, para tratamento da lesão apical. Respeitando esse mesmo conceito, seguem-se os tratamentos corretivos perirradiculares, nas obstruções e reabsorções do conduto pulpar, cárie cervical, perfuração radicular após manipulação endodôntica ou protética, presença de sintomatologia dolorosa, processos patológicos endoperiodontais e fístula apicomarginal. A radiculotomia está indicada para dentes bi ou polirradiculares.

OBJETIVOS DE APRENDIZAGEM

- Conhecer as indicações para o tratamento cirúrgico parendodôntico
- Conhecer as técnicas anestésicas usadas no tratamento cirúrgico parendodôntico
- Conhecer as técnicas empregadas no tratamento cirúrgico parendodôntico

Cirurgia parendodôntica ou endodôntica

Compreende as intervenções que envolvem raízes dentárias e suas estruturas teciduais circunvizinhas. Além de diferentes procedimentos na própria estrutura radicular, conjugam-se cuidados e preservação dos tecidos que a sustentam, devolvendo sua saúde biológica e funcional.

LEMBRETE

Na radiculotomia, a remoção de uma unidade radicular deve conservar, na estrutura amputada, um esqueleto dental viável para a função dentária reabilitada.

TÉCNICAS ANESTÉSICAS

A indicação anestésica recai sobre as possibilidades de realizar anestesia terminal infiltrativa, local assistida ou geral (Ver Cap. 3 Técnicas anestésicas em odontologia).

A **anestesia local** é recomendada para cirurgias em uma unidade ou grupo dentário que não exceda, em média, quatro ápices radiculares em continuidade. Essa indicação também deve respeitar a tolerância do paciente e a extensão do tempo cirúrgico individual de cada profissional. Opta-se pela anestesia de bloqueio regional associada a infiltrações terminais. Estas, participando da insensibilização no campo cirúrgico, têm por objetivo ainda alcançar a desejada isquemia local, provocada pela concentração volumétrica do líquido e pela presença do vasoconstritor.

A **anestesia geral** é indicada nas cirurgias complexas com variações numéricas e localidades distintas de dentes a serem tratados, dimensão ou extensão da lesão, somadas ao envolvimento de áreas anatômicas, como seio maxilar, cavidade nasal, forame mentual ou conduto alveolar inferior. Com essas características, as intervenções cirúrgicas são qualificadas como tratamentos de maior porte, exigindo a atuação de um especialista em CTBMF.

TÉCNICAS CIRÚRGICAS

Os tratamentos parendodônticos envolvem basicamente as técnicas de cirurgia apical e perirradicular.

CIRURGIA APICAL OU APICETOMIA

A lesão periapical é uma das mais frequentes patologias avaliadas e tratadas por endodontistas e cirurgiões bucomaxilofaciais na clínica odontológica. A busca de condições assépticas da região contaminada é o objetivo primordial. Uma vez vencidas as possibilidades do tratamento endodôntico, ou na impossibilidade da sua realização, a cirurgia apical pode ser indicada como um recurso adicional ao processo de cura da lesão.

A apicetomia pode ser praticada em uma ou mais unidades dentárias simultaneamente, estejam elas em diferentes quadrantes ou em continuidade, envolvidas em um processo com maior extensão localizado em uma só área. Essa técnica compreende a ressecção do ápice radicular e a curetagem e eliminação dos tecidos patológicos residuais, com ou sem obturação por via retrógrada do canal radicular.

As incisões recomendadas localizam-se predominantemente por vestibular. Dentre as várias proposições, indicamos a semilunar descrita por Partsch e a trapezoidal de Neumann (ver Cap. 4 Fundamentos em cirurgia e traumatologia bucomaxilofaciais).

O retalho mucoperiostal resultante do traçado da incisão deve ter aporte sanguíneo viável. Especialmente nas cirurgias apicais, com área de atuação pouco ampla, a visibilidade não pode ser comprometida. O descolamento, o afastamento e a sustentação do retalho devem ser constantes, sem compressão exagerada sobre os tecidos moles. Controla-se, assim, o sangramento excessivo, permitindo, ao mesmo tempo, a circulação sanguínea necessária à nutrição tecidual durante o ato operatório.

A **ostectomia** é iniciada logo após a exposição da cortical óssea e permite avançar para o interior da estrutura alveolar, buscando atingir o ápice radicular. A presença de processo patológico periapical pode facilitar sua realização. Granulomas ou cistos de maior volume, em razão de seu crescimento expansivo, irão pergaminhar o osso cortical, permitindo inclusive sua remoção por curetagem.

Nas lesões de menor diâmetro, a presença de fístula transóssea pode servir como localizadora do sítio patológico. Nos processos menores, ou, ao contrário, nos expandidos para cavidades naturais, como a nasal ou o seio maxilar, encontra-se uma cortical vestibular espessa, sem sinais de fragilidade ou abaulamento. Nesses casos, a localização da lesão exige definições métricas do comprimento radicular por meio de imagens pré-operatórias, que podem variar desde radiografias com filmes periapicais até tomografias computadorizadas, especialmente a de feixe cônico.

A **curetagem** é feita logo após a localização e o acesso ao processo. Mesmo contando com a alta incidência de processos benignos, não se pode descartar a possibilidade de lesões originadas de processos metastatizantes. Por isso, o laudo histopatológico é imprescindível (ver Cap. 5 Diagnóstico histopatológico). A curetagem deve expor todo o ápice radicular e determinar os limites do processo. Nesse primeiro momento, poderão permanecer restos de tecidos inseridos nas irregularidades ósseas e cementárias.

As brocas e fresas cirúrgicas – esféricas, cilíndricas e cônicas –, de tamanhos compatíveis ao objetivo, realizam o corte do ápice radicular até uma altura média de 3 a 5 mm para cervical. Não há necessidade de nivelar o corte radicular ao limite inferior da cavidade óssea criada pelo processo patológico.

A apicetomia, como tempo cirúrgico, compreende a eliminação do ápice nas dimensões propostas, promovendo um bom espaço para a curetagem final e eficiente de toda a loja óssea, inclusive da superfície palatina oculta da raiz. O corte do ápice pode atingir uma inclinação de distintas angulagens, variando de 15 a 45° em relação ao longo eixo do dente, com bisel voltado para vestibular. Como resultado, obtém-se uma melhor visualização e localização do conduto radicular.

> A região apical a ser eliminada apresenta uma maior concentração de irregularidades cementárias, em cujas lacunas podem estar alojadas colônias bacterianas e corpos estranhos com possibilidades de reinfecção. Essa estrutura apical poderá ainda conter o maior número de irregularidades endodônticas características relacionadas à sua própria anatomia, como delta apical e canais secundários.

LEMBRETE

Todo o tecido removido deve ser enviado para exame anatomopatológico, a fim de se estabelecer o diagnóstico definitivo. O diagnóstico feito a partir de observação clínica e imagens é presuntivo.

Também podem estar presentes perfurações e fragmentos de instrumental fraturado.

Concluída essa etapa, somando-se à curetagem e à irrigação da cavidade, deve-se obter uma ferida óssea limpa, sem resíduos. Dentes submetidos a tratamentos endodônticos recentes e completos, inclusive com sobreobturação, não têm indicação de retrobturação.

O retalho mucoperiostal é então reposto sobre a área cruenta. Sua capacidade de extensão, proteção e autossustentação no local recém-tratado deve ser avaliada. A natural retração tecidual do retalho pode recomendar sua maior flexibilidade e extensão, que são realizadas por diminutas incisões paralelas em níveis desencontrados no periósteo.

A **sutura a pontos isolados** conclui o ato operatório. A remoção dos pontos pode ser gradual, permitindo um controle pós-operatório mais próximo do processo cicatricial e higienização da área (ver Cap. 4 Fundamentos em cirurgia e traumatologia bucomaxilofaciais).

APICETOMIA COMBINADA

A apicetomia combinada soma os tratamentos endodônticos ortógrado ou retrógrado em um mesmo ato cirúrgico. O primeiro estabelece a obturação endodôntica pela via coronária. Com as etapas da manipulação intracanal pré-realizadas, a obturação imediatamente após a curetagem apical sob controle visual será rápida.

Na obturação endodôntica por via retrógrada, indicada nas dificuldade de acesso coronário, a manipulação é feita durante o ato cirúrgico. Entretanto, fatores como tempo prolongado da intervenção, acesso e risco de infiltrações de sangue, que impliquem na coloração do dente, podem contraindicar tal propósito.

A indicação da apicetomia com obturação retrógrada ou obturação apical está diretamente relacionada com a inviabilidade das terapias endodônticas, tanto como primeira quanto como segunda opção. Aos tempos operatórios sequenciais da apicetomia, anteriormente apresentados, somam-se as descrições do preparo da cavidade para obturação por via retrógrada.

A **retrocavidade** deve ser realizada preferencialmente em visão direta sobre a superfície radicular amputada. O acesso e o trabalho rotatório das brocas, mesmo que discreto e delicado, é eficiente. A indicação clássica de brocas cônicas invertidas é substituída pela de brocas esféricas nº 1/2 ou nº 1. Durante a remoção do material obturador, as paredes do conduto são ampliadas. Pequenas intrusões da broca em uso, com perfurações no fundo da cavidade, criam a retenção para o material retrobturador. Para esse preparo, também pode ser indicado o uso das retropontas de ultrassom em alta frequência.

A **hemostasia**, indispensável, é obtida e controlada com pequenas porções de gaze, sobrepostas e comprimidas na cavidade óssea. A esse resultado soma-se ainda o benefício de toda a loja óssea seca e protegida. Apenas ficarão expostos a superfície e o conduto radiculares já preparados. Com cones de papel, faz-se a secagem da retrocavidade, que será imediatamente preenchida com material retrobturador. No transporte deste, podem ser usadas espátulas condensadoras, porta-amálgamas específicos ou outros instrumentais da preferência do cirurgião-dentista.

A obturação retrógrada tem como objetivo o selamento da região apical. Para tal, o material deve apresentar adequado vedamento, compatibilidade biológica, atividade antimicrobiana, radiopacidade e fácil manipulação.

Com base na eficiência das obturações endodônticas, surgem as indicações do cimento à base de óxido de zinco e eugenol reforçado (Super-EBA) e o agregado mineral trióxido (MTA). Este último, hidrófilo, apresenta excelente biocompatibilidade e capacidade superior para o selamento do canal. Sob aspecto cirúrgico, discute-se como desvantagem o maior tempo de presa e a dificuldade de remoção do material no caso de reintervenção. Dentre os materiais de restauração dentária, o ionômero de vidro não parece corresponder às exigências para o vedamento da cavidade apical.

Muitos fracassos em retrobturações com amálgama de prata estão relacionados com sua quantidade em excesso na cavidade e o consequente extravasamento circunvizinho. Entre as contraindicações do emprego desse material, citam-se corrosão, toxicidade e infiltração.

Apesar de algumas contraindicações, o amálgama de prata se mantém como uma indicação confiável na preservação com controles de longa duração. Pelas suas propriedades de biocompatibilidade, resistência, oxidação e corrosão, produz um selamento marginal desejável na cavidade apical. Para a mistura, recomenda-se amálgama sem zinco, preparado na proporção seca (1:1). A falta de adesão aos componentes orgânicos e inorgânicos é compensada pelo preparo cavitário com retenção. Os cuidados finais desta intervenção envolvem remoção do forramento de gaze da cavidade óssea, irrigação e aspiração abundante, revisão do campo operatório, liberação e deslizamento do retalho e suturas.

A permeabilidade da dentina exposta e a falta de lisura na superfície do corte radicular criam uma condição de infiltração e recontaminação através dos canais dentinários expostos. O **brunimento**, criado por Puricelli e descrito por Puricelli e colaboradores,[1] é capaz de diminuir, por obstrução ou por vedamento, a infiltração nos túbulos dentinários. Após a ressecção apical de rotina, utilizando inicialmente brocas multilaminadas em rotação reversa e sob irrigação, eliminam-se por nivelamento, e com mínimo desgaste, as irregularidades na superfície causadas pelo corte convencional.

Como acabamento adicional, o brunimento é feito com brocas lisas, sem lâminas de corte. Os diâmetros dessas brocas devem ser compatíveis com a superfície a ser trabalhada. Realizado sem irrigação, tanto na superfície do corte como na retrocavidade, o brunimento provoca a oclusão ou vedamento dos canalículos. Concluída essa manobra, a irrigação e a aspiração facilitam a visão macroscópica de uma superfície lisa e vítrea, confirmando o resultado final desejado.

Em algumas situações de **fístula apicomarginal**, o defeito ósseo pode não ser completo, havendo restritas áreas corticais que se estendem

SAIBA MAIS

O uso de *lasers* de CO^2, Er:YAG e Nd:YAG em cirurgias periapicais está documentado na literatura científica. Estudos *in vitro* entre os tratamentos de superfície dentinária com *laser* Nd:YAG e brunimento constataram resultados favoráveis à sua aplicação em ambas as técnicas utilizadas.[2]

Fístula apicomarginal

Proposta por Puricelli,[3] caracteriza-se pela progressiva destruição da tábua óssea, geralmente vestibular, desnudando e expondo a estrutura radicular no plano periostal.

sobre a raiz. A interpretação clínica da fístula apicomarginal explica a condição de recontaminação não só da região apical já operada como de toda a superfície radicular virtualmente exposta. O periodonto afetado com a perda do epitélio juncional clinicamente reflete a presença de bolsas periodontais profundas, que viabilizam um constante fluxo de saliva e resíduos bucais, mantendo uma permanente instabilidade entre as fases inflamatória e infecciosa na área.

Nos exames radiográficos de preservação, não se observam falhas nas técnicas cirúrgicas. Na imagem detalhada pela tomografia computadorizada de feixe cônico, a observação dos distintos cortes permite identificar a fístula apicomarginal pela presença de uma solução de continuidade da cortical óssea vestibular na área afetada.

Nas Figuras 8.1 a 8.6 é apresentado um caso clínico de fístula apicomarginal.

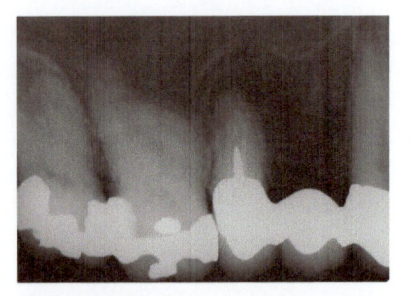

Figura 8.1 Imagem radiográfica periapical dos dentes 17 até 13 evidenciando presença de prótese fixa sobre os pilares 15 e 13. Observa-se também processo radiolúcido periapical delimitado no dente 15.

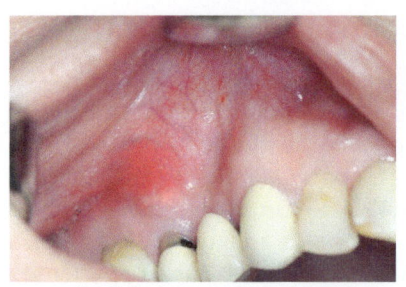

Figura 8.2 – Aspecto clínico de cisto periapical abscedado na região apical do elemento dentário 15. Observa-se área eritematosa. Paciente portadora de prótese fixa com pilares nos dentes 13 e 15. Presença de recessão gengival no dente 15.

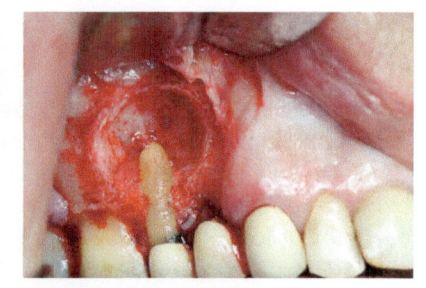

Figura 8.3 – Visão transoperatória. Extensa loja óssea resultante da expansão do cisto apical. Completa exposição da face vestibular radicular, caracterizando uma fístula apicomarginal. Aspecto vítreo da superfície radicular e área apical já tratados pela técnica de brunimento.

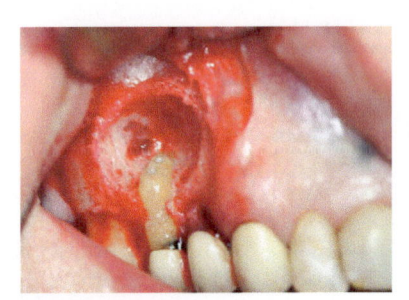

Figura 8.4 – Finalização do tratamento radicular com obturação retrógrada dos canais com amálgama de prata.

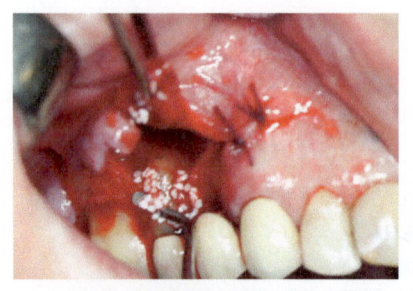

Figura 8.5 – Estabilização preliminar do retalho resultante da incisão de Neumann com sutura a pontos isolados nas extremidades. A área da fístula apicomarginal foi tratada com deposição de material osteocondutor (biomaterial sintético granulado) sobre a raiz do dente 15.

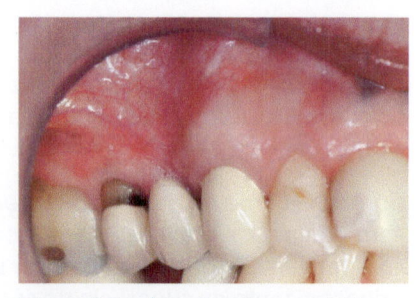

Figura 8.6 – Aspecto pós-operatório com boa reposição do retalho, respeitando os bordos cervicais compatíveis com o pré-operatório.

A indicação da cirurgia exploratória permite definir o diagnóstico, tratar as áreas apical e perirradicular afetadas e reconstruir o defeito ósseo vestibular com biomaterial sintético granulado (hidroxiapatita).

A **técnica cirúrgica** inicia com uma incisão de Neumann. Sua extensão deve ultrapassar bilateralmente, no mínimo, um dente a mais a partir do dente afetado. Os tempos progressivamente avançam até a exposição óssea e radicular. Todos os tecidos inflamatórios reacionais devem ser removidos, permitindo o desnudamento completo das estruturas envolvidas.

A apicetomia e a retrobturação, como intervenções inicialmente planejadas ou não, devem ser realizadas nesse momento. Sua indicação tem como propósito a descontaminação da área. A superfície radicular exposta, após uma abundante irrigação intercalada com solução de peróxido de hidrogênio (10 volumes) e água destilada 1:1 ou soro fisiológico, recebe um brunimento em toda a sua extensão.

O aspecto vítreo, de lisura e brilho da raiz, confirma o resultado desejado. O retalho retorna à sua posição original para a avaliação de suas condições de reposição livre e estável e proteção da reconstrução do volume alveolar. Um exame cuidadoso da face interna do retalho permite remover tecidos reacionais inflamatórios residuais aderidos.

Com a área novamente exposta, a reconstrução é feita pela deposição do biomaterial sintético granulado, cobrindo toda a superfície vestibular e envolvendo osso e raiz. A presença do sangue aumenta a adesividade do biomaterial, permitindo a segura reposição do retalho e a sutura a pontos isolados.

Observações clínicas e histológicas envolvendo a reconstrução de defeitos ósseos em áreas dentadas de humanos e animais revelaram redução da profundidade de sondagem das bolsas periodontais, associada à manutenção da altura óssea alveolar. O **biomaterial sintético** fixado pelo tecido conjuntivo pode mimetizar as fibras periodontais, limitando a recessão gengival. O conceito se estende até a compreensão de que, com a perda do dente, mantém-se uma cavidade alveolar cuja cortical vestibular é reconstruída por esse material biocompatível. Essa estrutura, mais tarde, poderá alojar implantes osteointegrados.

Nas Figuras 8.7 a 8.17 é apresentado um caso clínico de cirurgia periapical.

Biomaterial sintético

Compostos cerâmicos (cimento de fosfato de cálcio, hidroxiapatita) que podem ser utilizados para reconstrução ósseo-alveolar.

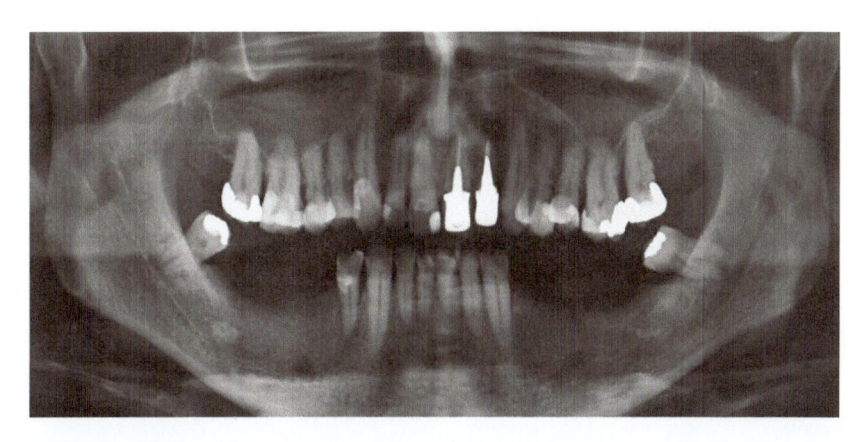

Figura 8.7 – Radiografia panorâmica com boa visibilidade do esqueleto maxilomandibular, das arcadas dentárias, das ATMs, dos seios maxilares e do septo nasal em visão parcial caudal. Na região da queixa, na pré-maxila superior, podem-se observar os dentes 21 e 22 reabilitados por prótese unitária e pinos intracanais.

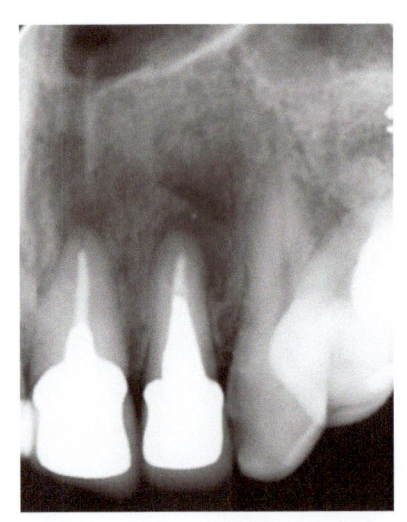

Figura 8.8 – Imagem de radiografia periapical caracterizando a possibilidade da observação em detalhe dos dentes 21 e 22. Observam-se processos apicais delimitados circundando os ápices dentários.

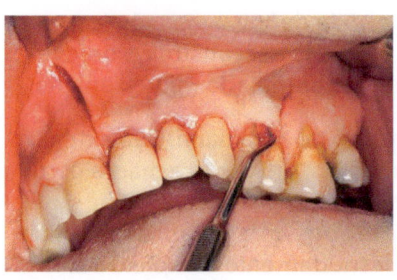

Figura 8.9 – Incisão de Neumann de distal do dente 24 até mesial do 21, sobre-estendendo no trajeto do freio labial. Observa-se o início do descolamento do retalho mucoperiósteo a partir da papila gengival distal.

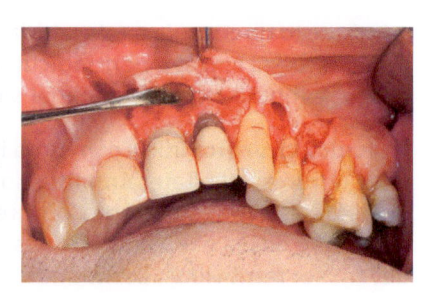

Figura 8.10 – Descolamento mucoperiostal do retalho avançando no sentido apical. Obtém-se ampla visibilidade do campo operatório.

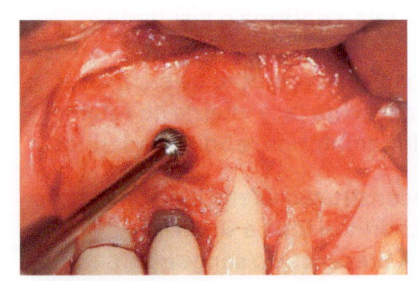

Figura 8.11 – Retalho plenamente suspenso por dois afastadores de Langenbeck (sustentados pelo auxiliar), possibilitando boa visualização do campo cirúrgico. Início da ostectomia, por escalonamento na região apical do dente 22, com uso de brocas com diâmetro progressivamente aumentado. A presença de fístula ou pergaminhamento ósseo em um dos dentes envolvidos pode orientar o início do desgaste ósseo.

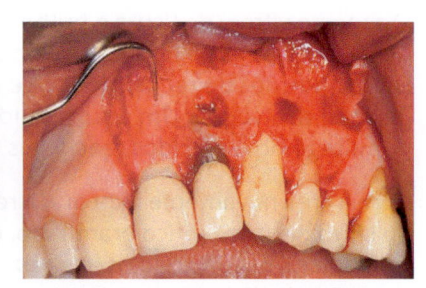

Figura 8.12 – Após a finalização da apicetomia no dente 22 com sonda exploradora de cárie sob pressão na vestibular óssea, localiza-se o processo apical na raiz do dente 21.

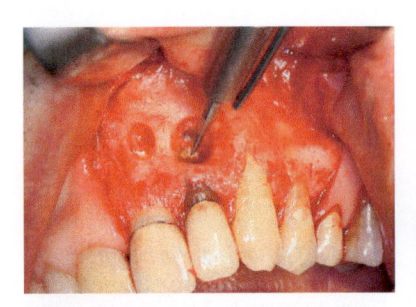

Figura 8.13 – Preparo das cavidades retrógradas com broca esférica de tamanho 1/2 e baixa rotação. Os ápices expostos e amputados exibem o material endodôntico obturador.

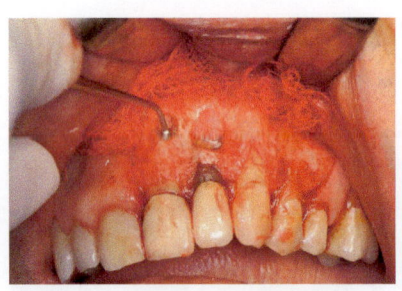

Figura 8.14 – Após o brunimento da superfície dentinária apical e da retrocavidade, aplica-se a retro-obturação com amálgama de prata. Observa-se o uso de espátulas calcadoras esféricas, também utilizadas para o brunimento final do material retro-obturador.

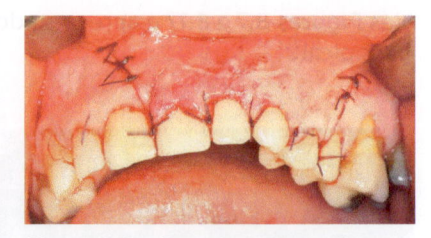

Figura 8.15 – Reposição do retalho e sutura a pontos isolados, da papila distal para a mesial, completada com a sutura de sustenção e hemostática nos divertículos. Nota-se a sobre-extensão da gengiva no bordo cervical do 21. Chama a atenção a cicatriz gengival de uma incisão semilunar de Partsch, realizada para a obtenção de acesso apical em cirurgia anterior.

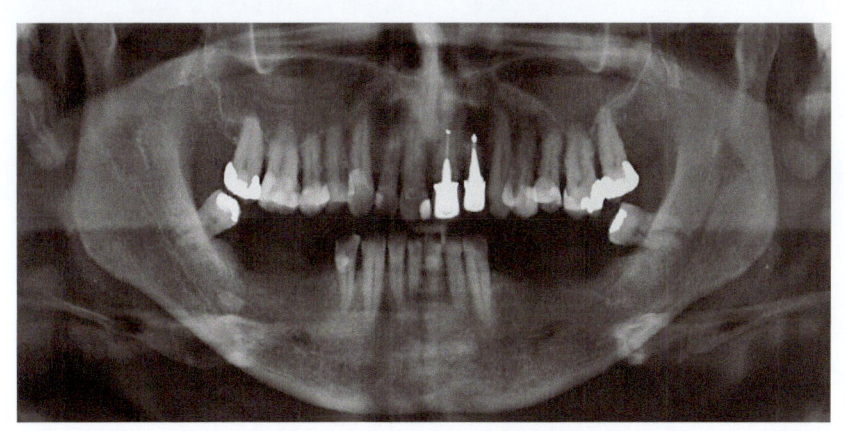

Figura 8.16 – Controle radiográfico panorâmico pós-operatório. Podem-se observar as retro-obturações nos ápices dos dentes 21 e 22.

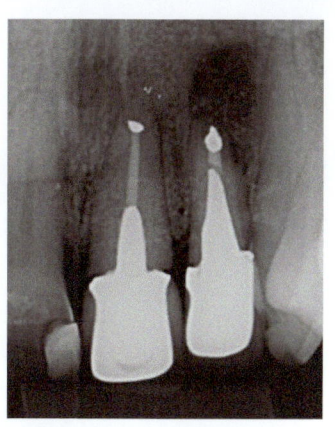

Figura 8.17 – Radiografia periapical de 11 meses de pós-operatório. Observa-se o sucesso do vedamento e progressiva neoformação óssea periapical.

CONSIDERAÇÕES FINAIS

O estudo, a compreensão e a definição do diagnóstico de lesões que envolvam tanto as estruturas radiculares quanto seus tecidos de sustentação são indispensáveis e desafiadores. A busca da manutenção do dente em seu alvéolo é uma atenção odontológica que deve respeitar a longevidade deste tão complexo órgão, nas suas importantes e somadas funções.

A técnica da apicetomia exige o cumprimento de um planejamento cirúrgico rigoroso, metodológico e com importante treinamento para a sua execução. A associação da obturação retrógrada é fator determinante para o sucesso da técnica, respeitadas as suas indicações.

No Instituto Puricelli e Associados, o sucesso obtido com esta técnica tem representado mais de 90% de proservação do dente por mais de 10 anos.

Cirurgia pré-protética

A perda de um dente natural provoca alterações locais tanto na estrutura óssea quanto nos tecidos moles. Um edentulismo pode ser único e imediato ou múltiplo e progressivo em sua extensão, vindo a alcançar a totalidade da área alveolar. A consequente ausência de estímulo direto das forças mastigatórias, somada a condições individuais sistêmicas de cada paciente, torna imprevisível o padrão específico de reabsorção óssea.

As alternativas para correções dessa natureza variam de acordo com as condições morfológicas das estruturas receptoras, especialmente dos processos alveolares ou da extensão e do tipo de prótese desejada para a reabilitação. As condições teciduais das demais estruturas da face também influenciam na indicação e na evolução desses tratamentos cirúrgicos. Um exame físico atento, uma anamnese completa e exames por imagens permitirão traçar o plano de tratamento e indicar a técnica cirúrgica mais adequada a cada paciente.

A cirurgia pré-protética prepara e adequa morfologicamente as estruturas maxilares para o uso de próteses dentárias ou dentofaciais, como forma de reabilitação do edentulismo parcial ou total, tanto adquirido quanto congênito.

Os **objetivos do tratamento** incluem propiciar uma anatomia que permita a aplicação dos dispositivos protéticos de forma confortável, com inserção, retenção e estabilidade adequadas durante as funções estomatognáticas, em contato com tecidos e estruturas livres de patologias.

Além do resultado funcional, há a preocupação com o efeito estético. A reposição de dentes perdidos é indicada para as áreas anteriores compreendidas entre os primeiros molares permanentes. Os segundos molares são repostos com menor frequência, e não se reabilita a ausência dos terceiros molares.

As **próteses mucossuportadas** podem ser do tipo parcial (dentomucossuportados) e total (mucossuportados). Além da

OBJETIVOS DE APRENDIZAGEM

- Conhecer os objetivos da cirurgia pré-protética
- Conhecer as técnicas cirúrgicas utilizadas na cirurgia pré-protética
- Discutir o uso da cirurgia pré-protética para a correção de anomalias dentoalveolares

facilidade de acesso, tanto pela confecção quanto pelo custo, essas próteses oferecem eficiência na reabilitação de ausências dentárias em diferentes extensões e naturezas, motivo pelo qual estão amplamente difundidas e presentes na clínica odontológica.

As **próteses mucossuportadas** apresentam algumas limitações de uso, por provocarem alterações teciduais características nas mucosas de recobrimento, assim como nos processos ósseos alveolares. Em situações mais avançadas, tais alterações podem envolver a base óssea. Irregularidades topográficas da borda alveolar que possam causar retenção excessiva, zonas de difícil moldagem e adaptação dos dispositivos protéticos não são desejáveis. Os deslizamentos ou rotações de retalhos devem ser planejados de forma cuidadosa, evitando-se perdas em morfologia e profundidade palpável de sulcos vestibulares e linguais.

As **próteses dentossuportadas** compreendem as próteses fixas. As indicações cirúrgicas dessa forma de reabilitação estão mais relacionadas a reconstruções volumétricas de alvéolo com biomateriais. As **próteses implantossuportadas** também estimularam a criação de técnicas para reconstrução alveolar com biomateriais sintéticos. No entanto, a possibilidade de enxertia óssea trouxe novas possibilidades dentro da cirurgia bucomaxilofacial.

Guia cirúrgico

Dispositivo confeccionado em laboratório de prótese com base na previsão do resultado cirúrgico. Também conhecido como guia cicatricial.

O **guia cirúrgico** é bastante usado em implantodontia. Muito anterior a esta, já era indicado no transoperatório de cirurgias para correções ósseas e mucosas de pacientes com diferentes graus de edentulismo. Seu uso e aplicação são desejáveis. Confeccionado em acrílico transparente, permite determinar, através dos pontos isquêmicos na mucosa, as áreas a serem corrigidas. Pode ser mantido no período pós-operatório.

TÉCNICAS CIRÚRGICAS

LEMBRETE

Independentemente das diversas condições patológicas que determinam a indicação de extração dentária, o resultado deve prever preservação da altura e da largura da borda alveolar. Assim, na extração, uma alveoloplastia imediata, quando indicada, deve ser conservadora, limitada à correção de cristas e arestas ósseas.

As técnicas cirúrgicas evoluem a partir da exodontia, considerada o primeiro ato cirúrgico pré-protético, que desencadeia o edentulismo. Este, em sua progressão, atingindo diferentes extensões, promove distintos graus de invalidez bucal. Os procedimentos cirúrgicos pré-protéticos podem envolver os tecidos duros, moles ou ambos.

ALVEOLOPLASTIA E ALVEOLECTOMIA

Atualmente mais conservadora, a alveoloplastia limita-se à remoção de zonas retentivas e cristas ósseas interdentais salientes durante a exodontia. A alveoloplastia unitária é aquela aplicada à extração de um dente. Nesse caso, deve imperar a manobra de compressão leve das tábuas ósseas do alvéolo. Na alveoloplastia múltipla, deve-se regularizar a região alveolar, criando uma borda livre de áreas salientes ou retentivas.

A alveolectomia, técnica mais antiga e abrangente na eliminação dos contornos ósseos, hoje tem indicação muito restrita. Caracteriza-se por criar o colapso ósseo iatrogênico, que resulta em bordas alveolares expulsivas e planas. Na extração múltipla – contínua ou não – em áreas previamente desdentadas, a indicação de regularização do nível ósseo cortical no alvéolo pode ser antecipadamente determinada com o uso de um guia cirúrgico.

> **SAIBA MAIS**
>
> A compreensão da progressão natural da perda volumétrica dos processos alveolares, que ocorre com o avançar da idade, e o advento da osseointegração resultaram na substituição da alveolectomia pela alveoloplastia.

CORREÇÃO DE EXOSTOSES ALVEOLARES

Esse tipo de procedimento é indicado para corrigir áreas de retenção excessiva ou pontos de compressão da prótese sobre tecidos gengival e ósseo, situações geralmente acompanhadas por desconforto decorrente da inflamação local. Ao regularizar o contorno do osso alveolar, a intervenção cirúrgica tem por objetivo permitir a moldagem técnica laboratorial, favorecendo a distribuição da compressão exercida pelo dispositivo protético em toda a extensão da área alveolar chapeável.

Como exemplo dessas alterações, citam-se as excrescências ósseas da face vestibular, bem como eventuais diferenças de conformação alveolar na interface entre as áreas dentadas e as que sofreram exodontias previamente. O tempo decorrido entre tais intervenções pode produzir diferenças significativas nos contornos ósseos, especialmente nas regiões de caninos e incisivos maxilares (Figs. 9.1 a 9.3).

A **regularização da borda alveolar** é bem tolerada sob o efeito de anestesia local. A incisão realizada sobre a crista óssea é linear, única ou combinada com divertículos oblíquos, por vestibular, localizados em seus extremos (incisão de Wassmund – ver Cap. 4 Fundamentos em cirurgia e traumatologia bucomaxilofaciais). O descolamento em áreas com irregularidades deve ser cuidadoso, para a obtenção de um plano subperióstico que permita a exposição do tecido ósseo subjacente sem dilaceração do retalho mucoperiostal.

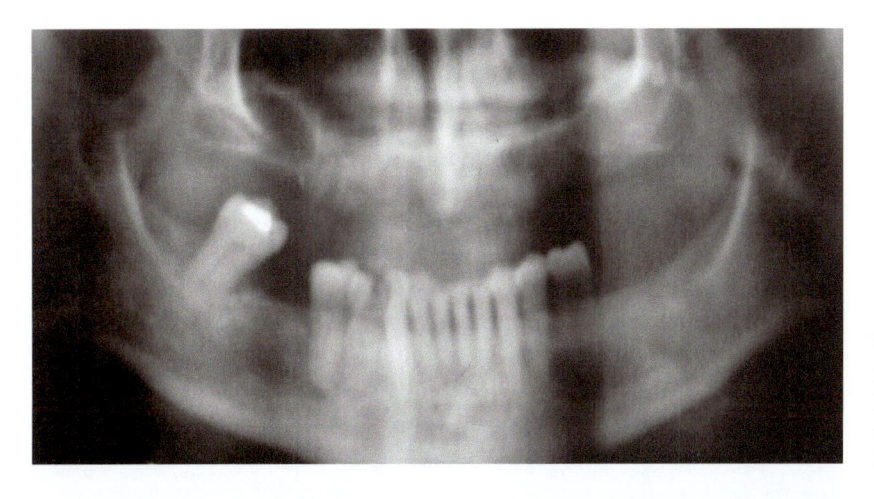

Figura 9.1 Radiografia panorâmica de paciente edêntula total superior e parcial inferior. No rebordo alveolar é possível identificar irregularidades nos contornos ósseos.

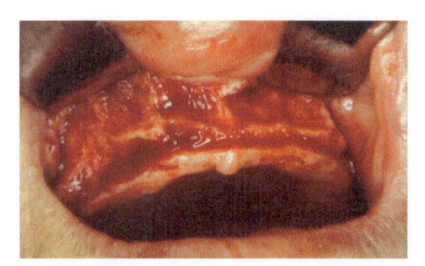

Figura 9.2 Na imagem transcirúrgica verificam-se irregularidades em níveis verticais e vestibular do rebordo alveolar. Essa é uma estrutura óssea resultante de extrações dentárias em períodos distintos e uso de prótese total com deficiência de estabilidade.

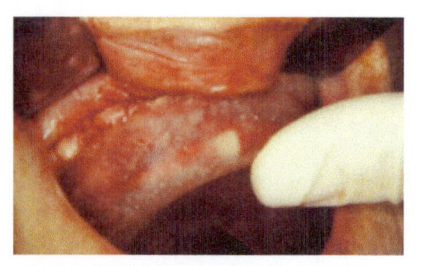

Figura 9.3 Guia cirúrgico usado em técnicas pré-protéticas para correções de irregularidades ósseas. Este dipositivo de acrílico transparente é construído sobre modelo de gesso após ser desgastado no padrão de redução desejada. Os pontos de contato isquêmicos acusavam áreas ainda passíveis de correções de ostectomias ósseas superficiais no alvéolo por vestibular.

A osteoplastia pode ser feita com pinça goiva (alveolótomo), lima para osso ou brocas, usadas individualmente ou combinadas, dependendo do grau de irregularidade e da preferência do profissional. Durante o uso de brocas ou fresas e antes da reposição do retalho, está indicada a irrigação da área. A mucosa é reposicionada, e o guia cirúrgico aplicado. Se necessário, áreas ainda volumosas ou irregulares marcadas pela isquemia local serão corrigidas.

Na reposição final do retalho, caso haja excesso de tecido mucoperiósteo, faz-se sua remoção a partir dos bordos do retalho. A sutura pode ser a pontos isolados ou contínuos. Nas irregularidades de maior porte, recomenda-se o uso do guia cirúrgico, como um guia cicatricial pós-operatório que será reembasado com condicionador tecidual resiliente e assentado na estrutura alveolar. Na mandíbula, será mantido com ligaduras circunferenciais ou parafusos transalveolares. Na maxila, se necessário, pode ser usada fixação transalveolar por parafusos.

TUBEROPLASTIA

ATENÇÃO

O reconhecimento do grau de pneumatização dos seios maxilares, por meio de imagem radiográfica ou tomográfica, é essencial ao planejamento cirúrgico da tuberoplastia, em razão do risco de comunicações bucossinusais durante o ato operatório.

A região da tuberosidade maxilar pode apresentar um excesso vertical e/ou horizontal de tecido, prejudicando a confecção e o ajuste protético na área. No exame clínico, deve-se avaliar se o volume tecidual é ósseo, fibromucoso ou de ambos os tipos.

A **tuberoplastia para hipertrofia óssea** inicia com uma incisão retilínea na mucosa da crista alveolar, associando ou não uma relaxante oblíqua vestibular por mesial. Após o descolamento subperiostal, segue-se a osteoplastia com instrumentos manuais ou rotatórios, aplicados cuidadosamente, evitando a exposição do seio maxilar. Reposicionado o retalho, realizam-se a excisão do excesso fibromucoso e a sutura a pontos isolados. Deve-se salientar que o excesso ósseo pode ser virtual, estando diretamente proporcionado ao volume da pneumatização sinusal. Nesses casos, a correção volumétrica é limitada.

Técnicas como a compressão digital sobre as fragilizadas paredes ósseas podem facilitar discretas fraturas em "galho verde", permitindo um modelar ósseo mais expulsivo para a inserção de próteses mucossuportadas. Caso ocorra comunicação bucossinusal, esta deverá ser fechada neste mesmo ato cirúrgico. Após a sutura por pontos em U horizontal, seguem os cuidados pós-operatórios específicos prescritos para essa condição.

A **tuberoplastia para hiperplasias fibromucosas** tem uma incisão elíptica, com planos verticais convergentes em profundidade, promovendo, ao mesmo tempo, a remoção em planos verticais do excesso tecidual (Figs. 9.4 e 9.5). Após leve descolamento subperióstico nas áreas incisadas, algum grau de excesso ósseo pode ser corrigido. O retalho mucoperióstico é reposicionado e suas bordas inclinadas em direção divergente, sendo tracionadas adaptam-se por justaposição.

Para a sutura são indicados pontos em U vertical. Os planos convergentes da incisão elíptica favorecem a remoção segura da fibromucosa também na região palatina, evitando-se lesão da artéria palatina nas grandes perdas ósseas alveolares. As suturas podem ser removidas a partir de 7 dias pós-operatórios.

Caso haja intercorrências relacionadas à comunicação bucossinusal (pontos em U horizontal) ou necessidade de maior tensão (pontos em U vertical) para promover estabilidade na cicatrização em primeira

LEMBRETE

A indicação do fio de sutura deve ser apropriada para uma maior permanência no meio bucal. O uso do guia cicatricial favorece um processo em primeira intenção na área.

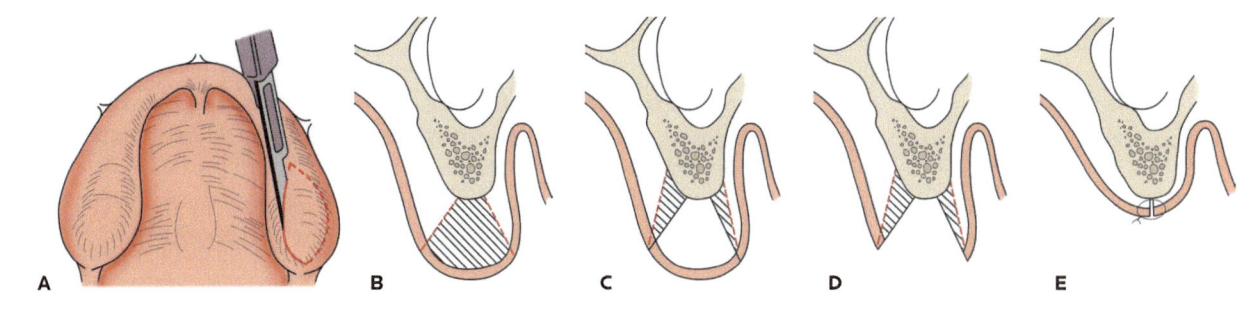

Figura 9.4 – Ilustração esquemática de tuberoplastia nas hiperplasias fibromucosas. (A) Incisão elíptica contornando a área volumosa. (B) Ao deslizar a lâmina 15 ou 15c, o trajeto em profundidade segue uma inclinação convergente. Quanto maior a largura transversal da lesão, maior a perda em altura do excesso fibroso.(C) Poderão existir incisões acessórias para diminuição do contorno interno, mantendo a convergência em profundidade. (D) Após descolamento subperiostal, os bordos da ferida serão aproximados e o excesso, se necessário, excisado, coaptando as superfícies cruentas. A sutura com pontos isolados completa esta tecnica cirúrgica. O mesmo conceito desta técnica pode ser aplicado para as correções ósseas na tuberosidade.

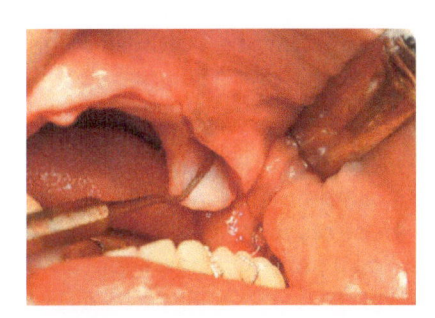

Figura 9.5 – Aspecto clínico transcirúrgico na correção de tuberosidade fibrosa. Observa-se a área isquêmica no segmento palatino que corresponde ao volume do tecido fibroso a ser removido.

intenção, a sutura terá sua remoção retardada. Em média, a partir de 2 meses pós-operatórios poderá ser confeccionada a prótese definitiva.

REMOÇÃO DE TOROS

A remoção de toros envolve a correção de protuberâncias ósseas com manifestações clínicas de diferentes tamanhos e formas, variando desde uma exostose única e suave até massas elevadas e multilobuladas. O toro palatino localiza-se sobre a região mediana do palato duro, e os toros mandibulares, geralmente simétricos e bilaterais, encontram-se na porção lingual, acima da linha milo-hióidea, próximo aos pré-molares.

Grande parte dos toros não acarreta prejuízo funcional. Porém, quando interferem na inserção de próteses removíveis ou totais, está indicada sua remoção cirúrgica. Outras alterações menos frequentes causadas por sua presença são o traumatismo recorrente na delgada mucosa de recobrimento e a interferência fonética, principalmente na mandíbula. Muitos pacientes desenvolvem fobias associada aos toros, entendendo tratar-se de uma neoplasia.

> **ATENÇÃO**
> O toro palatino pode interferir na técnica da expansão transversa cirurgicamente assistida em pacientes com deficiência transversal da maxila.

A **exérese do toro palatino** é tratada com anestesia de bloqueio regional dos nervos palatinos maiores, bilateralmente, e do nervo nasopalatino. A incisão na fibromucosa do palato pode ser linear (Y ou duplo Y) sobre linha média ou semicircular, também denominada semilunar (ver Cap. 4 Fundamentos em cirurgia e traumatologia bucomaxilofaciais).

O descolamento subperiostal deve ser cuidadoso, sendo os retalhos afastados por reparo lateral com fio de sutura sustentado nos espaços interdentários ou por pinças hemostáticas. Essa formação óssea, quando de menor tamanho, pode ser removida com brocas, sob irrigação. Para toros de maior volume, recomenda-se osteotomias com broca de fissura, criando sulcos transversais e longitudinais rasos no longo eixo do mesmo.

A remoção dos segmentos resultantes é feita por formão monobiselado e martelo. A indicação desse formão baseia-se na sua característica de corte amplo por deslizamento paralelo à superfície plana do osso. O bisel voltado para o processo evita sua intrusão e a consequente perfuração do palato. O uso suave e manualmente bem controlado de brocas esféricas permite a remoção e o alisamento da superfície óssea, sem risco de invasão da cavidade nasal.

Após a irrigação da ferida, reposiciona-se a mucosa, eliminando o excesso de tecido a partir do retalho. Isso evitará complicações no curso da cicatrização, como uma hiperplasia fibrosa. A sutura preferentemente deverá ser a pontos isolados.

As características de vascularização terminal (capilar) da mucosa palatina favorecem áreas isquêmicas e comprometimento na cicatrização. Portanto, na sutura, devem-se respeitar a distância entre a margem cruenta e a zona de inserção da agulha para passagem do fio, bem como a tensão excessiva nos pontos.

Técnica Anestésica, Exodontia e Cirurgia Dentoalveolar

A formação de hematomas, muito comum nesta área, atua como um fator complicador do processo cicatricial, favorecendo a deiscência da sutura. Esta, geralmente pontual, não é incomum, mantendo, mesmo assim, um favorável curso cicatricial. Recomenda-se a colocação de um guia cicatricial para a proteção do palato, prevenindo complicações pós-operatórias.

A exérese de toros mandibulares inicia pelo bloqueio regional dentário inferior com o nervo lingual incluído. Uma incisão linear sobre a borda alveolar, em pacientes desdentados, ou em envelope das papilas gengivais por lingual, em pacientes dentados, permitirá um descolamento subperiostal. Este deve ser cuidadoso, incluindo o plano periostal, em razão da fragilidade da mucosa.

O afastamento e a proteção do retalho dependem do uso de espátulas ou descoladores delicados. Estes, apoiados no contorno inferior do processo, terão estabilidade e efetividade no afastamento e na proteção do retalho e tecidos circunvizinhos. Nas protuberâncias menores, são utilizadas brocas e fresas de tamanhos adequados ao espaço cirúrgico.

Em casos de lesões maiores, brocas esféricas e cilíndricas possibilitam traços de osteotomia, criando planos de clivagem entre o toro e a base óssea para aplicação de cinzéis e osteótomos. Fresas para alisamento da cortical óssea complementam a cirurgia, seguidas de cuidados com a ferida operatória e suturas a pontos isolados.

Uma desvantagem da exérese feita exclusivamente pelo desgaste escalonado com brocas é a não obtenção de material para exame anatomopatológico. Entende-se que qualquer toro pode ser interpretado como uma variação anatômica sem precedentes neoplásicos e sem indicação imperativa do exame. As descrições microscópicas relatam apenas massa de osso cortical lamelar denso ou ebúrneo. Particularmente, entendemos que a obtenção do resultado histopatológico é a conduta profissional acertada, independentemente do seu resultado. Por sua presença frequentemente bilateral na mandíbula, nominamos esse evento de *tori mandibularis*.

Nas Figuras Figs. 9.6 a 9.10 é apresentado um caso clínico de remoção de toro palatino.

ATENÇÃO

Quando houver variações na consistência ou irregularidades na superfície, associadas ou não a relatos de desenvolvimento rápido, devem ser coletadas amostras para análise microscópica. Também deverá ser considerada a indicação desse exame em pacientes fóbicos.

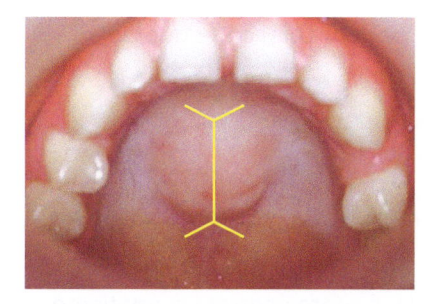

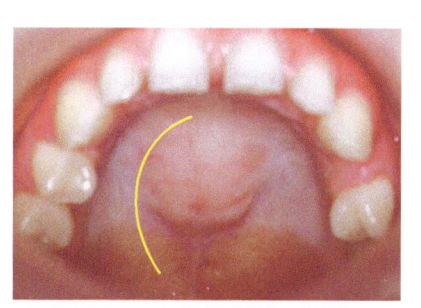

Figura 9.6 – Imagem típica de toro palatino localizado simetricamente a partir da linha média da maxila. A indicação de remoção depende do prejuízo funcional, neste caso, relacionado com o traumatismo recorrente na área. Para o acesso cirúrgico, a incisão na fibromucosa do palato poderá ser linear sobre linha média (incisão em Y ou duplo Y) ou semilunar unilateral.

Figura 9.7 – Imagem de tomografia computadorizada em corte coronal que permite visualizar uma protuberância óssea na superfície maxilar palatina bem delimitado, sem invasão das fossas nasais, sugerindo diagnóstico de toro palatino. A intervenção cirúrgica não deve comprometer o assoalho nasal nem estabelecer uma comunicação buconasal.

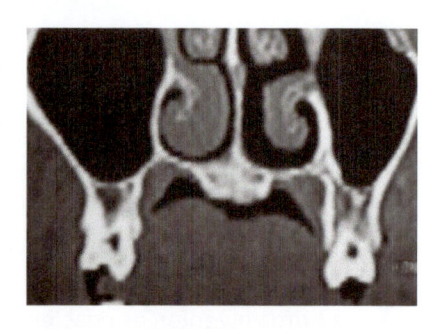

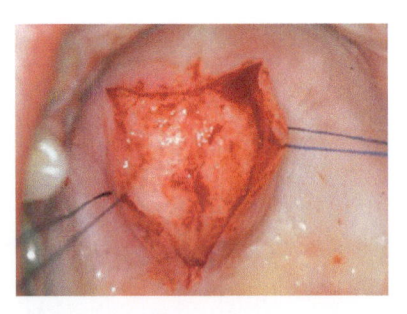

Figura 9.8 – Imagem transcirúrgica com retalhos suspensos por reparo com fios de sutura. A incisão em Y, com divertículos anteriores protege o forame nasopalatino e cria dois retalhos para acesso à área cirúrgica.

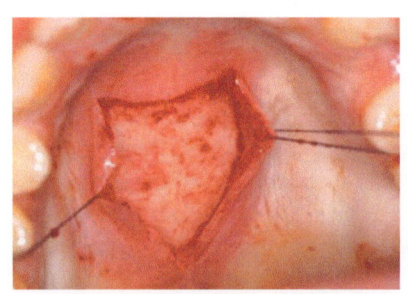

Figura 9.9 – É visível a integridade óssea proveniente da exérese do toro e subsequente cuidados com a ferida cirúrgica.

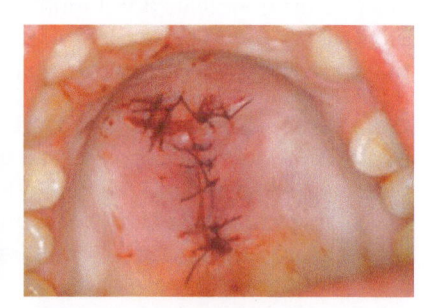

Figura 9.10 – Imagem transoperatória da fase final de síntese dos tecidos. A sutura com pontos isolados foi realizada com fio absorvível poliglactina 910. Não se recomenda o uso de fios não absorvíveis (tipo nylon) em razão do risco de deiscência de sutura e importante desconforto para o paciente até a remoção dos pontos devido às características do fio.

REMOÇÃO DE HIPERPLASIA FIBROSA INFLAMATÓRIA

Também conhecido como epúlide fissurada (*epulis fissuratum*), esse tipo de lesão é um processo proliferativo não neoplásico, frequentemente associado a próteses mucossuportadas mal adaptadas. Pequenas lesões, geralmente recentes, tendem a diminuir ou mesmo desaparecer quando cessam os estímulos irritativos, seja pelo desuso controlado da prótese ou por seu ajuste, associado ou não à aplicação de condicionadores teciduais resilientes. As lesões persistentes de diferentes tamanhos podem apresentar dobras teciduais únicas ou múltiplas.

⚡ As hiperplasias, mesmo que originadas da má adaptação da prótese, funcionam como fator de desadaptação protética. Na etiologia e no desenvolvimento da hiperplasia, instala-se um círculo vicioso entre o aparecimento e a permanência do processo, no qual a adaptação da prótese é o agente causal.

Em razão da compressão prolongada, podem ocorrer traumatismo, ulcerações e perda óssea subjacente, com sintomatologia dolorosa. As lesões manifestam-se no sulco gengivolabial e gengivojugal de ambos os maxilares, na região lingual da mandíbula, na mucosa do palato duro e sobre a crista óssea alveolar, principalmente na maxila. A região anterior é afetada com maior frequência.

A hiperplasia fibrosa inflamatória acomete pacientes idosos, exigindo a avaliação pré-cirúrgica também sobre o aspecto clínico médico. Do ponto de vista local, a suspensão do uso da prótese na semana que antecede a cirurgia favorece a regressão da lesão e da inflamação associada, deixando os tecidos menos friáveis e sangrantes. Contudo, nem sempre os pacientes aceitam essa conduta.

A indicação anestésica depende não só da localização e da extensão da lesão, mas também das condições sistêmicas do paciente. Na anestesia local, o bloqueio das áreas é complementado por infiltração terminal, para o benefício da vasoconstrição na área. Entretanto, a injeção do líquido anestésico não deve prejudicar a visão do plano tecidual limítrofe entre a lesão e os tecidos subjacentes. A anestesia geral ou geral assistida com sedação constituem outras opções a ser consideradas pelo paciente, seu médico e o cirurgião bucomaxilofacial.

A **remoção cirúrgica** se faz pela excisão completa da lesão, que deve ser limitada pela apreensão do seu volume. A aplicação das pinças tipo Allis numericamente dependentes da extensão da lesão permite a tração dos tecidos e uma excelente exposição dos limites incisionais da hiperplasia. Pinças hemostáticas curvas, fixadas paralelas à base da hiperplasia ou superfície óssea, permitem uma incisão em área isquêmica, não sangrante. Um reparo com fios de sutura oferece maior mobilidade ao processo hiperplásico, porém compromete a hemostasia.

A incisão com lâmina 15 ou 15C deve ser feita em forma elíptica, acompanhando a borda em continuidade com a mucosa bucal. A diérese pode ser completada por divulsão e corte dos tecidos, realizados com o uso de tesouras como Iris ou Metzenbaum. Completada a excisão, são revistas a hemostasia e o leito cirúrgico.

Alternativas tecnológicas mais exangues são produzidas pelo eletrocautério e pelos *lasers* ablativos de alta intensidade, com propriedades físicas de coagulação sobre as superfícies cruentas.

O tipo de síntese utilizado define o resultado pretendido para a anatomia da área. Preferencialmente, indica-se o uso da sutura de aproximação borda a borda; contudo, nas hiperplasias maiores, essa síntese determinará perda da profundidade ou da altura do sulco e, consequentemente, de área chapeável para a inserção da prótese mucossuportada.

O tecido hiperplásico removido é encaminhado para exame histopatológico e diagnóstico definitivo. Decorrido o período de reparo e epitelização da ferida cirúrgica, o paciente deve ser encaminhado para a construção de uma nova prótese, com melhor adaptação. É comum observar a recorrência das hiperplasias fibrosas inflamatórias sob próteses suportadas em bordas alveolares atrofiadas. Nesse caso, a remoção dos processos hiperplásicos dos tecidos moles pode ser associada às técnicas de sulcoplastia.

As Figuras 9.11 a 9.15 apresentam um caso clínico de hiperplasia fibrosa inflamatória.

SAIBA MAIS

A prótese em uso pelo paciente pode atuar como guia de cicatrização em cirurgias de hipertrofias gengivais, alveoloplastias e sulcoplastias, entre outras. Para tanto, após a regularização dos flancos periféricos, é reembasada com cimento cirúrgico ou pasta condicionante de tecidos moles. Sua permanência em boca protege a área suturada e comprime os planos teciduais, evitando a formação de coágulos, além de permitir uma cicatrização em segunda intenção.

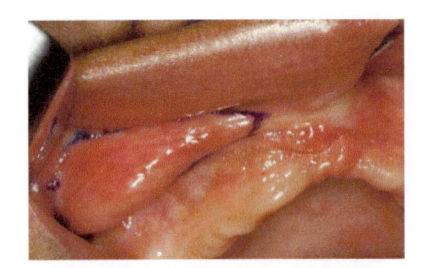

Figura 9.11 – Aspecto intrabucal pré-operatório de uma hiperplasia mucosa inflamatória de prega única inicialmente delimitada com uso de azul de metileno. Paciente portador de prótese total superior mal adaptada de longa evolução.

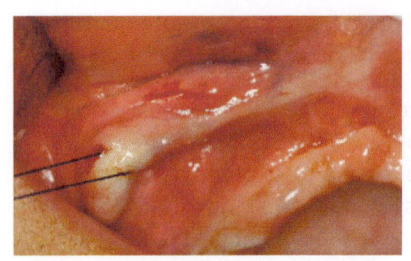

Figura 9.12 – Após a anestesia local, uma laçada com fio de sutura favorece a tração da lesão, facilitando a complementação do exame e possibilitando a completa delimitação do processo e acesso para as áreas de incisão.

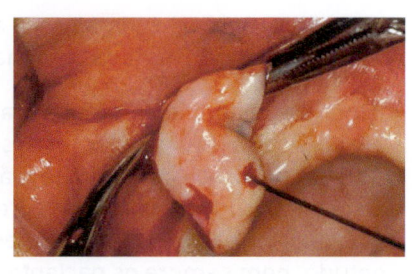

Figura 9.13 – Pinçamento anterior e posterior convergentes em direção ao fundo de sulco com pinças hemostáticas. São realizadas incisões na porção externa da pinça, permitindo adequada hemostasia.

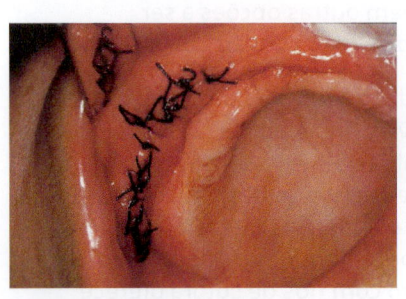

Figura 9.14 – Sutura a pontos isolados simples no fundo de sulco vestibular sem exagerada tensão do nó. O uso da prótese do paciente previamente adaptada com materiais reembasadores facilita o processo cicatricial, moldando o fundo de sulco.

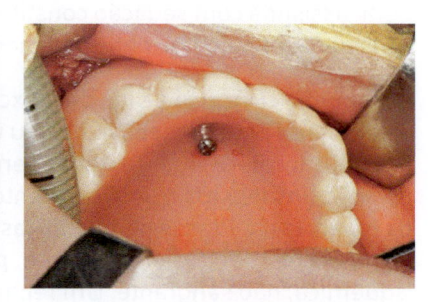

Figura 9.15 – Em casos de pouca retenção da prótese, esta poderá ser fixada por parafusos transalveolares servindo como guia de cicatrização. Para este procedimento, o paciente foi submetido à anestesia geral.

CIRURGIA DOS SULCOS GENGIVOLABIAL E GENGIVOJUGAL

O grau de reabsorção óssea dos maxilares edêntulos pode ser compensado pelo aumento do volume da borda alveolar, envolvendo procedimentos que incluem desde a sulcoplastia até os enxertos ósseos. Nos sulcos vestibular (na maxila) e vestibular e lingual (na mandíbula), para aumento virtual do alvéolo, são corrigidos tanto os frênulos e bridas como as inserções musculares.

LEMBRETE

A presença do sulco vestibular, além de importante na reabilitação por prótese dentária, é essencial para a motricidade adequada dos lábios, auxiliando nos processos fonoarticulatórios e na mímica facial.

Atualmente, a indicação dessa cirurgia é menos frequente, em razão do advento da osseointegração com implantes. Porém os princípios que regem a manutenção anatômica dos sulcos gengivolabial e gengivojugal ainda hoje são aplicados nas cirurgias reconstrutivas de perdas teciduais por ablação de tumores, defeitos esqueléticos adquiridos ou congênitos ou sequelas de traumas.

Os **frênulos** e **bridas** em bordas desdentadas têm uma inserção virtualmente baixa que interfere na adaptação, no conforto e na estabilidade da prótese mucossuportada. Tanto a frenulectomia labial superior e inferior quanto a bridectomia tratam de liberar a inserção óssea alveolar dessas pregas teciduais, que continuam por uma fixação na musculatura facial da mímica ou se estendem a partir do músculo genioglosso.

A **remoção cirúrgica** inicia por uma incisão elíptica, supraperióstica, que envolve o frênulo ou a brida no sentido longitudinal de forma bilateral apenas por vestibular. Na forma de retalho dividido, uma divulsão provoca a separação dos tecidos supraperiostais, mantendo o periósteo íntegro. Essa manobra pode ser realizada pela fricção de torunda de gaze. Após uma leve divulsão com tesoura romba, no fundo de sulco, a sutura a pontos isolados aproxima esses bordos da mucosa. Na região da crista óssea alveolar, a dificuldade de aproximação dos bordos pode sugerir uma cicatrização em segunda intenção, protegida pela prótese. Seu resultado favorece a adaptação mais profunda do flanco vestibular da prótese.

SULCOPLASTIA VESTIBULAR

A sulcoplastia vestibular varia desde o tratamento submucoso fechado, supramucoso aberto, cicatrização em segunda intenção, enxerto de mucosa e pele, envolvendo ou não alveolotomias na região. Mesmo que praticada em ambos maxilares, sua indicação é mais frequente na mandíbula. Isto se deve às características locais de menor área de inserção e maior inadaptabilidade das próteses mucossuportadas.

A indicação de reabilitação bucal com o emprego desta técnica pode ser uma solução para pacientes que não possuem acesso ou indicação para reabilitação implantossuportadas.

A **sulcoplastia de Kazanjian** (Fig. 9.16) pode abranger totalmente a borda alveolar ou estar delimitada por regiões segundo a necessidade. Em pequenas áreas, a anestesia pode ser local. O envolvimento de todo o alvéolo eleva o tratamento a um maior porte, com anestesia geral, devendo, então, ser realizado por profissional especialista em cirurgia bucomaxilofacial.

A técnica cirúrgica para a região labial inferior é feita na área alveolar entre os caninos ou pré-molares. A anestesia local bilateral dos nervos mentuais é complementada por infiltrações terminais no fundo de sulco vestibular. Uma incisão linear horizontal estende-se

SAIBA MAIS

A sulcoplastia de Kazanjian, publicada em 1935, foi a primeira proposta de aprofundamento de sulco. Também é conhecida como vestibuloplastia com retalho de Kazanjian ou por retalho transposicional.[1]

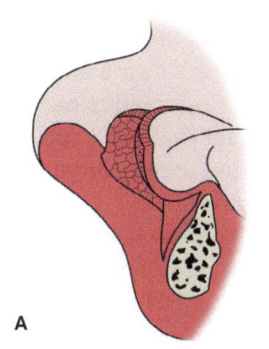

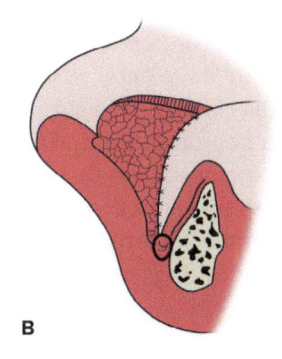

Figura 9.16 – A técnica de Kazanjian, com incisão no ventre do lábio, foi a precursora das técnicas cirúrgicas para plastias de sulco.

transversalmente na mucosa do ventre labial. Sua extensão deverá abranger a área cirúrgica pretendida.

A partir de uma divulsão superficial, obtém-se um delgado retalho mucoso pedunculado que se estende até a região supraperiostal vestibular da borda alveolar. Neste momento, é importante não incisar nem descolar o periósteo. Os músculos mentual e abaixador do lábio inferior, inseridos, poderão ser superficialmente dissecados, criando-se, em profundidade, o espaço desejado para a futura adaptação da prótese. No momento dessa dissecção, com tesouras curvas e torundas de gaze, deve-se também dar atenção aos cuidados para a proteção dos nervos mentuais.

O retalho deslizante é adaptado sobre a superfície periosteal cruenta. Por meio de pontos isolados, a mucosa é suturada na nova profundidade. A ferida cirúrgica do lábio terá uma cicatrização em segunda intenção, ou seja, uma epitelização secundária dispensando a sutura no local. Recomenda-se o uso de um guia para cicatrização no local.

A **sulcoplastia de Clark** (Fig. 9.17), proposta em 1953, baseia-se no conceito de Kazanjian.[2] A técnica cirúrgica envolve uma incisão supraperiostal, ao contrário de Kazanjian, localizada levemente inferior a crista alveolar, com seus divertículos sobre a região de caninos ou pré-molares. Na cuidadosa divulsão e corte de tecidos realizados com tesouras curvas e torundas de gaze, é desprendida a parte superficial das fibras musculares e removidas porções do tecido adiposo, sem lesão dos nervos mentuais. Neste momento, não devem ser usados descoladores, protegendo-se, assim, o periósteo.

Esta mobilização no tecido vestibular, em direção profunda, a partir da borda alveolar, avança no ventre labial, liberando o retalho mucolabial. Após a hemostasia, sua borda cruenta livre é suturada com pontos isolados nas inserções musculares vestibulares profundas, protegendo o ventre do lábio e deixando como área cruenta o periósteo. O guia cirúrgico ou a prótese, previamente preparados e fixados com ligaduras circunferenciais, organizam a cicatrização local.

Na técnica de Clarck, a área cruenta localiza-se sobre o periósteo, evoluindo da granulação para a epitelização com menor contração e fibrose dos tecidos cicatrizados. Mesmo assim, é preciso considerar uma imprevisibilidade na perda de até um terço da profundidade alcançada no transcirúrgico. Por isso, recomenda-se uma sobrecorreção, que deve estar associada a uma altura óssea alveolar adequada. O guia cirúrgico e a sutura poderão ser removidos na terceira semana pós-operatória. A técnica pode ser realizada sob anestesia local, em casos em que a perda de altura óssea alveolar não atinja o limite de inserção muscular. Do contrário, na necessidade de maior extensão do aprofundamento do sulco, está indicada a realização do procedimento em ambiente hospitalar sob anestesia geral.

Nas Figuras 9.18 a 9.24 é apresentado um caso clínico de aprofundamento de sulco utilizando-se a técnica de Clark.

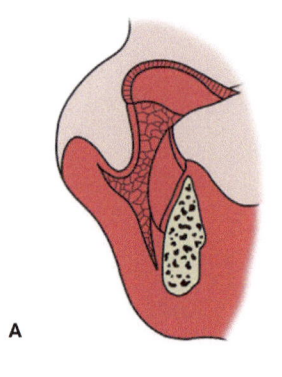

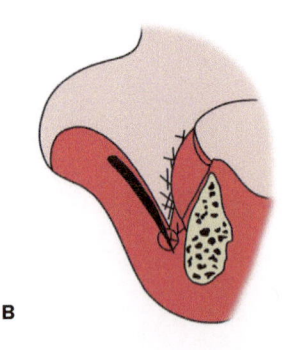

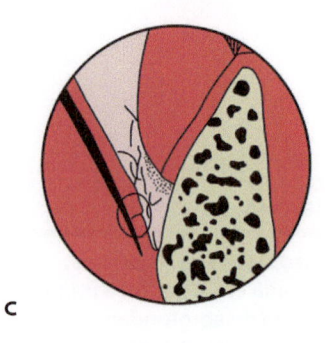

Figura 9.17 – A ténica de Clark caracteriza-se pela incisão supraperiostal na face vestibular do rebordo alveolar com deslocamento do retalho para caudal e sutura no fundo de sulco vestibular.

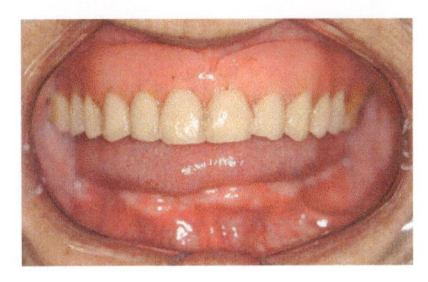

Técnica Anestésica, Exodontia e Cirurgia Dentoalveolar

Figura 9.18 – Aspecto clínico de paciente edêntula total com irregularidades ósseas e gengivais no processo alveolar inferior, associado a pouca profundidade de sulco vestibular. Relata dor e desconforto, que impossibilitam o uso da prótese mucossuportada inferior.

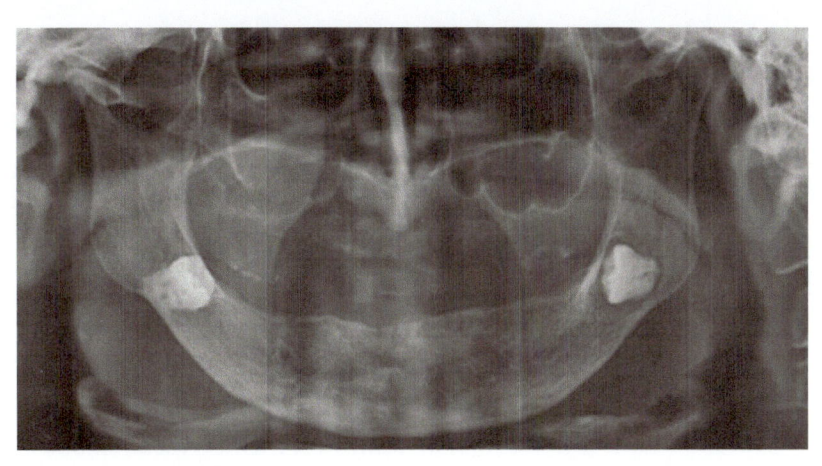

Figura 9.19 – Radiografia panorâmica indica a presença de dentes 38 e 48 retidos. A excelente altura óssea vertical da região anterior da mandíbula sugere indicação de aprofundamento de sulco vestibular para melhor estabilidade e retenção da prótese.

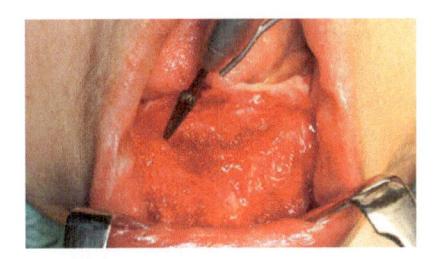

Figura 9.20 – A partir de uma incisão supraperiostal, localizada levemente superior à crista alveolar e divertículos sobre a região de pré-molares, pela técnica de Clark, expõe-se, com reduzido descolamento subperiostal, a crista óssea alveolar, possibilitando a sua regularização. A extensão supraperiostal do retalho possibilita o aprofundamento de tecidos moles desejado. A mucosa vestibular será retraída para uma posição inferior e suturada no fundo de sulco, mantendo-se como camada protetora do ventre labial.

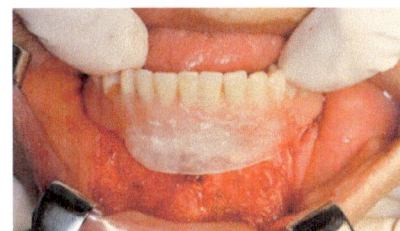

Figura 9.21 – A prótese guia, previamente preparada no laboratório protético, deverá sustentar o cimento cirúrgico sobre a ferida, sendo mantido no pós-operatório como guia de cicatrização no aprofundamento do sulco.

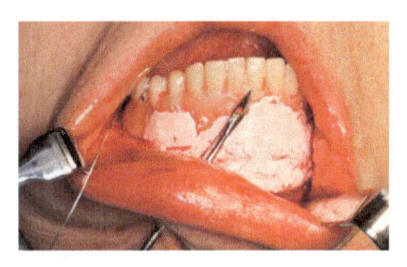

Figura 9.22 – Imagem transoperatória (procedimento em centro cirúrgico sob anestesia geral) na qual se observa o guia preenchido com cimento cirúrgico e adaptado por impressão direta dos tecidos para cicatrização da face vestibular do rebordo alveolar em segunda intenção. Observa-se a agulha passa-fio realizando as cerclagens mandibulares para imobilização da prótese guia.

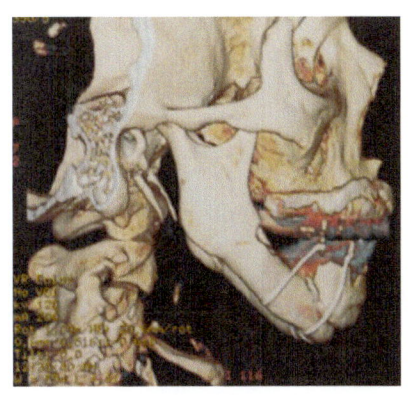

Figura 9.23 – Imagem de tomografia computadorizada 3D. Observa-se na mandíbula a prótese guia retendo o cimento cirúrgico. O guia-cicatricial é mantido por ligaduras circunferenciais na mandíbula.

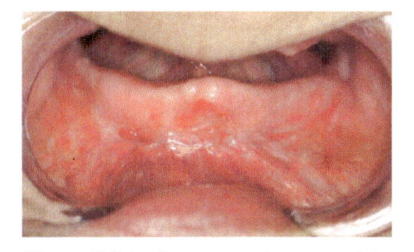

Figura 9.24 – Imagem pós-operatória aos 60 dias. Observam-se duas pequenas áreas residuais em cicatrização. A estrutura mucosa de aspecto sadio permite o uso de uma prótese total provisória, que poderá ser substituída aos 6 meses pós-operatórios. A extensa área alveolar obtida possibilita a retenção da prótese total. A técnica não exige enxertos ósseos ou mucosos.

RECONSTRUÇÃO ALVEOLAR

As **próteses dentossuportadas** podem receber correções morfológicas de bordas alveolares em áreas de pônticos de próteses fixas. Apesar de indicações mais restritas, continuam sendo aplicadas. O preenchimento subperióstico com materiais granulados biocompatíveis prevê a recuperação tanto funcional como estética do volume gengival. A técnica varia de acordo com a amplitude da área a ser reconstruída e a presença de prótese cimentada fixa ou provisória.

A **reconstrução cirúrgica** com prótese dentossuportada provisória e removível é a mais recomendada, pois viabiliza um acesso livre à área a ser tratada. Após anestesia local terminal, uma incisão de Neumann modificada desliza sobre a borda alveolar desdentada, estendendo-se, por vestibular, por mais um dente, bilateralmente. O retalho descolado permite expor a superfície alveolar côncava. O biomaterial de implante granulado é então depositado, e, com o retalho reposto, avalia-se o volume da reconstrução. Confirmado o resultado, aplica-se a sutura por pontos isolados. A prótese provisória volta a ser fixada em sua posição original. Nesta técnica, as correções verticais ou de altura alveolar são menos abrangentes que a recomposição do volume vestibular. Recomenda-se aguardar um mínimo de 3 meses para confirmar o resultado obtido e iniciar a construção de prótese definitiva.

As **próteses implantossuportadas** resultaram da osseointegração e promovem diferentes técnicas de reconstrução ósseo-alveolar. A deposição e sepultamento de biomateriais, a elevação do assoalho sinusal e a lateralização do feixe alveolar inferior somam-se ao desenvolvimento das técnicas de enxertos. Estes, biológicos, classificados de acordo com a vascularização, o doador, e a área doadora e o leito receptor, entre outros, favorecem as reconstruções no esqueleto maxilomandibular em distintas grandezas e portes cirúrgicos.

A osteotomia em Viseira (visor) foi descrita por Härle[3] para minimizar as reabsorções dos enxertos ósseos livres sobrepostos (*onlay*) na mandíbula. É projetada para manter a inserção muscular e o suprimento nutritivo no segmento ósseo lingual. Neste procedimento, realizado sob anestesia geral em ambiente hospitalar, a mandíbula é dividida no sentido vestíbulo-lingual, por meio de uma osteotomia vertical que se estende até a área dos primeiros molares. Nas duas extremidades são realizadas osteotomias verticais, na corticolingual, liberando o segmento. Livre e vascularizado, este segmento é tracionado no sentido superior e fixado com fios de aço inoxidável. A desvantagem da técnica além de parestesia, está na presença da crista alveolar residual mais aguda e em degrau. Para melhorar o resultado foi proposto enxerto ósseo autógeno (crista ilíaca) ou alógeno (banco de ossos ou biomateriais) no plano e fenda vestibulares. Os dois segmentos são fixados com fio metálico, placas e parafusos.

O **enxerto vascularizado restrito em viseira** tem sido indicado na nossa experiência, para fixação de dois a quatro implantes osseointegrados. As osteotomias verticais são colocadas, se possível simetricamente, na cortical lingual dos caninos ou primeiro pré-molar. Uma osteotomia vestibular horizontal divide a altura óssea do mento, mantendo a dimensão de dois terços para a base mandibular. A clivagem óssea divide e libera o segmento. Este, vascularizado por lingual, mantém suficiente aporte sanguíneo. Com microplacas e parafusos, o segmento é fixado mantendo um patamar interposto que poderá ser preenchido com biomaterial. O retalho mucoperiósteo liberado recobre a área. A sutura em U horizontal pode ser mesclada com pontos isolados. Aos resultados de menor reabsorção dos enxertos e parestesia reversível, soma-se a área restrita em altura e comprimento que não fragiliza o corpo mandibular. O segmento horizontal superior, mesmo mais delgado, oferece boa sustentação e nutrição para os enxertos e fixação aos implantes.

CIRURGIAS PRÉ-PROTÉTICAS E ANOMALIAS DENTOFACIAIS

Cirurgias pré-protéticas podem ainda ser combinadas com outros tipos de cirurgias, como dentofaciais, quando há necessidade de corrigir a relação anatomofuncional dos maxilares, além de sua morfologia intrínseca. Dentre estas, as intervenções ortognáticas, distrações osteogênicas, e as reconstruções com enxertos ósseos ou biomateriais são as mais frequentes.

A evolução da sobrevida de pacientes submetidos a cirurgias ressectivas bucomaxilofaciais, bem como sequelados por trauma facial, nos quais o cirurgião-dentista se depara com extensos defeitos de morfologia variável, é o desafio contemporâneo da cirurgia pré-protética. A radioterapia é ainda o agente mais frequentemente utilizado nas terapias de tumores malignos de cabeça e pescoço, impondo sequelas de perda de volume e elasticidade teciduais, bem como o risco aumentado de osteomielite devido à osteorradionecrose. Mais recentemente, a descrição de osteonecrose secundária ao uso de bisfosfonatos, especialmente como quimioterápicos antineoplásicos endovenosos, tem suscitado muitas discussões diante da falta de fatores marcadores preditivos. A administração por via bucal desses fármacos está associada com menor frequência ao problema.

Com o aumento da longevidade, as reabilitações protéticas dentárias alcançam não apenas pacientes de idade avançada, mas também aqueles sistemicamente comprometidos por doenças crônicas, imunodeficiências e sequelas ou iatrogenias adquiridas. Na especialidade de cirurgia e traumatologia bucomaxilofaciais, a indicação de correções das anomalias esqueléticas maxilomadibulares deve também ser considerada nos tratamentos pré-protéticos.

CONSIDERAÇÕES FINAIS

A reabilitação dental contribui para as funções mastigatórias, respiratórias, de deglutição e de fonoarticulação ao preencher espaços livres com estruturas funcionais protéticas.

Cirurgia na odontopediatria

O atendimento odontológico na pediatria requer do profissional o conhecimento e o domínio dos fatores de crescimento e desenvolvimento que caracterizam o paciente dessa faixa etária. A partir do diagnóstico e da consequente indicação do tratamento, o prognóstico deve ser avaliado, discutido e interpretado quanto às suas consequências futuras.

O tratamento, seja cruento ou incruento, deve incluir as visões transdisciplinar, e o aspecto psicológico da relação paciente-profissional deve ser fortalecido. As reações de medo e rejeição ao desconhecido são esperadas. Confiança, empatia, respeito, determinação e segurança devem ser fortalecidos na relação com o paciente, demonstrando respeito a seu espaço, sua integridade física e sua emocionalidade.

OBJETIVOS DE APRENDIZAGEM

- Analisar as peculiaridades relativas ao atendimento odontológico do paciente pediátrico
- Conhecer os exames iniciais usados para o diagnóstico em odontopediatria
- Conhecer técnicas cirúrgicas utilizadas em odontopediatria
- Discutir o atendimento à criança vítima de trauma

DIAGNÓSTICO

Os **exames iniciais** envolvem o reconhecimento dos sinais e sintomas, as condições sistêmicas e as informações obtidas por exames de imagem, bem como o diálogo com o paciente e seus familiares.

Pacientes portadores de necessidades especiais devem ter seu manejo e tratamento integrado por profissional capacitado.

Os **sinais e sintomas** podem ou não resumir-se à queixa do paciente. A partir de um dente comprometido por cárie ou alterações odontogênicas, abre-se um leque de possibilidades de exames necessários para o diagnóstico de lesões e até de síndromes com comprometimentos sistêmicos ainda não diagnosticados. As **condições sistêmicas** desses pacientes normalmente são mantidas e controladas pelo pediatra-assistente. A avaliação médica para a possibilidade de uma intervenção cirúrgica requer a obtenção de exames atualizados.

LEMBRETE

Os exames de imagem são indispensáveis ao atendimento cirúrgico odontopediátrico.

Dentre os exames de imagem disponíveis, a **radiografia panorâmica** mantém-se como primeira escolha. Esse exame, que pode ser solicitado para pacientes a partir dos 5 anos de idade, apresenta uma visão das estruturas ósseas maxilomadibulares, incluindo seios maxilares, fossas nasais e articulações temporomandibulares, e permite a detecção de alterações estruturais, numéricas e tumorais nas fases importantes da odontogênese. Sua aplicabilidade na avaliação do crescimento e desenvolvimento da criança se estende ao arquivamento de informações pregressas na criação de uma base de dados com história de saúde disponíveis para um atendimento futuro.

SAIBA MAIS

A panorametria, proposta graficométrica a partir de imagens panorâmicas convencionais ou de tomografia computadorizada de feixe cônico, apresenta novas perspectivas para estudos relacionados ao esqueleto da mandíbula e das estruturas dentárias nela contidas.

As radiografias periapicais, que garantem excelentes condições de visualização e interpretação, são indicados para exames focais sobre a área limitada a ser tratada. Imagens computadorizadas, como as obtidas por tomografia (TC) e por imagem de ressonância magnética (IRM), caracterizam-se pela amplitude e pela especialização das informações disponibilizadas tanto para estruturas ósseas quanto para tecidos moles. Embora estejam cada vez mais difundidas, sua indicação deve ser apropriada e racional, evitando a exposição à radição desnecessária do paciente.

O diálogo entre paciente, profissional e o responsável pelo paciente tem início na primeira consulta e se estende a todas as visitas pré e pós-operatórias. O paciente pediátrico hoje dispõe de muita informação, e o planejamento do tratamento deve ser esclarecido em uma linguagem compatível com sua idade e interesse, com acompanhamento dos responsáveis. A dúvida mais frequente do paciente pediátrico é relacionada à presença ou não de dor.

A **dor** deve ser controlada nos distintos momentos do tratamento. Sua subjetividade varia em cada paciente, em distintas idades e em diferentes oportunidades. Gera respostas comportamentais na forma de choro, expressões mímicas faciais, contrações musculares e movimentos corporais de defesa, associados a aspectos fisiológicos, como sudorese e taquicardia. Sua compreensão e previsão podem alterar a indicação da anestesia local para sedação ou anestesia geral. Essas variáveis devem ser discutidas e avaliadas com os familiares e esclarecidas ao paciente (Ver Caps. 2 Conceito de dor e sua importância na clínica odontológica e 3 Anestesia na cirurgia dentoalveolar).

TÉCNICAS CIRÚRGICAS

Na odontopediatria, os atendimentos e as necessidades cirúrgicas seguem a mesma classificação geral de cirurgia de pequeno, médio e grande porte. A possibilidade de maior complexidade exigirá participações especializadas odontológicas e médicas. As alterações distribuídas nos diferentes tecidos e órgãos também podem estar sinalizadas como síndromes nas estruturas dentárias, musculares, esqueléticas e glandulares do sistema estomatognático. Independentemente do tratamento cirúrgico proposto, o conhecimento e o desempenho profissional, a informação e a participação dos familiares e o preparo e a confiança do paciente contribuem favoravelmente ao resultado.

EXODONTIA DE DENTE DECÍDUO

A exodontia de um dente decíduo envolve um alvéolo não apenas funcional, mas também protetor e incubador do dente permanente.

O osso alveolar é mais elástico, e, sob pressão, responde a uma rápida expansão e fácil luxação do dente. A coroa dentária, morfologicamente comparada à do dente permanente, apresenta protuberâncias cervicais mais pronunciadas e constrição cervical mais acentuada. É também mais ampla no sentido mesiodistal, em comparação com sua dimensão cervico-oclusal.

As raízes mais longas e afiladas, quando em avançado grau de reabsorção, facilitam a extração. Ao contrário, a presença de rizólise fisiológica incipiente ou irregular e reabsorções na furca ou no terço médio da raiz, sem atingir a porção apical, pode favorecer as fraturas radiculares. Nos molares decíduos, as raízes divergem no sentido apical, mantendo a face interna achatada e côncava, para alojar a coroa dos pré-molares. Assim, a estrutura radicular apresenta-se progressivamente com sua mecânica fragilizada e retentiva, criando dificuldades para a remoção do dente.

A indicação para a extração de um dente decíduo está basicamente relacionada a cárie avançada, fraturas de coroas e raízes, comprometimento pulpar, processo apical, alterações na erupção do dente permanente, rizólise alterada e anquilose. Ou seja, interferências na estrutura e na função que sejam clinicamente irrecuperáveis levam à indicação dessa exodontia.

A **técnica cirúrgica** da exodontia de dente decíduo obedece aos mesmos princípios da extração de um dente permanente. A diérese, a exérese, a hemostasia e a síntese são realizadas com instrumental cirúrgico básico associado ao uso de fórceps e elevadores pediátricos.

Os **fórceps** de uso pediátrico têm indicações e numerações específicas. Na extração dos dentes anterossuperiores e inferiores, após a apreensão com fórceps, provoca-se a luxação vestibulopalatina/lingual e a rotação mesiodistal, seguida de uma tração extra-alveolar levemente dirigida para vestibular, acompanhando o longo eixo dente. A remoção da peça finaliza a manobra de extração dentária. Todos os movimentos devem ser efetuados de modo sincronizado, formando um tempo único. Nos molares, é aplicada uma pressão de luxação vestibulopalatina/lingual, seguida pela tração no sentido expulsivo do alvéolo.

Os **elevadores apicais**, mais delicados que as alavancas, são indicados para a remoção de raízes fraturadas ou fragmentos radiculares. A **curetagem apical** não é recomendada, em virtude da grande probabilidade de lesar o germe do permanente. A **sutura** na exodontia sem intercorrências pode ser dispensada. Uma compressão feita com gaze, aproximando os bordos, será suficiente para a hemostasia e organização cicatricial.

A **odontossecção** na dentição decídua é indicada para os dentes molares nos quais a proteção do germe permanente é indispensável. A **ostectomia alveolar** pode ser aplicada nas extrações comprometidas por fratura e anquilose. A consequente exposição do dente e dos tecidos de sustentação contidos no osso alveolar evita acidentes e prejuízos, principalmente a geração de sequelas.

As complicações durante a exodontia relacionam-se à possibilidade de fratura radicular. Um pequeno fragmento de raiz abandonado no interior do alvéolo poderá ser reabsorvido. Se isto não ocorrer, a sua

---

ATENÇÃO

Ao contrário das extrações de dentes permanentes, na exodontia de dentes decíduos não é recomendado o movimento ou força de intrusão, a fim de preservar os germes dentários permanentes.

LEMBRETE

A indicação da técnica de odontossecção deve, sempre que possível, ser precedida pela técnica de ostectomia alveolar.

ATENÇÃO

Caso haja deslocamento acidental do germe, deve-se reconduzi-lo imediatamente à posição original, sendo protegido por sutura do alvéolo. Se o dente vizinho for luxado, deve ser imediatamente reinserido, e a ferida, suturada.

permanência pode se transformar em um obstáculo mecânico que impede a erupção fisiológica do dente permanente. Portanto, a extração deve ser atenta e atraumática.

Os **tecidos moles** apresentam uma vasta possibilidade de patologias que devem ser diagnosticadas e tratadas, não raro com um longo período de proservação. As alterações na gengiva, presença de freios ou frênulos hipertróficos, lesões nas glândulas salivares e na língua são passíveis de indicação de tratamentos cirúrgicos.

ULOTOMIA E ULECTOMIA

A **hiperplasia fibrosa focal** caracteriza-se pela formação de tecido conjuntivo fibroso, reacional ou de reparo, que resulta de irritação crônica, trauma e diferentes intensidades repetitivas em um mesmo local. Sua presença pode interferir na erupção pré-funcional, criando formas de retenção dentária subgengivais tanto do dente decíduo quanto do permanente. As técnicas cirúrgicas de ulotomia ou ulectomia criam uma solução de continuidade no tecido gengival, para erupção dentária livre.

A ulotomia e a ulectomia diferem entre si pela realização de uma incisão linear laterolateral na primeira e uma elíptica na segunda, limitando esta uma área para exérese do tecido gengivofibroso. Na presença de cistos de erupção, recomenda-se a ulectomia, que permite a coleta do tecido para o exame histopatológico. Essas duas técnicas não são indicadas para retenções dentárias intraósseas.

FRENECTOMIA

O tratamento cirúrgico dos **frênulos** pode ser feito pela técnica de frenectomia também conhecida por frenulectomia. Como exemplo, será descrita a frenectomia do lábio superior. Essa técnica visa eliminar as fibras transósseas, transeptais da linha média.

Frênulo

Dobra mucosa, também conhecida como freio. Inserida em uma estrutura fixa, prolonga-se até uma móvel, controlando e limitando os movimentos. Na cavidade bucal, são encontrados frênulos nos lábios superior, inferior e na língua.

Na maxila de pacientes dentados, a frenectomia é indicada como intervenção preventiva ou resolutiva no tratamento do frênulo do lábio superior hipertrófico, causador do diastema interincisivo. Como prevenção, essa operação concede espaço para fechamento do diastema antes da erupção dos dentes permanentes caninos ou durante a erupção dos incisivos laterais. O tratamento resolutivo passa a ter grande indicação durante o tratamento ortodôntico e periodontal. A técnica descrita a seguir consiste em uma variação da frenectomia descrita por Archer em 1951 e modificada por Puricelli em 2001.[1]

FRENECTOMIA DO LÁBIO SUPERIOR

A **anestesia** por infiltração local terminal deve atingir a área vestibular, junto ao frênulo, envolvendo a papila palatina (ver Cap. 3 Técnicas anestésicas em odontologia). A **delimitação cirúrgica** será realizada após a suspensão do lábio superior. Uma pinça mosquito reta (Halstead) é pressionada, fixando o frênulo junto ao ventre labial. Outra pinça Halstead, agora curva, com a face convexa apoiada no rebordo, fixa a porção alveolar do frênulo. Os extremos dessas pinças convergem e contatam na profundidade do sulco vestibular.

A **primeira incisão** é realizada com uma lâmina de bisturi nº 15 ou 15C deslizando sobre a superfície externa da pinça reta até atingir seu extremo no fundo de sulco. A pinça mantida em posição é suspensa pelo auxiliar, mantendo o campo exangue e desimpedido, com excelente visibilidade transcirúrgica.

A **segunda incisão**, deslizando pelas superfícies laterais da pinça curva, pode ser realizada com lâmina de bisturi nº 11, cumprindo um trajeto convergente da lâmina, de vestibular para palatino. O pinçamento permite movimentos de suspensão e leve lateralidade, facilitando as incisões contralaterais. O resultado será um corte linear sobre a sutura mediana, aprofundando-se para palatino entre as papilas gengivais.

Completadas as incisões, a pinça de Halsted curva é facilmente destacada, contendo a porção vestibular do frênulo do lábio superior. Ainda com a lâmina nº 11, realiza-se a incisão palatina, na forma triangular, com sua base voltada para a papila, aquém do forame nasopalatino. O tecido demarcado é removido por descolamento ou raspagem, realizado por foice periodontal "unha de gato" ou por sindesmótomo delicado. No lábio superior, a pinça reta é retirada. Os bordos da ferida cirúrgica, se necessário, poderão ser corrigidos ou reparados com tesouras delicadas. Destaca-se assim uma pequena margem de tecido inviável, permitindo a aproximação dos bordos vivos.

A sutura a pontos isolados é então aplicada na face ventral do lábio, cumprindo as funções de fechamento e hemostasia na ferida. No rebordo alveolar, uma estreita faixa de gaze é introduzida no espaço interincisivo, correspondente à sutura óssea intermaxilar. Uma fricção com movimentos contínuos vestibulopalatinos, e vice-versa, elimina os resíduos teciduais do frênulo, do periósteo e das fibras transeptais inseridas. Para impedir a laceração das papilas gengivais locais durante a fricção, a faixa de gaze deve atingir uma profundidade máxima, sobrepassando os limites da gengiva livre.

Os **cuidados com a ferida cirúrgica** se resumem à irrigação e à limpeza, mantendo as suas margens abertas. A pequena área óssea exposta protegida pelo cimento cirúrgico viabiliza a cicatrização em segunda intenção. Para uma melhor estabilidade, esse curativo deve ser colocado ainda na fase de trabalho, de vestibular para palatino, passando pelo espaço interdentário que lhe será retentivo. As papilas gengivais na área incisada não devem ser comprimidas, permitindo seu contato bordo a bordo. Essa proteção é autoexpulsiva e pode permanecer durante 24 a 48 horas ou mais, variando em cada paciente.

A **ostectomia** pode ser necessária quando os septos ósseos interincisivos apresentam-se na forma de U ou W. Seu diagnóstico radiográfico é realizado com filme periapical. Essas configurações ósseas, se não tratadas, poderão favorecer a recidiva ou a reversão do diastema após a frenectomia.

Brocas esféricas e cilíndricas de diâmetros compatíveis com a largura óssea interincisiva, agindo em rotação com velocidade controlada, realizam desgastes escalonados e paralelos ao longo-eixo dentário, eliminando o excesso ósseo inter-radicular, na linha média maxilar. Entretanto deve permanecer a reserva de septos ósseos para a proteção pericementária da raiz dos incisivos, ligamento periodontal e o nível da papila interdental. A ferida é tamponada com cimento. A colocação de um curativo compressivo de fita hipoalergênica na face externa do lábio superior encerra o tratamento cirúrgico.

Nas Figuras 10.1 a 10.8 é apresentado um caso clínico de frenectomia no lábio superior.

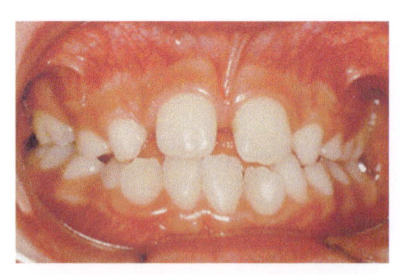

Figura 10.1 – Diastema interincisivo caracterizando frênulo labial hipertrófico. Paciente com dentição mista, presença dos dentes 52 e 62 e ausência dos dentes 13 e 23. Destaca-se a relação de espaço entre o perímetro dentário e o perímetro alveolar.

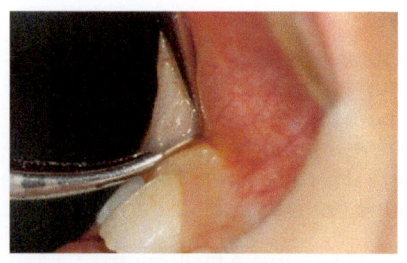

Figura 10.2 – Duplo pinçamento no ventre labial e sobre a face vestibular do rebordo alveolar, delimitando a estrutura do frênulo.

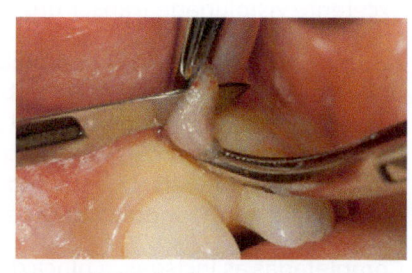

Figura 10.3 – A primeira incisão, sobre a face externa da pinça reta, deve prolongar-se até atingir seu extremo no fundo de sulco vestibular.

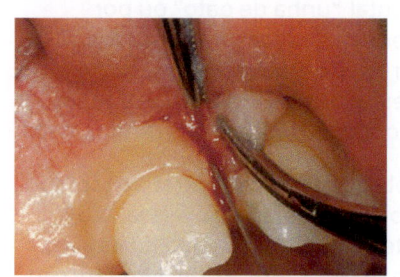

Figura 10.4 – Com a lâmina nº 11 do bisturi, realiza-se um corte oblíquo na porção lateral da pinça curva, convertido em direção palatina. Observar a manutenção do pinçamento no ventre labial com objetivo hemostático.

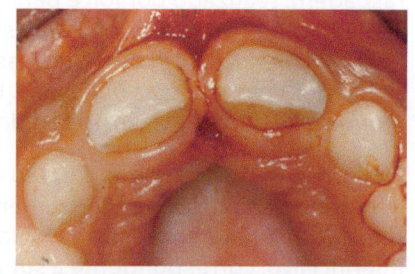

Figura 10.5 – Observa-se a extensão palatina da segunda incisão com terminação em formato triangular de base para a papila palatina e o ápice votado para vestibular. Essa técnica favorece a manutenção do contato das gengivas marginais entre os dentes 11 e 21, favorecendo a cicatrização e evitando a recessão gengival.

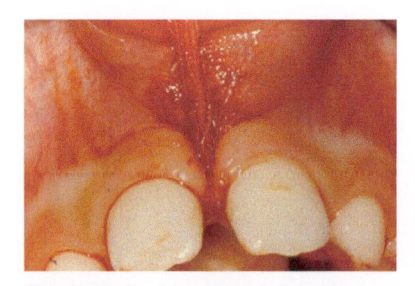

Figura 10.6 – Manobra de fricção realizada com gaze aberta.

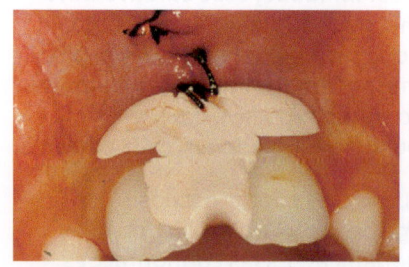

Figura 10.7 – Sutura realizada a pontos isolados na incisão labial e curativo cirúrgico na porção não suturada da ferida cirúrgica vestibulopalatina.

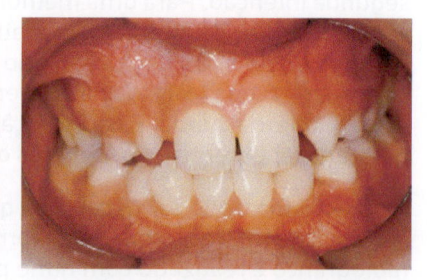

Figura 10.8 – Aspecto pós-operatório com o fechamento progressivo do diastema pelo estímulo das forças musculares do lábio e da língua.

FRENECTOMIA DA LÍNGUA

A frenectomia do freio ou frênulo da língua envolve a complexidade anatômica e funcional da região, cujo desconhecimento encoraja os cortes cegos da prega mucosa, também em recém-nascidos. A **anestesia** pode ser local e deve iniciar pelo ventre lingual, finalizando com infiltrações limitadas e de quantidade mínima no soalho da boca e no vértice da língua.

A **delimitação cirúrgica** surge a partir da transfixação de fio de sutura no ápice da língua. Este, mais longo, como reparo na cirurgia, é sustentado pelo auxiliar, mantendo a língua em posição ereta e simétrica e permitindo acesso ao ventre lingual e consequentemente ao frênulo. Uma pinça mosquito reta (Halstead) é pressionada no ventre lingual, fixando o frênulo junto à extremidade da crista lingual mediana. Outra pinça Halstead, agora curva, com a face convexa sobreposta à região das carúnculas, fixa a porção horizontal do frênulo. Essa posição protege a anatomia do soalho da boca. Os extremos dessas pinças convergem e contactam em profundidade no soalho da boca junto a área sublingual.

A **primeira incisão**, realizada com lâmina de bisturi nº 15 ou 15C, desliza sobre a superfície externa da pinça reta, de superior para inferior, até atingir seu extremo. A pinça mantida em posição permite um campo exangue e desimpedido, favorecendo a visibilidade no campo.

A **segunda incisão**, realizada com a mesma lâmina, desliza sobre a superfície côncava a pinça curva. Completadas as incisões, as pinças de Halsted são retiradas, e não é raro transportar nas suas pontas ativas o tecido removido.

Os **cuidados com a ferida cirúrgica** envolvem a regularização das bordas da ferida e a divulsão superficial submucosa. A sutura a pontos isolados inicia no ápice e termina junto à região sublingual do soalho da boca. Nesse momento, solicita-se ao paciente que movimente a língua, demonstrando sua liberação tanto para anterior quanto para superior e em lateralidade. A sutura na incisão horizontal sobre as carúnculas é desnecessária. Nessa área, a ferida cicatriza espontaneamente em segunda intenção e mantém a língua livre para mobilização indolor.

A **frecnotomia labial e lingual** resultante de uma incisão linear de liberação, sem remoção da porção tecidual fibrosa que compõe o freio. Paliativa, essa técnica se aplica aos pacientes edêntulos.

Nas Figuras 10.9 a 10.15 é apresentado um caso clínico de frenectomia lingual.

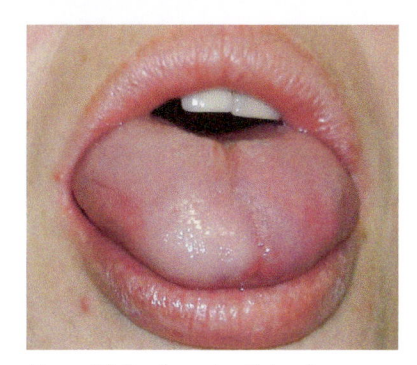

Figura 10.9 – Aspecto clínico de limitação de mobilidade lingual causada pela dimensão reduzida e pela pouca extensão funcional do frênulo da língua. O paciente apresentava queixa de dificuldade de fonação e tendência a vício postural da língua.

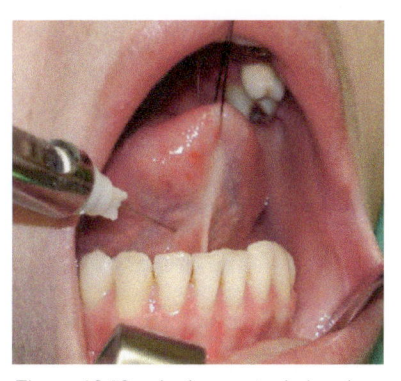

Figura 10.10 – Após anestesia local terminal infiltrativa submucosa no ventre e no ápice, a transfixação com fio de sutura permite a extensão e elevação da língua para visualização da área de interesse, complementando o ato anestésico e possibilitando sequência cirúrgica.

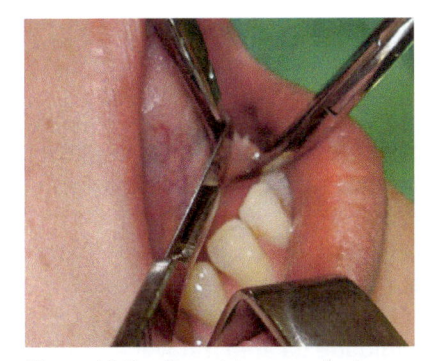

Figura 10.11 – O posicionamento das pinças hemostáticas delimita o tecido a ser removido e protege a anatomia do soalho da boca. O deslizamento da lâmina de bisturi sobre a superfície da pinça reta libera a porção superior do frênulo da língua.

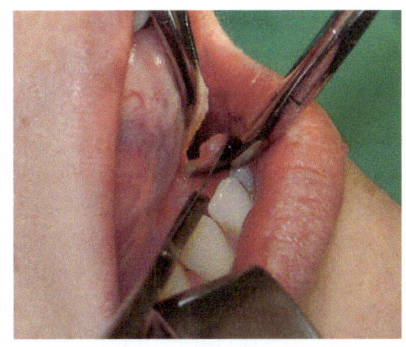

Figura 10.12 – O deslizamento da lâmina de bisturi sobre a superfície da pinça curva completa a remoção do freio.

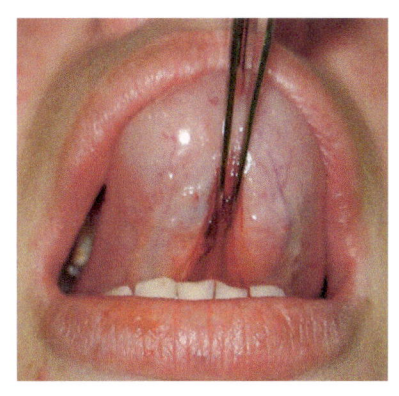

Figura 10.13 – A plastia dos bordos da ferida é realizada, possibilitando a aproximação simétrica dos bordos.

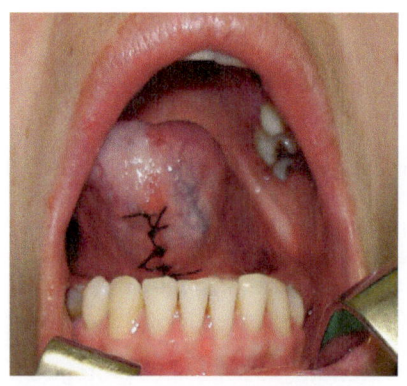

Figura 10.14 – A sutura a pontos simples isolados é realizada apenas no ventre lingual, não se estendendo para o soalho da boca. Imediatamente depois, o paciente inicia os movimentos linguais, comprovando sua mobilidade.

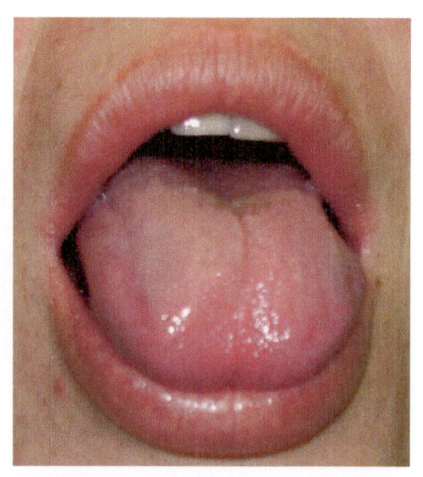

Figura 10.15 – Finalizada a intervenção cirúrgica, o paciente experimenta, ainda anestesiado, os primeiros movimentos liberados da língua.

EXCISÃO DA GLÂNDULA SALIVAR MENOR

Mucocele

Também conhecido como cisto de retenção salivar, resulta predominantemente de inflamação ou trauma no conduto excretor da glândula salivar menor. Quando profundo, apresenta consistência densa. Quando superficial, é elástico indolor à palpação e flutuante, com aspecto de uma vesícula translúcida ou levemente azulada.

A **glândula salivar menor** (GSM) é exócrina, distribuída em toda a extensão da mucosa bucal. Segundo sua localização, é denominada de palatina, bucal, lingual e labial. O **mucocele** ocorre com maior frequência no ventre do lábio inferior, resultante do trauma causado pela cúspide do canino superior. Sua forma convexa ou semiesférica pode atingir tamanhos que variam de milímetros até centímetros.

A excisão cirúrgica é a técnica indicada para remoção do mucocele e das glândulas salivares menores associadas. Essa extensão no campo cirúrgico busca evitar o aparecimento de novos processos císticos, muitas vezes confundidos como recidivas.

A **anestesia local** pode ser por bloqueio do nervo mentual ou terminal submucosa, cujas infiltrações terminais circundam a lesão. A solução anestésica não deve ser injetada no cisto. Quando no lábio inferior, pela apreensão bidigital e bilateral praticada pelo auxiliar, a área e a lesão serão limitados e expostos, favorecendo a intervenção cirúrgica.

As **incisões** são realizadas superficialmente na direção transversa à extensão lateral do lábio, atingindo apenas a mucosa. Duas incisões semicirculares, convergindo nos seus extremos, reproduzem a forma elíptica propositadamente construída para a apreensão e fixação da pinça. O pinçamento sobre a mucosa protetora da lesão favorece a divulsão e exposição progressiva do cisto. A visão das fibras musculares do lábio delimita a profundidade da área tratável e deve ser conservada.

Rânula

Lesão glandular salivar localizada no assoalho bucal.

Os **cuidados com a ferida cirúrgica** envolvem a limpeza, remoção das glândulas anexas expostas, regularização e comprovação da elasticidade dos bordos incisados. A sutura a pontos isolados, sem tensão, impede a deiscência da sutura, favorecendo a cicatrização em primeira intenção. A **mazurpialização** é uma técnica cirúrgica recomendada para o tratamento de **rânulas**.

Nas Figuras 10.16 a 10.18 é apresentado um caso clínico de remoção de mucocele.

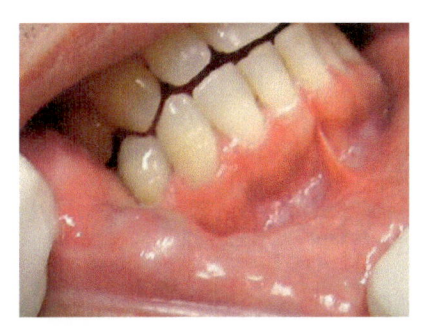

Figura 10.16 – Visão clínica de mucocele superficial, caracterizado pela consistência elástica, flutuação e aspecto levemente translúcida. Em razão de sua etiologia traumática, a lesão pode ser observada tanto em pacientes adultos quanto em pediátricos.

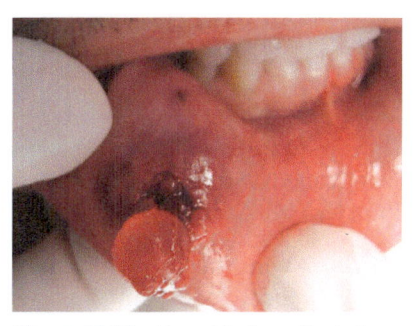

Figura 10.17 – Na cuidadosa divulsão dos planos teciduais, a glândula alterada é identificada e removida.

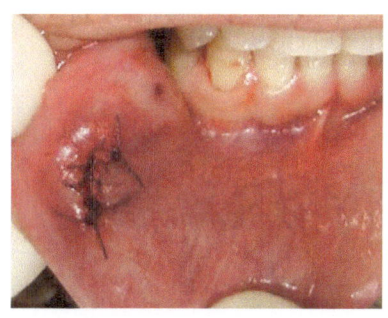

Figura 10.18 – Após os cuidados com a ferida, a sutura a pontos isolados é realizada com aproximação completa dos bordos cruentos. O material removido deve ser encaminhado para exame histopatológico.

ATENDIMENTO À CRIANÇA VÍTIMA DE TRAUMA

Nos pacientes pediátricos, a atenção ao crescimento e desenvolvimento sem sequelas é uma constante. Nesses pacientes, as fraturas dos ossos faciais são raras. Ao contrário dos adultos, sua estrutura maxilomandibular, tenra e elástica, suporta consideráveis forças de impacto, sem quebra da sua integridade. Contudo, entre as fraturas mandibulares, a condilar ou da cabeça do côndilo é a mais frequente, em razão de sua localização anatômica. Esse tipo de fratura pode comprometer a função da ATM.

O **atendimento tardio** pode mascarar as informações clínicas de um traumatismo. Na criança, o aparecimento de alterações no crescimento e desenvolvimento da face, inicialmente percebidas pela assimetria na estrutura do esqueleto e por alterações na oclusão dentária e nos movimentos mandibulares, deve alertar para um pregresso traumatismo. Eventualmente, a lesão do nervo facial pode estar associada a um trauma nesta área.

O **atendimento imediato** permite ordenar a crescente gravidade do traumatismo, pela soma de sinais e sintomas detectados. A identificação progressiva da presença e da gravidade de lesões, como contusão, edema, equimose e laceração na região mentual, associadas à maloclusão, permite agregar ainda lesões nos lábios e na língua, bem como traumatismos nos alvéolos e nos dentes.

Limitação na abertura e no fechamento da boca, movimento assimétrico da mandíbula (cuja lateralidade é mais dolorosa no

LEMBRETE

O trauma cria diferentes lesões nas estruturas teciduais, de forma aguda e inesperada. As consequências dos distintos graus de impacto, se não forem diagnosticadas e tratadas, perpetuam alterações funcionais e estéticas.

ATENÇÃO

Nos traumas leves, a possível ausência de dor e de lesões nas estruturas moles, a pouca limitação nos movimentos de abertura bucal e a dificuldade na obtenção de informações do paciente infantil podem levar a um exame incompleto com falso diagnóstico.

deslocamento contralateral à fratura) e palpação dolorida das ATMs são sinais e sintomas patognomônicos de fratura na mandíbula. O cirurgião-dentista é o profissional da área da saúde mais capacitado e preparado para reconhecer a normoclusão e a função mandibular anterior ao trauma, conduzindo o diagnóstico inicial.

FRATURA CONDILAR

LEMBRETE

Mesmo que as causas mais comuns da fratura condilar estejam relacionadas a acidentes no trânsito, esporte e jogos lúdicos, o profissional deve estar atento a possíveis maus-tratos à criança no meio familiar.

SAIBA MAIS

A fratura intracapsular interfere no crescimento e no desenvolvimento da mandíbula.

Fratura em galho verde

Fratura extracapsular com uma separação incompleta dos segmentos ósseos fraturados. Na criança, a maioria das fraturas do colo condíleo pertencem a essa categoria.

A fratura condilar resulta da ação de forças diretas ou indiretas transmitidas às regiões articulares uni ou bilateralmente. Quanto à sua localização anatômica, as fraturas condilares são classificadas em intra e extracapsular.

A **fratura condilar intracapsular** compreende a fratura da cabeça condilar, localizada acima da inserção da cápsula articular. Essa fratura ocorre em pacientes com menos de 3 anos de idade, pois nessa faixa etária o colo do côndilo tem menor altura e maior espessura. A força traumática se dissipa para o interior da articulação, criando uma fratura por esmagamento O resultado dessa força, quando em progressão, pode resultar em lesão na cartilagem articular, ruptura do disco articular, hemartrose e subsequente anquilose.

A **fratura condilar extracapsular** compreende as fraturas do colo (pescoço do côndilo) e a subcondilar. Essas fraturas ocorrem fora dos limites da cápsula articular e são classificadas como fraturas com e sem deslocamentos. A partir dos 3 anos de idade, as fraturas tendem a ser extracapsulares, apresentando um alto índice de fraturas lineares no colo condilar. Com menor dano ao centro de crescimento temporomandibular, podem adquirir complexidade pelos deslocamentos parcial ou total para fora da cavidade glenoide da ATM, com ou sem ruptura da cápsula articular.

A sequela da fratura condilar é tanto mais grave quanto menor a idade do paciente no momento do trauma. Quando a fratura ocorre em uma criança com menos de 3 anos de idade, a força de alta compressão atinge a cartilagem articular. O comprometimento dessa camada germinativa altera a função do centro de crescimento condilar, que se reflete no desenvolvimento de assimetria facial grave.

Entre 6 e 12 anos, a menor possibilidade de lesão na cartilagem gera um menor risco de dano ao centro condilar de crescimento. O resultado será o desenvolvimento moderado de assimetrias faciais oriundas de trauma. No entanto, além das fraturas intracapsulares, também as extracapsulares, como as fraturas da área subcondilar, podem levar a um distúrbio de crescimento importante na criança. Sem o diagnóstico e o consequente tratamento, a neoformação óssea desorganizada evolui para estados de anquilose inicialmente fibrosa, depois fibro-óssea, culminando com a óssea. Nesta última, a função mandibular está gravemente impedida.

O **tratamento** das fraturas condilares pode antecipar o alívio da dor e diminuir os riscos de complicações. Controlando os distúrbios funcionais subsequentes na ATM, minimizam-se as futuras complicações no crescimento e desenvolvimento facial. Ao contrário do que ocorre nos adultos, a grande maioria das fraturas condilares nos pacientes pediátricos são resolutivas com tratamentos conservadores, marcadamente funcionais. O tratamento cirúrgico aberto raramente é necessário, sendo reservado apenas para fraturas graves, extracapsulares, com grandes deslocamentos do segmento condilar, que inviabilizam os movimentos mandibulares e a obtenção de oclusão adequada.

O **tratamento fechado** ou **conservador** baseia-se no uso de dispositivos ou placas oclusais acrílicas utilizados tanto na arcada superior quanto na inferior. O dispositivo oclusal inferior, híbrido, é mantido em função diuturnamente. Ao produzir uma descompressão na região articular, permite iniciar e manter uma mobilização mandibular indolor. Além de aumentar a dimensão vertical posterior, esse dispositivo pode orientar a correção da assimetria horizontal quando a fratura for unilateral. Tais modificações resultam de acréscimo e remoção de resina acrílica autopolimerizável na face de contato oclusal, segundo os tempos de evolução e a necessidade durante o tratamento clínico.

Pela aplicação do dispositivo intrabucal, pode surgir uma mordida aberta anterior com possíveis desvios laterais mandibulares. A tração intermaxilar elástica leve, sem imobilização, pode corrigir, facilitar e estimular os movimentos funcionais. Os elásticos são aplicados em sistemas de odontossínteses, compatíveis com a presença da dentição decídua e mista. Aparelhos e fios ortodônticos passivos, bem como a odontossíntese de Risdon, são opções recomendadas (Ver Cap. 4 Fundamentos em cirurgia e traumatologia bucomaxilofaciais).

A indicação de parafusos de ancoragem encontra limitações de fixação na espessura das corticais e na pouca profundidade dos germes dentários na esponjosa óssea. Em casos muito restritos, pode ser indicado o uso de parafusos de titânio junto à espinha nasal anterior e à protuberância mental. Entretanto, o desconforto gerado por essa imobilização torna-a incompatível no uso pediátrico.

Diferentemente do que ocorre nos adultos, nos pacientes pediátricos a neoformação e a remodelação ósseas são mais rápidas após o traumatismo. Por isso, recomenda-se aumentar progressivamente e em curto espaço de tempo os movimentos mandibulares, favorecendo a estruturação e funcionalidade da nova ATM. Em média, o dispositivo oclusal é usado por 90 dias sem interrupção. Por não estar cimentado na arcada dentária, permite uma flexibilidade no tratamento dentário.

A rotina diária da higiene bucal deve ser mantida. A dieta, inicialmente líquida, progride para a pastosa e a sólida conforme a tolerância do paciente. Para a alimentação pastosa e sólida, o dispositivo deve ser retirado. Desgastes nas interdigitações dentárias inferiores, impressas no dispositivo, criam espaços internos, liberando as erupções dos dentes.

A obtenção de uma normoclusão define o êxito do tratamento e mantém a possibilidade de uma estabilidade funcional mais permanente no sistema. Nas fraturas extracapsulares, como aquelas em galho verde com deslocamento leve do côndilo, o mesmo pode ser compensado pela modificação do padrão da atividade muscular, mediado pelos impulsos proprioceptivos derivados das membranas periodontais e dos tecidos moles que envolvem a articulação. Entretanto o tratamento com o dispositivo é preferencial. Por meio de controles temporais, clínicos e de imagens acompanha-se do progresso da neoformação e remodelação ósseas. O atendimento e

LEMBRETE

Mesmo que possa haver uma correção espontânea da ATM durante o desenvolvimento da dentição, o controle da chave de oclusão do primeiro molar nesta faixa etária é primordial.

orientação do fisioterapeuta é essencial, podendo ser mantido por períodos mais longos.

O **tratamento cirúrgico ou aberto**, quando imediato, aplica-se ao alinhamento e à fixação dos segmentos ósseos. O tratamento tardio compreende a correção das sequelas funcionais, principalmente nas anquiloses em ambiente hospitalar sob anestesia geral. A cirurgia para reconstrução da ATM pode dispor de enxerto costocondral autógeno. A artroplastia biconvexa, criada por Puricelli (1996), permite a reconstrução funcional da ATM com material aloplástico. Seu conceito funcional para o crescimento e o desenvolvimento da face aplica-se a pacientes pediátricos a partir dos 8 anos de idade. A dispensa do enxerto autógeno diminui a morbidade cirúrgica.

Nas Figuras 10.19 a 10.24 é apresentado um caso clínico de tratamento conservador de fratura condilar.

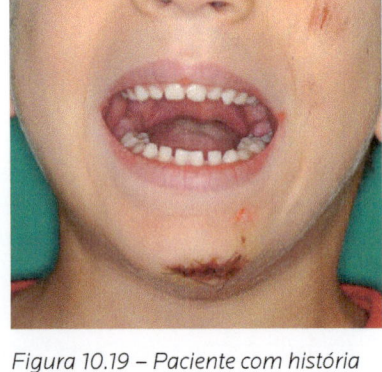

Figura 10.19 – Paciente com história de trauma recente na face, no lado esquerdo. Relata desconforto na área e alteração oclusal. O exame do paciente revela lesão cortocontusa no mento, contralateral à fratura, e limitação de abertura bucal.

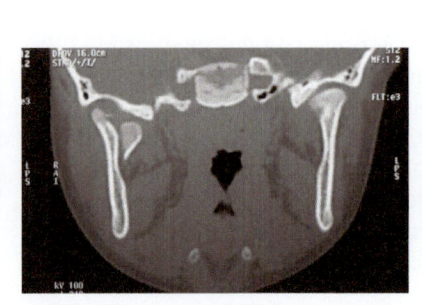

Figura 10.20 – Tomografia computadorizada em corte coronal que revela fratura condilar no lado direito, com deslocamento do fragmento para caudal.

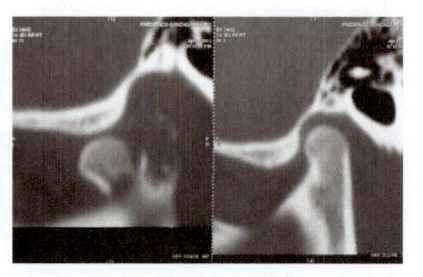

Figura 10.21 – Imagem de tomografia computadorizada em corte sagital bilateral. Observa-se o côndilo direito fraturado e a integridade da ATM esquerda.

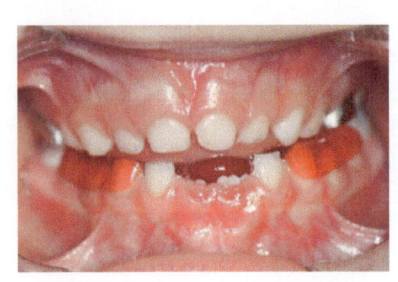

Figura 10.22 – Dispositivo interoclusal para alinhamento e condução do remodelamento ósseo condilar.

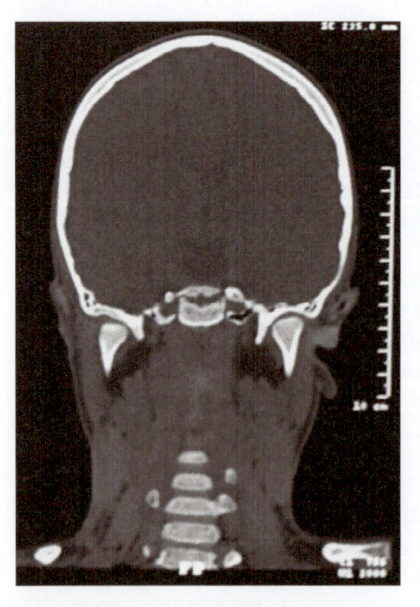

Figura 10.23 – Tomografia computadorizada em corte coronal. Observa-se o remodelamento do côndilo fraturado e seu posicionamento adequado na cavidade articular, criando um equilíbrio funcional.

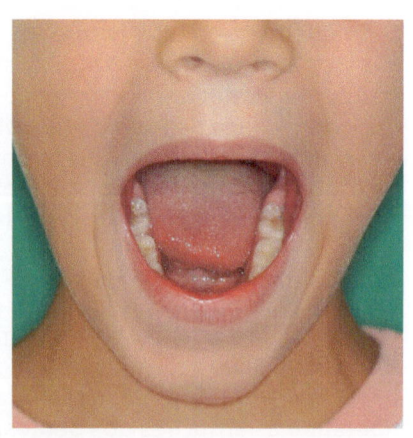

Figura 10.24 – No controle pós-operatório de 12 meses, observa-se recuperação da amplitude da abertura bucal com leve desvio lateral, resultado compatível com fratura condilar unilateral.

11

Infecções odontogênicas

As infecções odontogênicas envolvem as estruturas bucomaxilofacias e seus anexos. Elas podem ser de baixa intensidade, bem localizadas, ou evoluir para condições graves que, disseminadas, oferecem risco à vida dos pacientes. Sua origem pode estar no periápice, como consequência de pulpites secundárias a cárie dentária, ou no periodonto, em gengivites e bolsas profundas.

As infecções são causadas por microrganismos endógenos aeróbios e anaeróbios que fazem parte da microbiota bucal. Toda infecção é acompanhada por um processo inflamatório. Os sinais clássicos da inflamação – calor, rubor, tumor (aumento de volume), dor e limitações funcionais em diferentes intensidades – devem ser interpretados no exame clínico do paciente.

A **celulite infecciosa** é uma inflamação aguda com dor intensa e generalizada, limites difusos, consistência pastosa e endurecida, ausência de pus e predominância de microrganismos aeróbios. Pode ter uma evolução fugaz, antecedendo o abscesso.

O **abscesso** apresenta uma coleção circunscrita de pus que resulta de uma infecção aguda, evoluindo para um estado de cronicidade. Delimitado, apresenta-se frequentemente com edema e ponto de palpação dolorido e exotérmico. Inicialmente associado a uma cavidade de parede pouco fibrosa, é predominantemente anaeróbio. Na fase crônica, com bactérias aeróbias e anaeróbias, caracteriza-se por uma coleção concentrada de pus envolvida por tecido fibroso. Sua evolução pode sofrer reversões de seus quadros clínicos.

Nas Figuras 11.1 a 11.3 é apresentado um caso clínico de abscesso.

A **pericoronarite** é uma infecção periodontal causada predominantemente por bactérias anaeróbias que colonizam o sulco gengival. Está mais associada ao dente terceiro molar retido ou parcialmente erupcionado (*operculum*). Apesar da localização

OBJETIVOS DE APRENDIZAGEM

- Conhecer a localização e as causas e das infecções odontogênicas
- Conhecer os principais tipos de infecções odontogênicas
- Conhecer as técnicas cirúrgicas utilizadas no tratamento das infecções odontogênicas
- Caracterizar a angina de Ludwig, suas causas e complicações, bem como descrever a técnica cirúrgica utilizada para sua correção

ATENÇÃO

A disseminação ilimitada da celulite infecciosa pelos espaços fasciais pode ser letal.

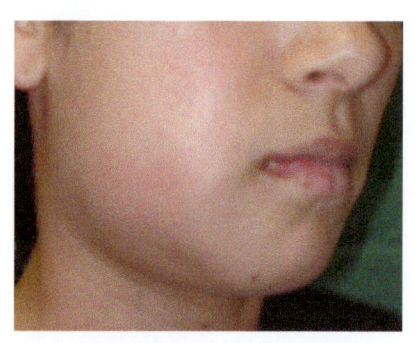

Figura 11.1 – Paciente com abscesso agudo. Aspecto extrabucal evidenciando aumento de volume concentrado na região do ângulo mandibular. O exame físico sugere progressão do processo para a região cervical.

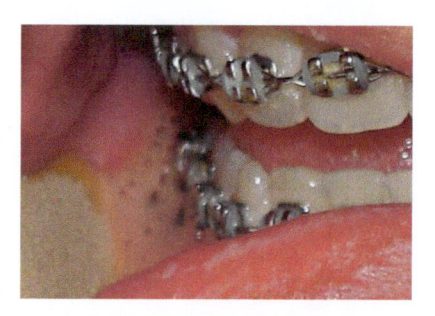

Figura 11.2 – Aspecto intrabucal evidenciando extravasamento espontâneo e coleção de exsudato purulento no sulco vestibular proveniente do processo infeccioso agudo odontogênico (terceiro molar parcialmente erupcionado).

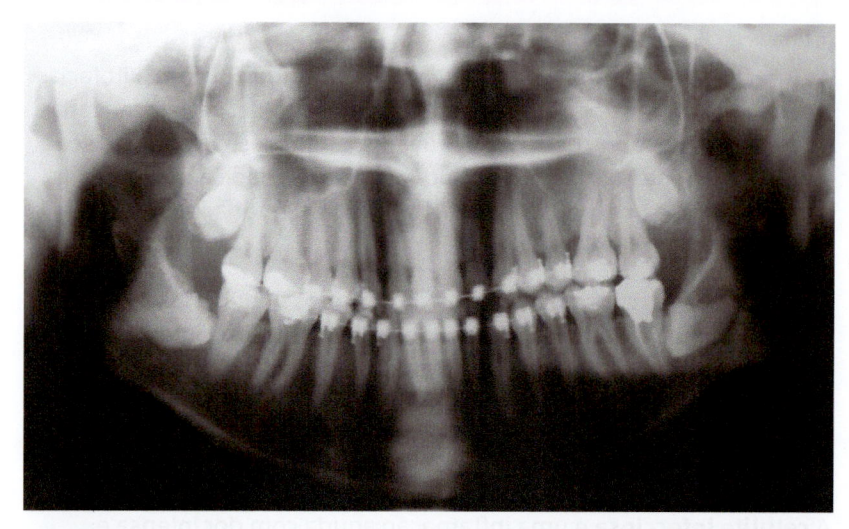

Figura 11.3 – Exame radiográfico panorâmico no qual se observa retenção dos dentes 18, 28, 38 e 48. Associando este exame à anamnese, conclui-se que a paciente evoluiu de uma pericoronarite para um quadro de abscesso.

limitada, pode sofrer disseminações graves, atingindo os compartimentos fasciais e seguindo clinicamente os parâmetros da infecção odontogênica.

Nas Figuras 11.4 e 11.5 é apresentado um caso clínico de pericoronarite.

A disseminação da infecção odontogênica é determinada por dois fatores principais: a espessura óssea de recobrimento da região apical ou radicular e da relação local da perfuração óssea com cavidades naturais e as inserções musculares da maxila e mandíbula. As inserções musculares periorais, por exemplo, associadas ao comprimento e à inclinação radicular, determinam o direcionamento espacial intra ou extrabucal do processo infeccioso.

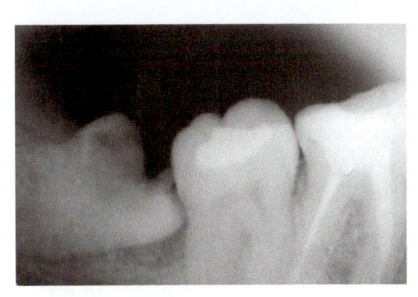

Figura 11.4 – Radiografia periapical inadequada para diagnóstico. A imagem do dente 38 não expõe a região apical. Na coroa dentária, podem-se observar destruição por cárie e presença de folículo pericoronário. Para a intervenção cirúrgica, será necessária a complementação dos exames por imagem.

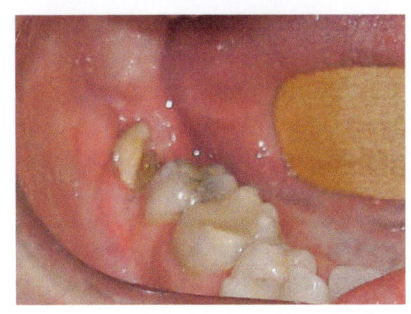

Figura 11.5 – Na visualização intrabucal, observa-se alteração das estruturas mucosas pericoronárias com limitado aumento de volume. O paciente apresenta dor e deve ser medicado local (colutório) e sistemicamente. O uso de anti-inflamatórios não é indicado.

LOCALIZAÇÃO

A **localização intrabucal** resulta da musculatura inserida além dos níveis apicais de dentes etiogênicos da infecção. A localização vestibular, que tem como limites a mucosa vestibular e estruturas musculares, é a mais frequente, tanto na maxila como na mandíbula, oriunda de qualquer dente. A localização palatina é submucosa, sem delimitação muscular, e sua origem está relacionada ao ápice do incisivo lateral ou da raiz palatina de primeiro molar ou pré-molares.

A **localização extrabucal** compromete as cavidades naturais no sentido cranial, como seios maxilar e cavernoso e espaço periorbital. Na direção caudal, abrange os compartimentos ou espaços fasciais. Na disseminação das infecções odontogênicas, os **espaços fasciais** podem ter um envolvimento primário ou secundário, sendo que no segundo caso causam complicações graves e de tratamento complexo, associadas a maior morbidade e mortalidade.

Espaços fasciais

Espaços virtuais demarcados pelas fáscias musculares. Quando há distensão causada pelo acúmulo de exsudato inflamatório-infeccioso, criam-se os espaços fasciais reais. Podem ser primários (maxila e mandíbula) ou secundários (espaços mastigador, cervical e pré-vertebral).

SAIBA MAIS

As infecções disseminadas são mais graves quanto maior o número de espaços fasciais comprometidos.

ESPAÇOS FASCIAIS PRIMÁRIOS

MAXILA

Os espaços fasciais primários da maxila são o canino, o infratemporal e o bucal. No **espaço canino**, o processo é oriundo do próprio canino. A infecção se superficializa através da fossa canina, acima e abaixo das inserções dos músculos elevadores do ângulo da boca e do lábio superior, respectivamente. Clinicamente, o aumento de volume na região mascara o sulco nasolabial. A drenagem espontânea da infecção geralmente ocorre abaixo do *canthus* (canto do olho).

No **espaço infratemporal**, o dente mais associado a esse tipo de infecção é o terceiro molar superior. Esse espaço, localizado posteriormente à mandíbula, é limitado medialmente pela lâmina lateral do processo pterigoide do osso esfenoide e superiormente pela base do crânio. Lateralmente, é contíguo ao espaço temporal profundo.

No **espaço bucal** estão envolvidos os dentes superiores, seguidos pelos inferiores. Trata-se de um espaço único, limitado pela pele na região jugal e pelo músculo bucinador por medial. Apresenta um aumento de volume abaixo do arco zigomático e acima do bordo inferior da mandíbula.

MANDÍBULA

Os espaços fasciais primários da mandíbula são o bucal, o submentual, o submandibular e o sublingual. O **espaço bucal**, por ser único, corresponde à descrição já apresentada anteriormente. No **espaço submentual**, a infecção ocorrerá primariamente nos incisivos inferiores de raízes longas, que facilitam sua exteriorização através da cortical vestibular, abaixo do bordo inferior da mandíbula. Esse espaço se estende entre os ventres anteriores do músculo digástrico, o músculo milo-hióideo e a pele suprajacente.

> **SAIBA MAIS**
> O segundo molar inferior pode envolver ambos os espaços, submandibular e sublingual, dependendo do comprimento de suas raízes.

Nos **espaços sublingual** e **submandibular**, a infecção originada em molares ou pré-molares inferiores perfura a cortical lingual para sua disseminação. Esses espaços são limitados lateralmente pelo bordo interno da mandíbula. O fator determinante para a localização é a inserção do músculo milo-hióideo. Se a cortical é perfurada acima da linha milo-hióidea, a exteriorização será no espaço sublingual, na região de pré-molares e molares. Sendo o pertuito ósseo abaixo da linha milo-hióidea, junto aos terceiros e segundos molares inferiores, o espaço envolvido será submandibular.

ESPAÇOS FASCIAIS SECUNDÁRIOS

Os espaços fasciais secundários envolvem os espaços mastigador, cervical e pré-vertebral. Além da investigação das possíveis inter-relações entre os vários espaços anatômicos, o tratamento de infecções nos espaços fasciais secundários cervicais inlcui os seguintes aspectos:

- correta indicação e interpretação de exames por imagem;
- investigação por exames laboratoriais;
- definição da oportunidade do tratamento odontológico;
- domínio e conhecimento dos antimicrobianos e as terapias de suporte;
- reconhecimento do impacto do processo infeccioso sobre as defesas do paciente;
- conhecimento da técnica cirúrgica.

> **ATENÇÃO**
> Os espaços fasciais secundários cervicais, quando infectados, caracterizam situações de gravidade cujas complicações estão associadas a maior morbidade e dificuldade de tratamento.

TÉCNICAS CIRÚRGICAS

O tratamento das infecções na área bucomaxilofacial inclui terapias medicamentosas e cirúrgicas de forma isolada ou associada. No tratamento farmacológico imediato, não se costuma obter material para identificação do microrganismo causal por meio de cultura bacteriológica; a terapia aplicada é presuntiva ou empírica.

A **drenagem cirúrgica** é o procedimento fundamental na resolução das infecções. Seu objetivo é permitir a saída de restos necróticos e produtos fluidos de uma cavidade e está associado ou não à colocação de drenos. Ao reduzir a tensão nos tecidos, a drenagem favorece o suprimento sanguíneo na área.

A avaliação do local e a velocidade de agravamento da lesão são decisivos na indicação da drenagem cirúrgica. Aguardar por uma área de flutuação pode levar a uma condição clínica grave, em virtude da invasão dos demais planos musculares.

A drenagem cirúrgica pode ser realizada sob anestesia local ou geral. Sua indicação vai depender da abrangência e da localização do processo (intra ou extrabucal), bem como das características do paciente (idade, condição sistêmica, etc.).

O **dreno de Penrose** é um tubo laminar, comercialmente disponibilizado nos tamanhos 1, 2, 3 ou fino, médio e largo. De fácil manipulação e remoção, molda-se perfeitamente aos espaços. Quase inerte e atóxico, causa o mínimo de reação inflamatória. Para pacientes alérgicos ao látex, indica-se o dreno de silicone com as mesmas características físicas de comprimento e largura.

> **LEMBRETE**
>
> Os princípios básicos cirúrgicos no tratamento das infecções odontogênicas são a drenagem e a remoção da causa.

> **Dreno**
>
> Veículo que mantém a comunicação entre o meio interno da lesão e o ambiente externo. É introduzido quando já existe ou é esperada uma coleção maior de secreções, sendo fixado com pontos isolados.

DRENAGEM INTRABUCAL

A drenagem intrabucal se aplica aos abscessos dentoalveolares com localização vestibular e palatina.

A **antissepsia** inicia com bochechos de clorexidina a 0,12%. Na região peribucal, a pele será preparada por embrocação de solução antisséptica. Esta, em um sentido centrífugo, inicia na região dos lábios. Completando a antissepsia local, a cabeça e o tronco do paciente são cobertos com campo cirúrgico.

A **anestesia** terminal infiltrativa é injetada a uma pequena distância do foco de flutuação de um processo menor. Em um abscesso de volume cúbico maior, recomenda-se a anestesia local por bloqueio, completada por anestesia terminal infiltrativa.

A **incisão** é feita a partir da tração bidigital dos tecidos mucosos na área. Uma lamina de bisturi nº 11 é introduzida sob leve pressão e com pouca profundidade. Essa incisão única e linear sobre a área de maior flutuação da mucosa bucal provoca a drenagem desejada. Sua autorresolução pode contraindicar a colocação do dreno. Nos abscessos palatinos, a incisão linear com lâmina nº 15 permite melhor domínio do corte ao deslizar sobre o processo. Nessa localização, é recomendado o uso de drenos.

> **ATENÇÃO**
>
> A incisão não deve ser realizada em áreas funcionais, como os freios de lábios e língua ou o fundo de sulco vestibular. Além de aumentar o desconforto e a sensibilidade pós-operatória, pode interferir no uso de próteses, quando presentes.

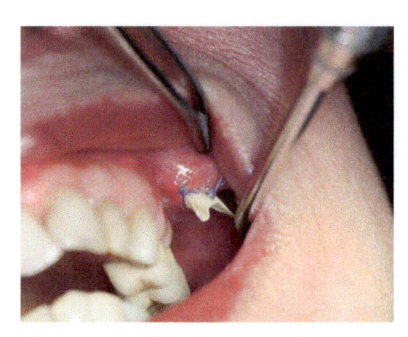

Figura 11.6 – Drenagem de abscesso intrabucal por vestibular do dente 24. Observa-se a fixação do dreno com pontos isolados.

LEMBRETE

A higiene bucal deve ser estimulada pela escovação dentária com menor vigor e por bochechos de colutórios.

A **divulsão** envolve a separação e a divisão sem corte dos tecidos. Nos abscessos intrabucais com cavidades rasas, essa manobra é restrita, pois a exposição do exsudato purulento é imediata à incisão.

A **colocação do dreno** nos abscessos vestibular e palatino, com menor profundidade, terá pouca retenção mecânica para a estabilização do objeto de drenagem. O dreno de Penrose, estéril, pode ser adequado para o tamanho desejado. Na fita mestra, em média com 10 mm de largura e 60 mm de comprimento, praticam-se pequenos cortes transversais oblíquos incompletos, convergindo todos para um mesmo extremo. Em números de um a dois de cada lado, criam-se pequenas "asas" (5 mm de comprimento) para a retenção do dreno no interior dos tecidos. Apreendido e conduzido por uma pinça de Hastead (mosquito) no sentido convergente dos cortes, o dreno é introduzido na profundidade permitida. Girado sobre o seu longo eixo, as "asas" serão abertas, tornando-se retentivas. A aplicação de um ou dois pontos de sutura nos bordos da incisão e no dreno garante sua estabilidade no local (Fig. 11.6).

O controle da drenagem ativa na boca tem características próprias que são compartidas com o dreno. O processo de drenagem, assim como a ferida cirúrgica, é protegido pela saliva, que promove ações antimicrobiana e reparação tecidual, além da manutenção da umidade, lubrificação e limpeza. A **remoção do dreno** baseia-se na necessidade de curta permanência, em média após 5 dias pós-operatórios. Por se tratar de drenagem superficial, o dreno poderá ser removido completamente em uma única vez.

Nas Figuras 11.7 a 11.11 é apresentado um caso clínico de abscesso agudo tratado com colocação de dreno vestibular e extração dentária.

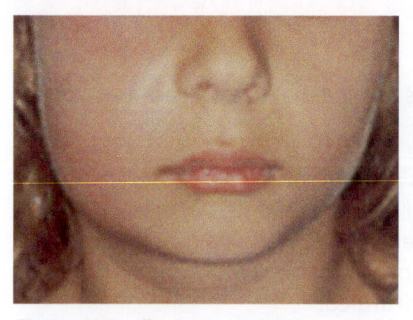

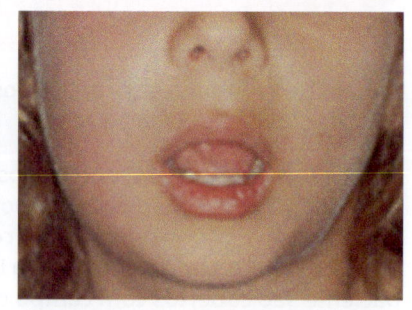

Figura 11.7 – Paciente pediátrico com história de aumento de volume na face do lado direito, dor e limitação de abertura bucal. Observa-se disseminação do processo agudo odontogênico invadindo o espaço bucinador, atingindo desde a região orbitária até a submandibular.

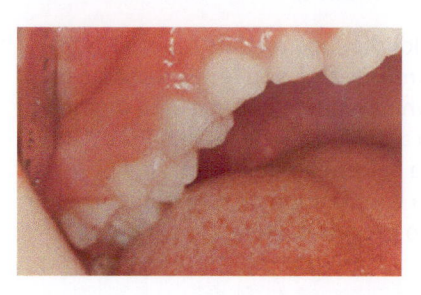

Figura 11.8 – Aspecto intrabucal. Observa-se leve aumento de volume no vestíbulo superior do dente 54.

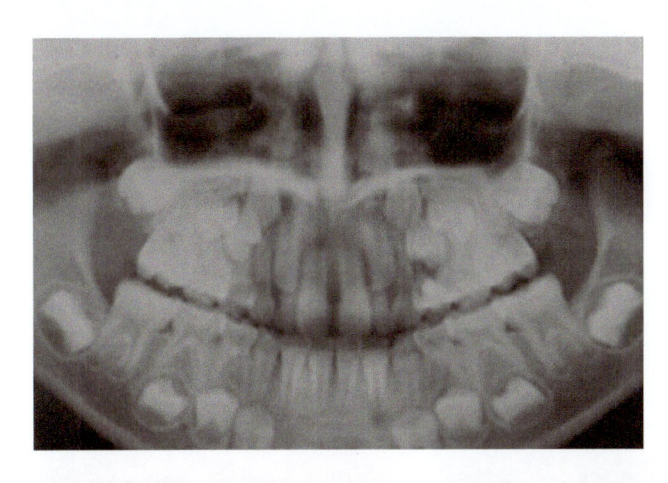

Figura 11.9 – Imagem radiográfica na qual se identifica o agente etiológico, dente 54. As demais estruturas dentárias e ósseas encontram-se sem sinais de patologias.

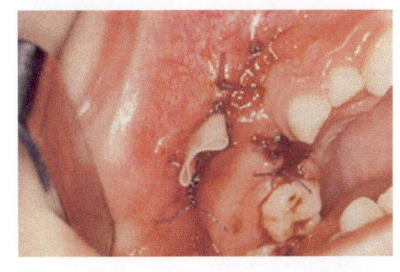

Figura 11.10 – Tratamento imediato por instalação de um dreno vestibular e extração do dente 54. No mesmo momento, foi extraído o dente 64 com completa reabsorção radicular.

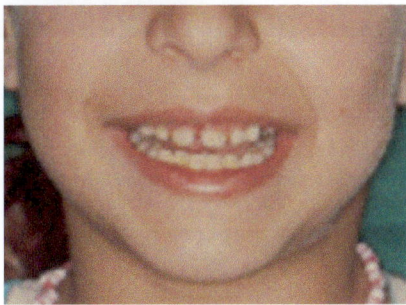

Figura 11.11 – Paciente no pós-operatório com mantenedor de espaço na região das extrações dentárias.

Nas Figuras 11.12 a 11.15 é apresentado um caso clínico de tratamento cirúrgico de abscesso palatino.

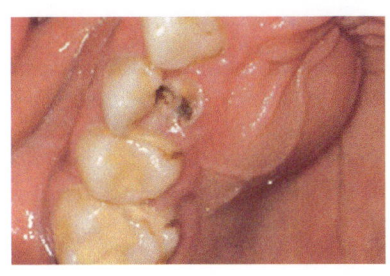

Figura 11.12 – Paciente com abscesso palatino causado pela evolução da necrose pulpar do dente 14 destruído por cárie. Notam-se as péssimas condições periodontais com acúmulo de biofilme e tártaro.

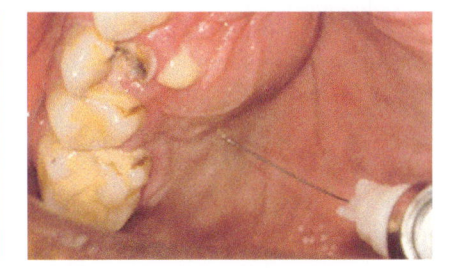

Figura 11.13 – Anestesia local circundando o processo. A infiltração da solução anestésica provoca a exposição do conteúdo purulento que caracteriza o abscesso.

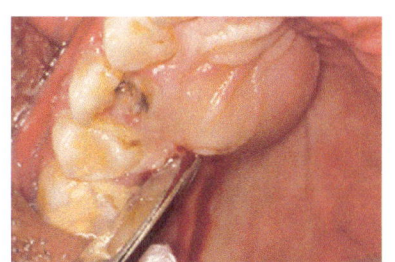

Figura 11.14 – Após a incisão, com uma tesoura romba curva, faz-se a divulsão dos tecidos atingindo a loja do processo com exposição de exsudato sanguinolento/purulento.

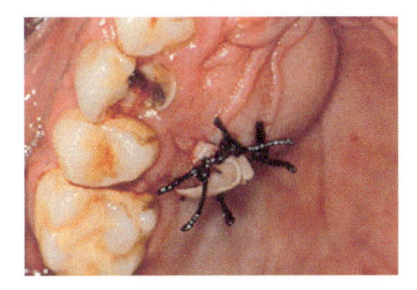

Figura 11.15 – Colocação e fixação do dreno. A extração dentária poderá ser realizada após a resolução da fase aguda do processo infeccioso.

Nas Figuras 11.16 a 11.21 é apresentado um caso clínico de tratamento de abscesso crônico.

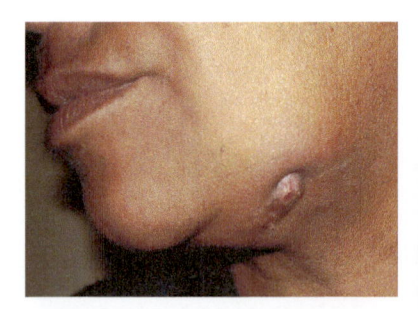

Figura 11.16 – Fístula em face em consequência de repetidos abcessos odontogênicos localizados na região mandibular esquerda com evolução para um quadro crônico.

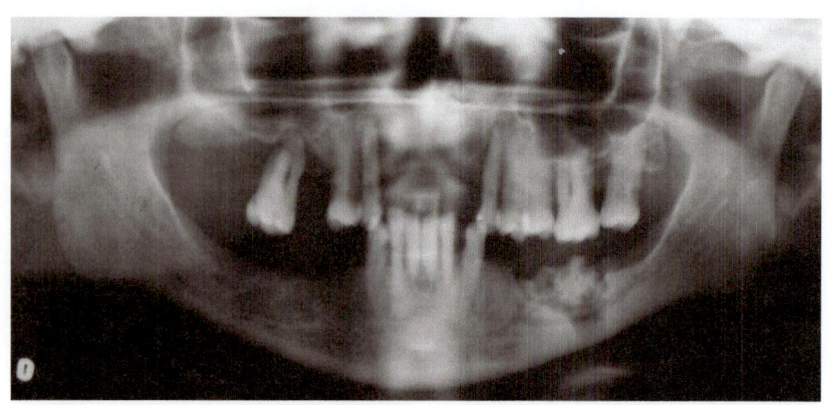

Figura 11.17 – Aspecto radiográfico panorâmico no qual se observa imagem parcialmente radiopaca e parcialmente radiolúcida irregular, associada à área de osteólise que envolve a região do dente 36, com possibilidade de localização do trajeto fistuloso intraósseo. Observar a proximidade com estruturas vasculonervosas da região anatômica (feixe alveolar inferior).

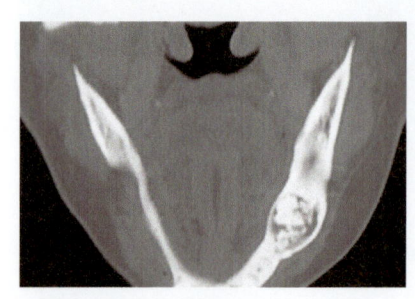

Figura 11.18 – Tomografia computadorizada em corte axial revelando a característica de lesão circunscrita e localizada.

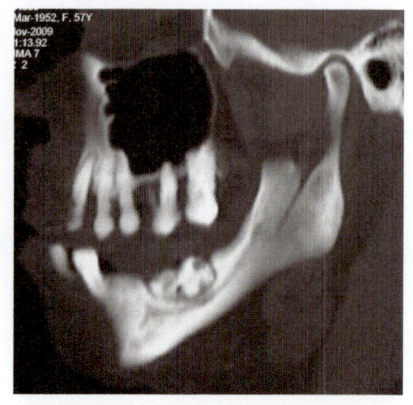

Figura 11.19 – Imagem tomográfica em corte sagital evidenciando a extensão do processo, próximo ao canal alveolar inferior.

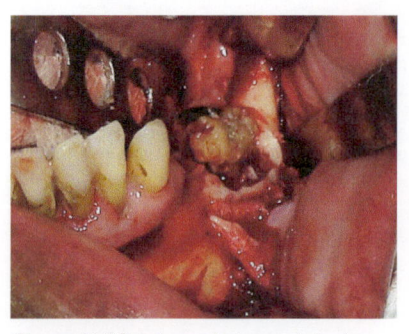

Figura 11.20 – Aspecto transcirúrgico. Após incisão, descolamento e limitação da osteotomia, o agente etiológico foi removido (dente 36).

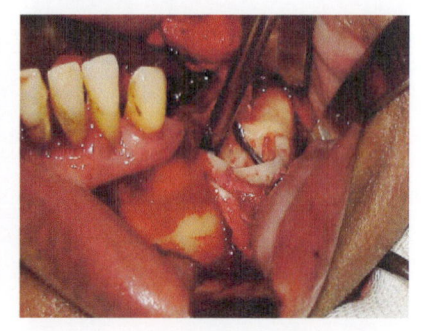

Figura 11.21 Finalização dos cuidados com a cavidade cirúrgica e identificação do trajeto transcutâneo pela utilização de uma cureta odontológica. Deve ser aguardada a cicatrização da pele para a correção plástica da região, se necessário.

DRENAGEM EXTRABUCAL

A drenagem extrabucal é indicada em abscessos e celulites localizados nos espaços fasciais do complexo bucomaxilofacial.

As **anestesias local e geral** podem ser recomendadas, de acordo com o caso. Nos abscessos, a infiltração local do anestésico circunda os limites extremos da tumefação. O fluxo da infiltração acompanha o ritmo de retirada da agulha, sendo, portanto, injetado durante o movimento centrífugo. A indicação da anestesia geral está relacionada aos casos complexos, com incisões e drenagens extensas, ou a pacientes não receptivos ao tratamento.

A **incisão**, em pele saudável e íntegra, favorece uma rápida cicatrização sem prejuízo cosmético. Deve ser feita paralelamente às linhas de tensão da face (linhas de Langer) para dar acesso aos espaços acometidos, evitando grande descolamento de tecidos saudáveis e protegendo-os da infecção. A incisão em área mais inferior do processo favorece o escoamento dos fluidos.

A **divulsão** é cega, aprofundando-se e dirigindo-se em vários sentidos para atingir a área inflamada ou a cavidade do abscesso. O escoamento de sangue e/ou pus marca o sucesso da drenagem (ver Cap. 4 Fundamentos em Cirurgia e Traumatologia Bucomaxilofaciais). A **colocação do dreno** será em profundidade viável para drenagem constante.

Os **cuidados com a ferida externa** iniciam pela sua proteção com curativos de gaze. Além do propósito de coletar o exsudato, prevenir a invasão e colonização por microrganismos mais virulentos e evitar contaminações ou infecções em outros sítios do corpo ou em outros pacientes, esses cuidados são indispensáveis no controle da infecção hospitalar.

A troca de curativos de duas para uma vez ao dia sinaliza uma intensidade de drenagem decrescente. Seu descompasso ou inversão pode representar complicações recalcitrantes. Os repetidos curativos com fitas gomadas, que lesam e irritam a pele, podem ser intercalados com o uso confortável de bandagem craniofacial. Para a irrigação e limpeza, recomendam-se soro fisiológico ou outras soluções antissépticas menos tóxicas aos tecidos do paciente.

A **remoção do dreno** nas feridas profundas deve ser gradual, envolvendo milímetros, uma vez ao dia. Quando a sutura de fixação do dreno é retirada, a enfermagem deve ser comunicada, em razão dos riscos de expulsão nas trocas de curativos. Com o dreno mantido em seu comprimento total, a retirada será única. O momento para tal será decidido pelo cirurgião bucomaxilofacial.

Nas Figuras 11.22 a 11.25 é apresentado um caso clínico de abscesso submandibular após fratura mandibular com colocação de dreno extrabucal.

LEMBRETE

A assepsia deve manter-se dentro das normas e protocolos predeterminados, reforçando-se a responsabilidade que o cirurgião-dentista tem em relação à possibilidade de contaminação do paciente e de outros profissionais.

Linhas de Langer

As linhas de Langer são linhas de tensão utilizadas para planejar incisões cutâneas.

ATENÇÃO

O dreno deve ser estabilizado para prevenir extrusão prematura ou saída acidental da ferida durante sua limpeza.

LEMBRETE

Nas infecções bucomaxilofaciais, podem ser usadas drenagens unidirecionais completas ou totais, mas com função aberta.

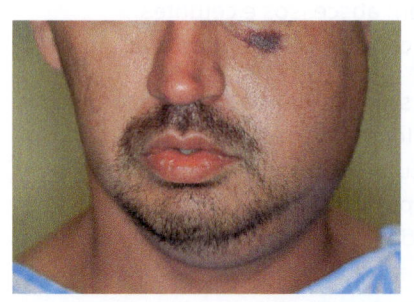

Figura 11.22 – Abscesso submandibular esquerdo em progressiva complexidade, após fratura mandibular. No exame clínico, há dor à palpação e limitação dos movimentos mandibulares. Nota-se hematoma infraorbitário em consequência de trauma recente.

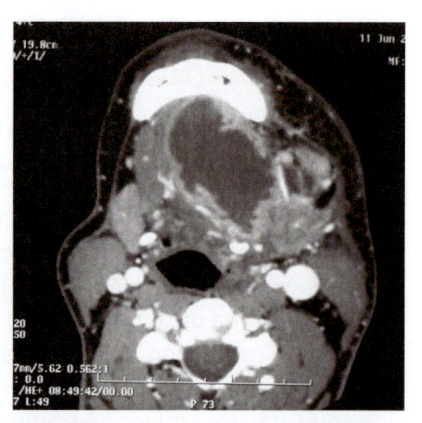

Figura 11.23 – Tomografia em corte axial da região perimandibular do lado direito. Extensa coleção inflamatória adjacente ao ramo e corpo mandibular, com infiltração do espaço submandibular, da cavidade bucal, do trígono retromolar, do compartimento mastigador e do espaço bucal.

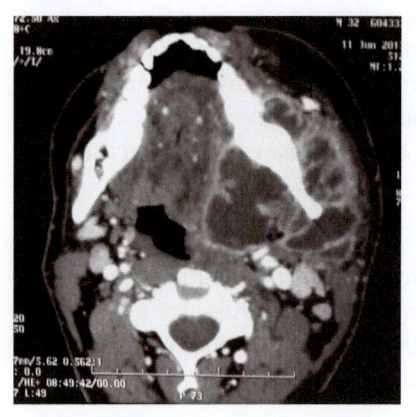

Figura 11.24 – A coleção determina ainda compressão sobre o orofaríngeo, com redução da amplitude da coluna aérea correspondente.

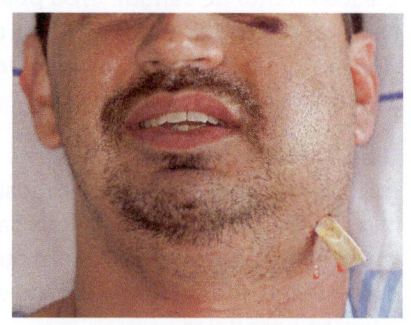

Figura 11.25 – Paciente com 24 horas de evolução pós-operatória após drenagem por via extrabucal. Observa-se a localização do dreno, que será mantido enquanto ativo.

ANGINA DE LUDWIG

SAIBA MAIS

O termo angina, derivado do latim *angere*, significa sufocar, estrangular.

A angina de Ludwig é uma celulite infecciosa de rápida evolução. Foi descrita por Wilhelm Friedrich von Ludwig em 1836. Tem seu início no espaço submandibular, avançando rapidamente em direção sublingual e submentual. A partir desses locais, evolui para o lado oposto. Clinicamente, observa-se um rápido aumento de volume, com deslocamento posterossuperior da língua e do soalho da boca, causando dispneia. Na região submandibular, superior ao osso hioide, pode-se palpar uma área endurecida e tensa. Em 90% dos casos, é odontogênica, pós-exodontia de segundos e terceiros molares inferiores. Tal infecção pode também evoluir de lesões traumáticas, como feridas por arma de fogo.

No **exame físico**, além do edema e da dor, registram-se sialorreia, trismo, linfadenopatia, hipertermia e desidratação. As **complicações**, como dispneia, disfonia e apneia, resultam do comprometimento das fáscias secundárias. A disfagia inicial se agrava com a odinofagia.

O **tratamento inicial** no paciente dispneico envolve apenas uma oferta de oxigênio. Entretanto, se houver evolução do quadro agudo, é necessário garantir a via aérea pérvia. A primeira opção de intubação é a orotraqueal; a segunda, a nasotraqueal por fibroscopia. Na insuficiência respiratória obstrutiva, a urgência impõe a realização de cricotiroidostomia ou traqueostomia sob anestesia local.

A drenagem cirúrgica é imperativa e tem por finalidade parar a evolução do processo. É realizada pelo cirurgião-dentista especialista em CTBMF com o paciente sob o efeito de anestesia geral. Para o domínio das complicações graves e generalizadas, é indispensável o atendimento conjugado com outras especialidades da saúde. Nestes cuidados, entre outros, devem-se incluir avaliação sistêmica, suporte aos mecanismos de defesa do hospedeiro, reposição de fluidos e nutrição, além das medicações analgésicas, anti-inflamatórias e antibióticas.

> **ATENÇÃO**
> A evolução grave de complicações como pneumonia, mediastenite, sepse, empiema e obstrução respiratória, pode levar o paciente à morte.

CONSIDERAÇÕES FINAIS

O tratamento dos processos infecciosos odontogênicos restritos à cavidade bucal pode envolver desde a endodontia até a exodontia do elemento etiológico, associadas à drenagem de abscessos vestibulares e palatinos. A realização desses procedimentos é feita por cirurgiões-dentistas clínicos.

Contudo, há infecções odontogênicas moderadas ou graves que podem produzir complicações com potencial de mortalidade, casos nos quais deve ser feito o encaminhamento a um profissional especializado em cirurgia bucomaxilofacial para ser realizado no serviço de emergência hospitalar. Entre as associações de fatores que recomendam tal encaminhamento, incluem-se idade (crianças e idosos), celulite de evolução rápida, dispneia, disfagia, hipertermia a partir de 38°C e trismo.

> **ATENÇÃO**
> Pacientes sistemicamente comprometidos, como diabéticos, desnutridos, imunossuprimidos, alcoólatras, transplantados, portadores de osteonecrose por radioterapia ou em uso de bisfosfonatos, entre outros, apresentam alto índice de complicações irreversíveis. A gravidade deste evento exige o atendimento multidisciplinar.

12

Princípios básicos ao atendimento de pacientes vítimas de trauma

O trauma é uma das principais causas de morbimortalidade da população mundial, ao lado das doenças cardiovasculares e neoplásicas. Quando físico, é causado por uma energia cuja etiologia, natureza e extensão são muito variadas, atuando de forma aguda e crônica.

A frequência e os tipos de trauma variam de acordo com características socioculturais. Acidentes de trânsito, ocupacionais, desportivos, recreativos, violência interpessoal, ferimentos por armas de fogo, por armas brancas e ataques por animais domésticos são frequentes fatores etiológicos do trauma.

O traumatismo pode ser local ou abranger maior complexidade, na forma de politraumatismo. Em ambas as situações, não se deve afastar o comprometimento com a condição de vida do paciente.

A invalidez bucal pode vir agregada às demais sequelas do trauma na região bucomaxilofacial. As dificuldades de mastigação, deglutição, fonação e respiração, além de impedirem a recuperação sistêmica pela limitação da via oral, restringem o convívio social e prejudicam a autoestima do paciente.

OBJETIVOS DE APRENDIZAGEM

- Conhecer os princípios básicos ao atendimento de pessoas vítimas de trauma
- Conhecer os principais exames utilizados para a avaliação do trauma
- Discutir as opções de tratamento cirúrgico para pacientes vítimas de trauma

SAIBA MAIS

Trauma vs. Traumatismo
Muitas vezes, o termo traumatismo é inadequadamente usado como sinônimo de trauma. Trauma é uma palavra de origem grega que significa ferida psíquica ou física. Traumatismo é o termo usado para denominar as consequências locais ou gerais do trauma que lesa estruturas do organismo e altera seu funcionamento.

ATENDIMENTO E AVALIAÇÃO DO TRAUMA

O atendimento ao traumatizado cumpre aspectos de **emergência** (ocorrência perigosa, situação crítica ou necessidade imediata) e de **urgência** (pressa, rapidez, brevidade). Os protocolos baseados no ATLS (*Advanced Trauma Life Support*), ou Suporte Avançado de Vida no Trauma (SAVT), estabelecem as sequências terapêuticas sistematizadas no atendimento de trauma físico agudo com risco de

> **SAIBA MAIS**
>
> O SAMU faz parte da Política Nacional de Urgências e Emergências desde 2003 e ajuda a organizar o atendimento na rede pública, prestando socorro à população em casos de urgência e emergência em residências, locais de trabalho e vias públicas. Equipado com distintos meios de transportes, o SAMU atende aos pacientes vítimas de trauma ou com urgências clínicas. Sua primeira estruturação foi na França. No Brasil, a mesma sigla corresponde a Serviço de Atendimento Móvel de Urgência. A solicitação de atendimento ao SAMU deve ser responsável e respeitosa pelo benefício de sua atuação e necessidade presencial no local.

vida. Tais protocolos são hoje aceitos como padrão de cuidados para avaliação inicial até o tratamento.

Na **avaliação primária** do trauma, independentemente do diagnóstico, as prioridades são manter a via aérea permeável, proteger a coluna cervical, controlar a ventilação e a hemorragia, avaliar incapacidades, exposição e ambiente. Aplica-se a mnemônica ABCDE (do inglês, *airway with cervical protection*; *breating*; *circulation*, *stop the blending*; *disabitlity or neurologic status*; *exposure and environment*). O atendimento multidisciplinar é acionado para estabelecer as necessidades do tratamento, com o objetivo de reduzir a morbidade e a mortalidade relacionadas.

Na **avaliação secundária**, o paciente deverá estar sistemicamente estabilizado. A anamnese segue a mnemônica AMPLA (alergias, medicamentos de uso habitual, passado (história médica) e gestação (para pacientes do sexo feminino), líquidos ou alimentos ingeridos recentemente, ambientes e eventos relacionados ao trauma) e poderá ser feita com familiares caso o paciente não tenha condições de fornecer as informações.

A equipe de atendimento ao traumatizado deve estar ciente da participação e do tratamento prestado pelo cirurgião-dentista especialista em CTBMF, desde o atendimento de urgência até o tratamento da sequela ou de reconstrução da área. A região bucomaxilofacial envolvida no trauma pode apresentar lesões nas suas estruturas moles, ósseas e dentoalveolares.

O trauma pode ser classificado como de baixa ou de alta energia. Os traumas de **baixa energia**, mais frequentes, resultam em fraturas simples, com deslizamento e disjunção menores e escasso compromisso dos tecidos moles. Os traumas de **alta energia** têm consequências mais complexas, com deslocamento, extensão e cominuição maiores e grande comprometimento de partes moles. Nos traumas de alta energia, os ferimentos provêm de objetos agudos em alta velocidade. Seu atendimento é diferenciado do primeiro grupo, tanto na atenção primária como nas fases de reconstrução.

EXAMES

O **exame extrabucal** avalia os tecidos moles com áreas de contusão, abrasão e laceração. As fraturas do esqueleto criam deformidades nos diferentes terços faciais, associadas ou não a assimetrias e diplopias, além de presença de hemorragias, hematomas, perda de líquido cerebrospinal, entre outras. O **exame intrabucal** exige uma boa iluminação do campo. Deve iniciar no fundo da cavidade, junto à orofaringe, avançando em direção aos lábios ou vice-versa.

Os **exames por imagem** a ser solicitados dependerão do tipo de trauma. Podem iniciar por filmes intrabucais ou extrabucais, de acordo com a necessidade de investigação de um traumatismo único ou múltiplo. A progressiva complexidade, associada ao atendimento ambulatorial ou hospitalar, determina a indicação de exames com tecnologia de imagens mais abrangentes.

Nas Figuras 12.1 a 12.5 é apresentado um caso clínico de diagnóstico de fratura do complexo zigomático.

A **anatomia** aplicada à região bucomaxilofacial envolve o conhecimento do esqueleto facial, da musculatura, dos sistemas de irrigação e inervação, dos órgãos dos sentidos, da oclusão dentária e das relações com estruturas vizinhas. A face pode ser dividida em três regiões:

- terço superior, formado pelo osso frontal;
- terço médio, que se estende para inferior do frontal até a arcada dentária da maxila;
- terço inferior, formado pela mandíbula.

As áreas passíveis de fraturas na face são a nasal e nasosseptal, orbitária, naso-órbito-etmoidal, zigomática, maxilar (Le Fort I [Guerin], Le Fort II [Piramidal], Le Fort III [disfunção craniofacial]), mandibular e dentoalveolar e podem ser únicas ou múltiplas. A fratura panfacial envolve dois ou os três terços da face. No paciente politraumatizado, registram-se traumatismos agudos combinados em diferentes regiões, como craniana, cervical, torácica, abdominal e membros.

LEMBRETE

No exame clínico das lesões bucomaxilofaciais, recomenda-se a limpeza da face e da cavidade bucal para melhor visualização da área.

ATENÇÃO

Alterações nas mucosas, como hematomas ou soluções de continuidade, agregadas a mobilidades ósseas e dentárias, maloclusão, dor à pressão digital e à movimentação mandibular, podem ser sinais patognomônicos de fraturas.

SAIBA MAIS

O trauma bucomaxilofacial ocorre em aproximadamente 10% dos politraumatismos.

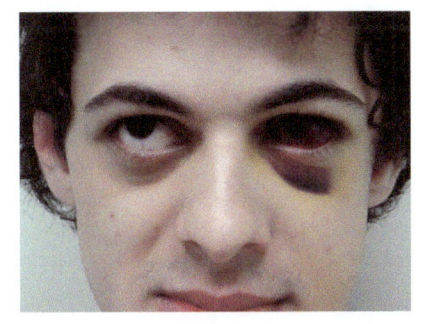

Figura 12.1 – Paciente após trauma na região zigomática esquerda. Nota-se hematoma na região infraorbitária e hemorragia subconjuntival no lado esquerdo.

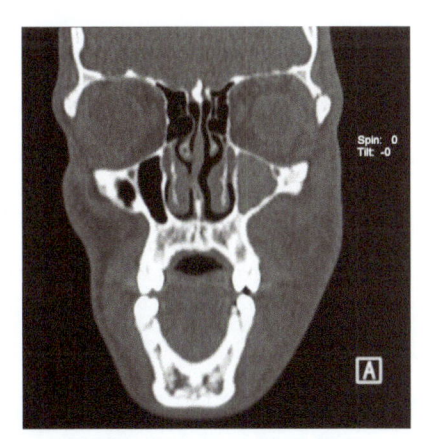

Figura 12.2 – Tomografia computadorizada em corte coronal da face. Observa-se solução de continuidade com leve deslocamento na sutura frontomalar e hemossinus, sugerindo fratura zigomática.

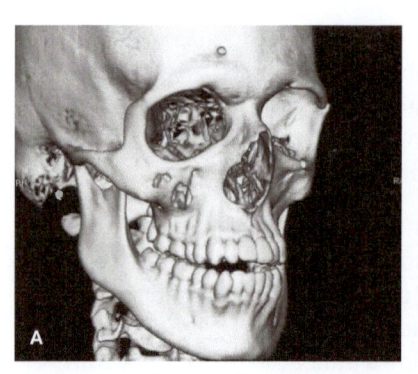

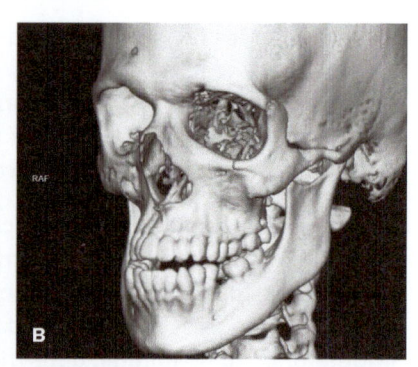

Figura 12.3 – Tomografia computadorizada da face com reconstrução em 3D. No estudo por comparação entre os lados esquerdo e direito da face observam-se alterações na simetria das estruturas zigomáticas causadas pela impacção do osso zigomático para posterior e medial (lado esquerdo). Em continuidade, revela-se a fratura no arco zigomático.

Figura 12.4 – Tomografia computadorizada em 3D. Meio perfil da face no pós-operatório. Em ambas as imagens observa-se o alinhamento e o nivelamento do processo zigomático (corpo e arco). Na sutura frontozigomática visualiza-se sistema de fixação rígida (microplacas e parafusos).

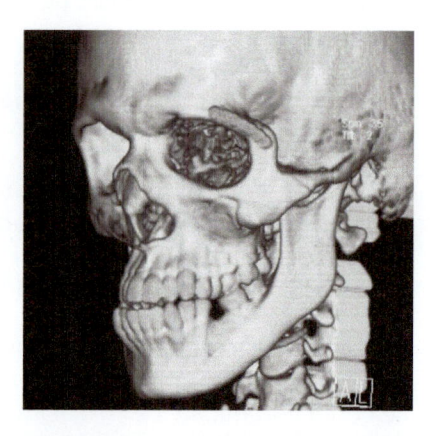

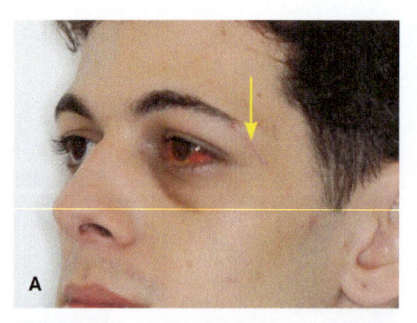

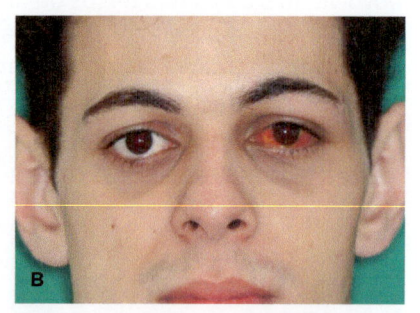

Figura 12.5 – Aspecto clínico do paciente no pós-operatório. (A) Na imagem de meio perfil observa-se discreta incisão na pele em processo de cicatrização (indicada pela seta). (B) Imagem frontal do paciente em que se observa simetria desde os arcos zigomáticos até a linha média facial, passando pela reborda infraorbitária. Também é possível visualizar remissão do hematoma e da hemorragia subconjuntival.

TRATAMENTO

O tratamento das lesões consequentes ao trauma abrange os tecidos moles, ósseos e a estrutura dentoalveolar. Quando há lesões associadas, deve-se avaliar a possibilidade de tratamento concomitante.

LESÕES DOS TECIDOS MOLES

As lesões dos tecidos moles podem estar localizadas na pele ou em mucosas. Durante o exame clínico, na manipulação dos tecidos moles, devem-se observar os princípios da antissepsia (ver Cap. 1 Princípios Gerais Aplicados ao Tratamento Cirúrgico Odontológico).

A **contusão** é uma lesão fechada resultante de um trauma rombo e deve ser examinada quanto à presença de possíveis fraturas em profundidade na região traumatizada. Apresenta-se com edema e hematoma, mas a pele e a mucosa mantêm-se íntegras.

A **abrasão** caracteriza-se por apresentar perda das camadas epitelial e papilar da pele, deixando uma ferida superficial e sangrante muito dolorosa, em razão da exposição das terminações nervosas. Uma abundante irrigação favorece a limpeza e remoção de corpos estranhos, evitando infecção subsequente e tatuagens de difícil correção posterior.

As **lacerações** são soluções de continuidade com tamanho, forma e localização diversas. Além de comprometer a mucosa, a pele e os músculos, podem atingir as glândulas salivares, lacrimais e seus ductos ou as estruturas nervosas motoras e sensitivas alojadas nesses tecidos. Nas lacerações de grande extensão ou com localizações múltiplas, os exames por ultrassom e raio X para tecidos moles podem revelar a possível presença de corpos estranhos nas estruturas teciduais. No exame por tomografia computadorizada, a janela para tecidos moles permite semelhantes observações nas feridas.

> **ATENÇÃO**
> O atendimento imediato de lacerações é prioritário, preferencialmente antes da instalação dos edemas, o que deve ocorrer nas primeiras 8 horas após o trauma. O atendimento tardio pode criar eventos adversos.

O tratamento da ferida lacerada na região bucomaxilofacial, em razão do rico suprimento sanguíneo que nutre os tecidos, não exige grande debridamento das margens, apenas a remoção dos tecidos visivelmente não vitais. Nas feridas intrabucais, as pequenas glândulas salivares devem ser isoladas e removidas, facilitando a sutura da mucosa.

As lesões comunicantes ou perfurantes localizadas nas áreas intra e extrabucais devem ser suturadas de dentro para fora, ou seja, da mucosa para a pele. No caso de feridas resultantes de mordidas, é indicado o atendimento tardio, em razão da possibilidade de contaminação e consequente interferência na cicatrização. As lesões por arma de fogo, segundo sua complexidade própria ou relacionada a fraturas ósseas, têm indicações de tratamentos imediatos ou tardios, envolvendo atendimentos especializados da CTBMF e da cirurgia plástica.

A **ferida com perda de substância**, de maior extensão e dependente de atendimento sob anestesia geral, deverá aguardar estabilização sistêmica do paciente e a conclusão dos outros diagnósticos especializados. Entretanto, como atendimento inicial, recomenda-se a aproximação hipocrática dos tecidos com suturas de estabilização e/ou tamponamento das feridas. No tratamento reconstrutivo estão previstas rotações de retalhos ou enxertos para correção de defeitos residuais.

Nesses casos, é recomendável o atendimento multidisciplinar especializado da CTBMF, da cirurgia plástica e da dermatologia.

O tratamento da **ferida no lábio** requer uma aproximação precisa de suas margens. Antes da infiltração anestésica local, os pontos de referência devem ser identificados e marcados, evitando-se, assim, a distorção causada pelo edema progressivo na área que se soma à infiltração anestésica local. Nessas feridas, é extremamente importante adaptar o bordo do vermelhão do lábio. Definido o posicionamento dos bordos, a sutura inicia pela mucosa intraoral e reconstrói os planos do músculo orbicular dos lábios, finalizando com delicados pontos isolados na mucosa do vermelhão e da pele.

LESÕES ÓSSEAS

As lesões ósseas abrangem fraturas com desestruturação das vigas e pilares de resistência que protegem as estruturas vitais localizadas na face. O conhecimento de seus trajetos é determinante para a reorganização do esqueleto ósseo nas áreas fraturadas.

SAIBA MAIS

René Le Fort, por meio de estudos em cadáveres, propôs em 1091 uma classificação das fraturas de maxila. Em razão disso, essa classificação leva o seu nome.

Na **maxila** ou **terço médio**, as fraturas são classificadas como **Le Fort I, II, III**, associadas às estruturas zigomáticas e do complexo naso-orbito-etmoidal. O traumatismo nessa área, além de comprometer as funções dos sistemas mastigatório, ocular, olfatório e das vias aéreas, cria distorções faciais complexas.

A **mandíbula** ou **terço inferior**, apesar de ter origem membranosa e composta de formas curvas, compara-se a um osso longo com duas artérias nutrientes e duas articulações cartilaginosas, responsáveis por sua mobilidade. Com estrutura forte e rígida, é a mais projetada no esqueleto craniofacial, contabilizando o maior índice de frequência das fraturas da face.

Em ordem decrescente, variando segundo autores, as fraturas mandibulares podem estar distribuídas nas seguintes regiões: côndilo, ângulo, sínfise, corpo, alvéolo, ramo e processo coronoide. A inserção da musculatura, combinada com os traços ou planos da fratura, determina a resistência quanto ao deslocamento dos segmentos ósseos. Quando favorável, o deslocamento é mínimo ou não presente; quando desfavorável, a tração muscular deslocará os segmentos.

LEMBRETE

No tratamento das fraturas ósseas, o restabelecimento da oclusão no período transoperatório é fundamental para a obtenção de uma redução anatômica e funcional.

O **tratamento das fraturas ósseas** se desenvolve a partir de técnicas fechada e aberta.

A **técnica fechada** ou **incruenta** é usada nos traumatismos resultantes de impactos de pouca energia. Tem grande indicação nas fraturas da mandíbula sem deslocamentos, pois a restrição na redução resulta em alinhamento e nivelamento limitados. A partir da oclusão dentária, as odontossínteses permitem uma imobilização intermaxilar. Nos traumatismos dentoalveolares e dentários, sua indicação é uma constante.

A **técnica aberta**, **cruenta** ou **cirúrgica** permite um acesso direto à área óssea fraturada. Nesse processo, podem ser usadas as vias intrabucal e extrabucal. A presença de feridas nos tecidos moles pode facilitar o tratamento aberto. A sequência do tratamento cirúrgico baseia-se no reconhecimento da estrutura anatômica tridimensional da face.

A **redução** representa o início da cascata do tratamento e compreende a reposição anatômica dos segmentos ósseos. Esta, se não for compatível com um bom nivelamento e alinhamento dos segmentos, produz uma consolidação alterada e disfuncional. Tal resultado poderá ser detectado na queixa tardia de diplopia, retrusão sagital da face, maloclusão dentária e pseudoartrose, entre outras associadas ou não a infecções.

A **estabilização** compreende uma possibilidade de resolução das fraturas sem deslocamento no tratamento fechado (sem incisão). Também é um princípio aplicado aos tratamentos paliativos no atendimento de urgência do trauma. Pode ainda ser um tempo no tratamento cirúrgico, para favorecer a aplicação de osteossínteses semirrígidas e rígidas.

A **fixação** prevê a imobilização e pode ser obtida por diferentes meios. A **osteossíntese** é aplicada diretamente no osso, durante a técnica aberta. Pode ser realizada com fio metálico (fixação não rígida) ou com miniplacas/microplacas e parafusos (fixação rígida). A **odontossíntese** de trabalho direto ou indireto, variável quanto ao tempo de permanência, pode ser aplicada na técnica fechada. Na técnica aberta, tem sua utilidade transitória durante a intervenção cirúrgica ou na fixação intermaxilar, complementando a estabilização pós-operatória dos segmentos fraturados (ver Cap. 4 Fundamentos em cirurgia e traumatologia bucomaxilofaciais).

A **suspensão**, cujo conceito foi citado por W.M. Adams em 1942, é um método de fixação indireto. Baseia-se no uso de pontos fixos no esqueleto craniofacial para apoio e sustentação da estrutura óssea fraturada. Tem grande aplicabilidade nas fraturas maxilares. A partir de odontossínteses diretas ou indiretas, a maxila pode ser sustentada no arco zigomático e no osso frontal superior à sutura frontomalar ou frontozigomática. Indiretamente, a mesma suspensão se fará por meio da imobilização da mandíbula, compactando a maxila. Em paciente edêntulos, usam-se meios protéticos, como goteiras e prótese total. A ligadura circunferencial como método indireto, usada na mandíbula edêntula, permite a sustentação de uma prótese ou goteira para fixação intermaxilar.

O **tratamento imediato** pode consistir em um atendimento paliativo (alívio dos sintomas, sem cura) ou hipocrático (ataduras, tipoia), com possível prejuízo de sua estabilização e fixação em curto espaço de tempo. Sua finalidade está em um maior controle de complicações já presentes. Entre as condições que requerem esse tipo de tratamento, incluem-se fraturas múltiplas de mandíbula com grande mobilidade, que interferem na deglutição e causam dor e agitação no paciente (inclusive naqueles com lesões cranianas); impacção do côndilo mandibular na fossa craniana média; fraturas do terço médio da face com hemorragias pouco controláveis na via aérea, acompanhadas ou não de perda de líquido cerebrospinal; e fraturas alveolares abrigando dentes luxados ou fraturados.

Nas Figuras 12.6 a 12.8 é apresentado um caso clínico cirúrgico de fratura de ângulo madibular.

> **LEMBRETE**
>
> Os princípios do tratamento das fraturas baseiam-se em redução, estabilização, fixação dos segmentos ósseos fraturados e prevenção das infecções. O resultado insuficiente de uma etapa leva ao fracasso das outras.

> **LEMBRETE**
>
> O tratamento imediato das fraturas é realizado preferecialmente nas primeiras 8 horas após o trauma, período denominado padrão-ouro (*gold standard*).

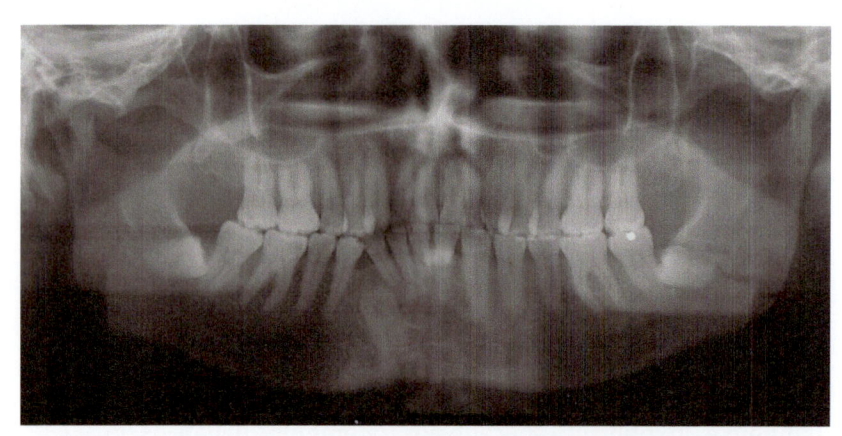

Figura 12.6 – Radiografia panorâmica mostrando linha radiolúcida na região de ângulo mandibular, lado esquerdo, compatível com traço de fratura favorável ao deslocamento dos segmentos. Observa-se o terceiro molar retido no seu trajeto.

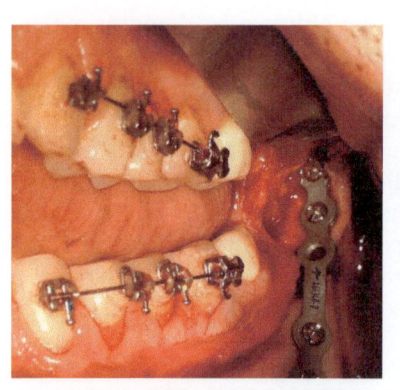

Figura 12.7 – Observa-se a redução e fixação dos segmentos fraturados com o uso de miniplacas e parafusos. O dente retido no traço de fratura foi removido.

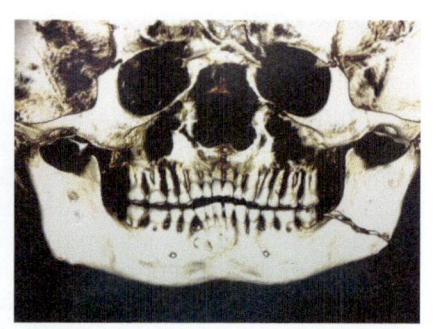

Figura 12.8 – Reconstrução panorâmica da face, a partir da tomografia computadorizada multislice ou fan bean. A imagem panorâmica permite o estudo simétrico da estrutura óssea, especialmente nos traumas, com a visualização dos côndilos, ramo e corpo da mandíbula. É possível também observar o terço fixo da face com suas estruturas zigomáticas no complexo naso-orbitoetmoidal e maxila.

O **tratamento mediato** depende das condições locais e sistêmicas. Quando na presença de infecções ou edemas, especialmente em fraturas cominutivas de difícil acesso e imobilização, a demora do atendimento pode ser vantajosa. O paciente em tratamento intensivo (UTI) cuja evolução é lenta deverá aguardar pelo tratamento tardio. A preferência temporal no tratamento mediato é de até 14 dias após o trauma.

O **tratamento tardio** envolve a resolução de sequelas funcionais e estéticas a partir de reconstruções do esqueleto facial. O controle das infecções é primordial para a cura das áreas lesadas. A intervenção em tempo hábil previne complicações relacionadas a infecção secundária ou consolidações inadequadas. As **sequelas**, quando presentes, estão relacionadas a pseudoartrose, perpetuando a instabilidade e mobilidade nos segmentos fraturados, ou a anquilose, que provoca a imobilização progressiva das ATMs.

> **ATENÇÃO**
>
> Pacientes alcoólatras, imunossuprimidos e diabéticos, entre outros, estão mais sujeitos a infecções. O tratamento inadequado das lesões também favorece esse tipo de complicação.

LESÕES DENTOALVEOLARES

As lesões dentoalveolares podem envolver o dente e seus tecidos de sustentação. Ocorrendo de forma isolada ou combinada, devem ser avaliadas e tratadas a partir de um protocolo específico. As **lesões dentárias** comprometem a integridade da coroa e/ou da raiz e do tecido pulpar, exigindo um atendimento de urgência. As **lesões dos tecidos de sustentação** envolvem os tecidos periodontais e osso alveolar.

No periodonto, podem ser observadas concussão, subluxação, luxação (intrusiva, extrusiva ou lateral) e avulsão. A estrutura óssea pode sofrer fraturas com deslocamento, em galho verde e por esmagamento, com diferentes graus de comprometimento dentário. Os tratamentos devem evoluir a partir de odontossínteses rígidas ou semirrígidas.

A **odontossíntese** promove uma imobilização das estruturas dentárias entre si, mas pode também ter atuação indireta, estendendo-se às estruturas ósseas fraturadas que alojam os próprios dentes. Seu trabalho, quando horizontal, abrange apenas um arco dentário. Quando presente nos arcos maxilomandibulares, tem uma atuação também vertical, possibilitando a imobilização da mandíbula.

A odontossíntese é direta quando o fio de aço, contornando o colo cervical, é adaptado ao natural alinhamento ou desalinhamento do arco dentário. Já a indireta repousa sua passada de fio de aço sobre uma barra ou fio metálico, geralmente de maior calibre. Este, mantido por vestibular no perímetro do arco, não permite adaptação aos contornos das coroas dentárias envolvidas.

A **contenção rígida** é aplicada para a imobilização dos fragmentos fraturados, sejam dentários ou ósseos. O fio de aço número 0, como odontossíntese direta, e a barra de Erich, como técnica indireta, são sistemas de contenção rígida. A **contenção semirrígida** permite algum grau de mobilização e é indicada principalmente nos casos de concussão, subluxação, luxação e exarticulações dentárias. Pode ser aplicada pelo fio de aço número 00, geralmente torcido.

O **fio ortodôntico** tem grande indicação na contenção dessas fraturas. Usa-se o fio redondo de aço inoxidável 020" para contenção rígida e o fio twist-flex .016" para o efeito semirrígido. A fixação dos fios passivos será na superfície dentária vestibular por meio de colagem ponto a ponto com ataque ácido e resina fotopolimerizável. Esses mesmos fios poderão estar embutidos nos braquetes. Em média, a contenção rígida é mantida por 4 a 6 semanas, e a semirrígida, por 2 a 3 semanas.

A **permanência dos dentes lesados** após um trauma dentoalveolar depende do local e da complexidade do trauma, da idade do paciente e das condições dentárias gerais, que incluem reabilitação pelo uso de aparelhos ortodônticos, prótese e implantes osseointegrados. A expectativa do paciente quanto à sua reabilitação deve ser consultada e avaliada.

O **tratamento** no trauma dentoalveolar é de domínio do cirurgião-dentista, e o regime ambulatorial favorece o tratamento

> **ATENÇÃO**
>
> A avulsão requer um atendimento em caráter de urgência ou mesmo emergência, em razão do comprometimento da vascularização periodontal e pulpar.

> **LEMBRETE**
>
> Todas as variáveis possíveis quanto ao comprometimento do dente em seu alvéolo necessitam de conhecimento acadêmico e domínio clínico para o diagnóstico, tratamento e prognóstico de cada caso.

LEMBRETE

O sucesso na reimplantação do dente é inversamente proporcional ao tempo de exarticulação. Dentes com formação radicular incompleta têm melhor prognóstico após serem reimplantados.

no consultório dentário. Entretanto, mesmo tratando-se de trauma local, as avaliações clínica e sistêmica do paciente deve ser realizadas com rigor, sob risco de complicações mediatas ou tardias. Os traumatismos dentoalveolares podem estar associados a lesões nas áreas próximas (peribucal, face e crânio) ou distantes (p. ex., abdome e tórax).

Nas Figuras 12.9 a 12.19 é apresentado um caso clínico cirúrgico de trauma dentoalveolar em que há comprometimento de tecidos moles, ossos e dentes.

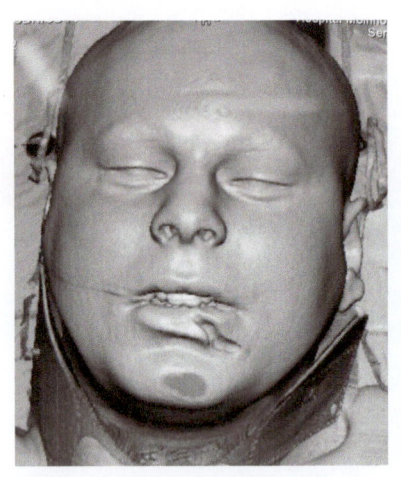

Figura 12.9 – Tomografia computadorizada da face com janela para tecidos moles, onde se observa a laceração do lábio inferior. Dentro do padrão de atendimento está a adaptação do colete cervical por possível lesão na coluna.

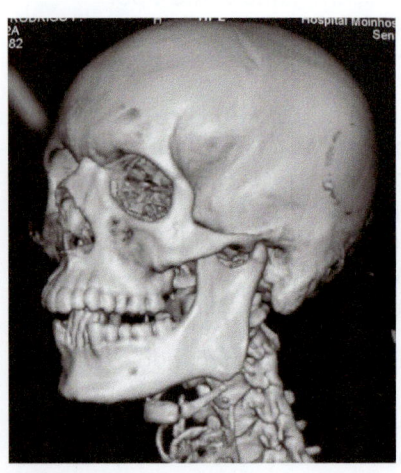

Figura 12.10 – Tomografia computadorizada da face em meio-perfil (unilateral). Essa imagem permite a visualização de possível comprometimento das ATMs ou outras fraturas nos três terços da face. Observa-se fratura na região anterior da mandíbula com extrusão do segmento dentoalveolar, impossibilitando o fechamento da mandíbula em oclusão.

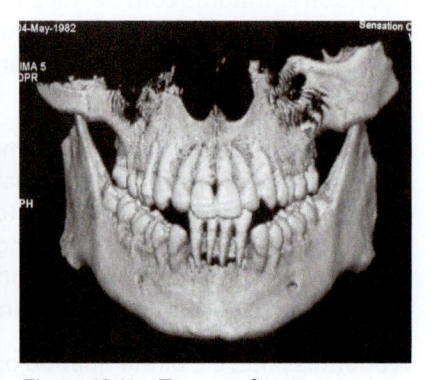

Figura 12.11 – Tomografia computadorizada do complexo maxilomandibular em vista frontal detalhando a fratura dentoalveolar na região anterior da mandíbula. Observa-se a alteração da oclusão dentária por extrusão do segmento.

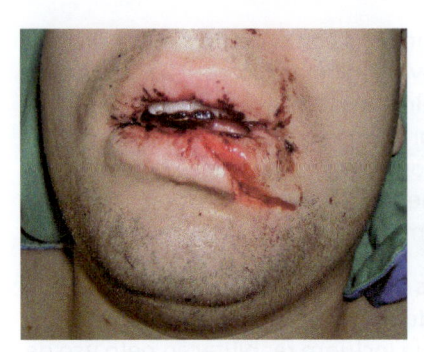

Figura 12.12 – Paciente em anestesia geral, com intubação nasotraqueal. Observa-se o ferimento cortocontuso envolvendo os planos de pele, músculo e mucosa bucal, desde o lábio e extendendo-se no sentido diagonal inferior na região de tegumento perioral.

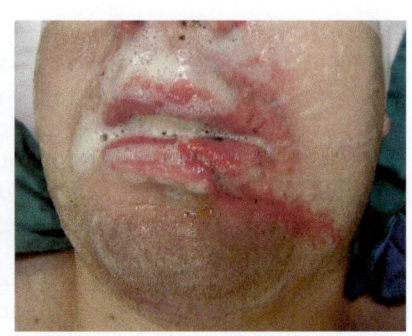

Figura 12.13 – Etapa de limpeza da face, previamente à antissepsia, com o objetivo de remover corpos estranhos dos tecidos.

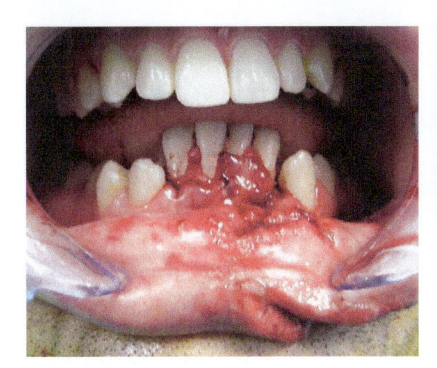

Figura 12.14 – Paciente com isolamento do campo cirúrgico. Aspecto intrabucal apresentando lacerações da mucosa gengivolabial, extrusão e fratura dentoalveolar envolvendo incisivos inferiores.

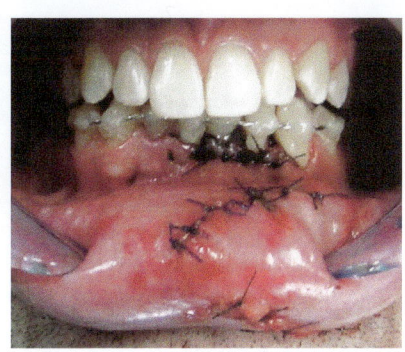

Figura 12.15 – Restabelecimento da oclusão dentária, com redução da fratura dentoalveolar, realização da odontossíntese horizontal rígida com aparelhagem ortodôntica e sutura das lacerações.

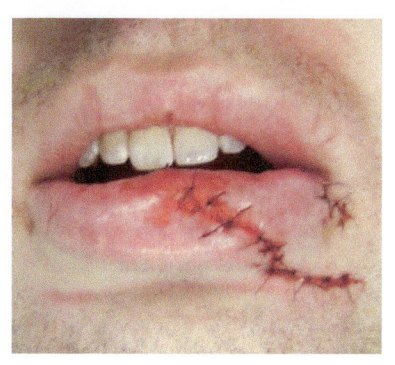

Figura 12.16 – Imagem transoperatória de sutura dos ferimentos cortocontusos, observando os detalhes anatômicos, funcionais e estéticos.

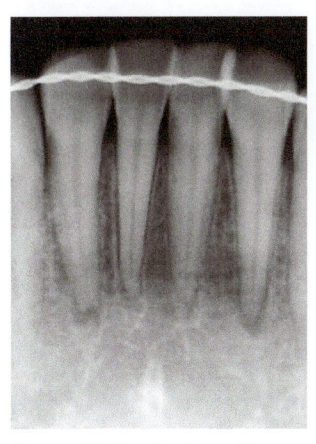

Figura 12.17 – Radiografia periapical de controle pós-operatório. Observa-se o reposicionamento dos dentes nos seus alvéolos e a odontossíntese rígida.

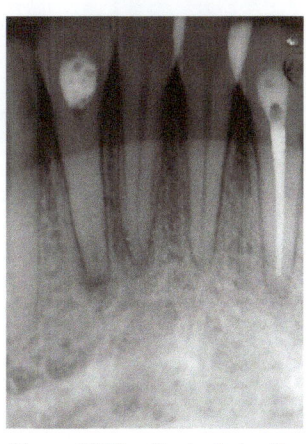

Figura 12.18 – Controle tardio da fratura dentoalveolar apresentando tratamento endodôntico no dente 32 envolvido no trauma.

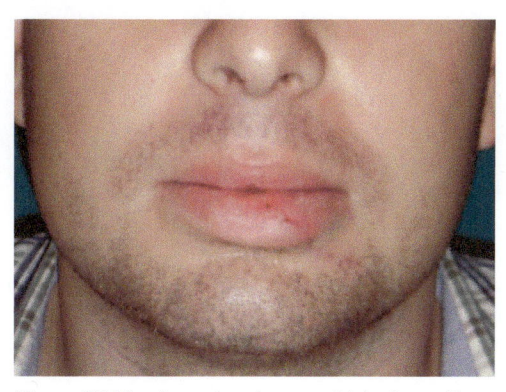

Figura 12.19 – Aspecto pós-operatório da região peribucal. Observa-se a cicatrização da laceração em lábio e pele.

A **avulsão ou extrusão** é considerada a lesão mais grave e mais frequente nos dentes incisivos superiores em pacientes entre 7 e 10 anos de idade. O reimplante deve ser imediato, se possível já no local do acidente, visto seu caráter de emergência. O período extra-alveolar do dente e sua forma de transporte são fatores diretamente relacionados ao sucesso do tratamento.

Os **meios de estocagem e conservação** impedem a desidratação do dente em caso de avulsão. Água potável, soro fisiológico e a própria saliva viabilizada pela manutenção do dente no vestíbulo bucal do paciente podem estender o tempo para o reimplante em até 30 minutos. O leite pasteurizado destaca-se como o melhor meio de conservação, possibilitando o reimplante em média até 6 horas após o trauma.

Nas Figuras 12.20 a 12.27 é apresentado um caso clínico de reimplante de dente avulsionado.

ATENÇÃO

O dente localizado no traço da fratura óssea deve ser extraído. Sua presença, além de desestabilizar a redução e a imobilização dos segmentos ósseos, pode trazer complicações por processo infeccioso.

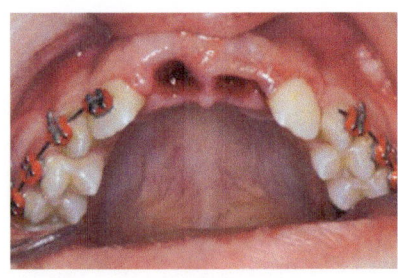

Figura 12.20 – Aspecto clínico intrabucal dos alvéolos dentários após avulsão traumática dos dentes 11 e 21. Importante observar a contraindicação da lavagem e limpeza dos alvéolos mantendo os coágulos. Paciente em tratamento ortodôntico.

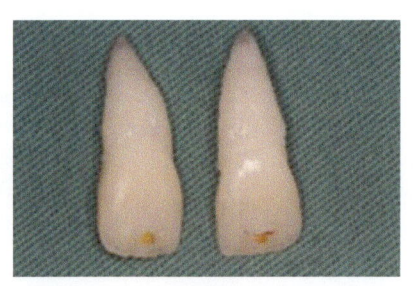

Figura 12.21 – Elementos dentários 11 e 21 extra-alveolares, que foram mantidos em soro fisiológico durante o transporte. A fricção e limpeza da porção radicular do dente avulsionado é contraindicada.

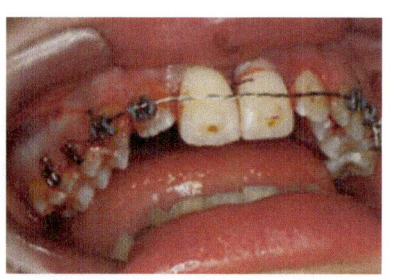

Figura 12.22 – Elementos dentários reposicionados em seus alvéolos com adaptação de fio de aço número 00 torcido, para odontossíntese horizontal semirrígida.

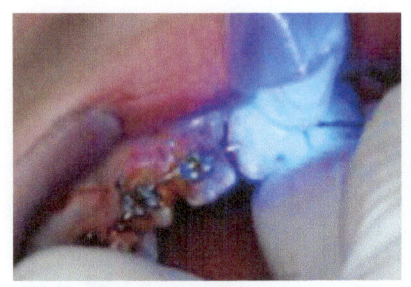

Figura 12.23 – Fotopolimerização da resina composta utilizada para fixação do fio de aço, sobre a face vestibular dos elementos dentários reposicionados.

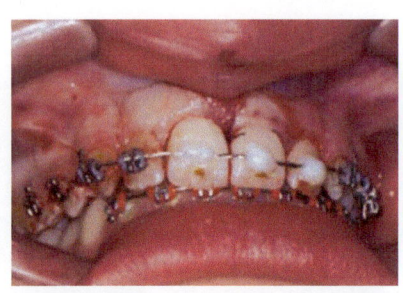

Figura 12.24 – Odontossíntese e suturas na gengiva, permitindo um adequado contorno gengival na área dos dentes reposicionados.

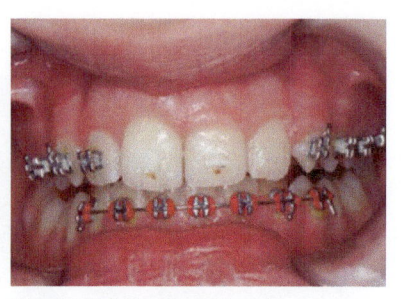

Figura 12.25 – Controle pós-operatório mediato com 3 semanas de imobilização semirrígida.

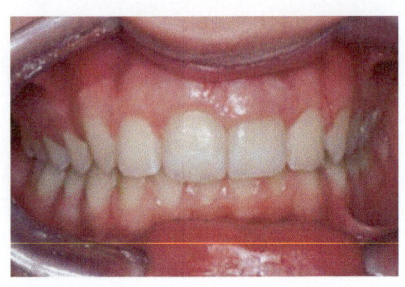

Figura 12.26 – Controle pós-operatório tardio, com tratamento ortodôntico finalizado.

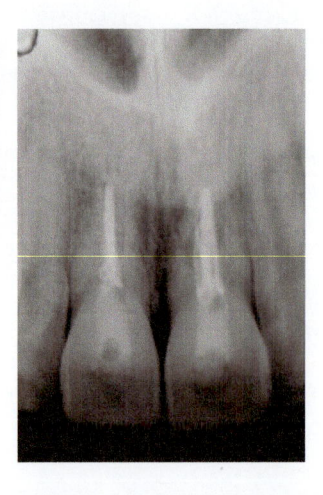

Figura 12.27 – Controle tardio com radiografia periapical com tratamento endodôntico dos dentes 11 e 21. Observa-se reabsorção radicular em ambas as raízes.

TRATAMENTO COMPLEMENTAR AO TRAUMA

Considerando as características do trauma bucomaxilofacial, que pode envolver a cavidade bucal, as fossas nasais e os seios maxilares, com comprometimento ou não da área neurológica, a medicação do paciente deve estar focada nas consequências da contaminação e na presença de dor. A medicação antimicrobiana pode ter indicação profilática ou terapêutica. A prescrição de anti-inflamatório deve ser avaliada caso a caso. A profilaxia do tétano dependerá das condições da imunidade do paciente. A indicação de analgésicos está associada ao limiar individual de dor e à gravidade das fraturas.

A possibilidade da imobilização imediata de fraturas diminui o nível de intensidade de dor. Em pacientes impossibilitados de realizar uma adequada higiene bucal ou que necessitem de controle químico coadjuvante de placa bacteriana, podem ser prescritos bochechos com solução aquosa de digluconato de clorexidina 0,12% a cada 12 horas.

LEMBRETE

No atendimento do trauma dentoalveolar, o controle clínico periódico é indispensável. A eficiência e a estabilidade da contenção, associada a outras terapias odontológicas, refletem a complexa evolução deste processo de cura.

CONSIDERAÇÕES FINAIS

O atendimento de pacientes vítimas de trauma requer a atuação de uma equipe transdisciplinar, de modo que um especialista possa ser acionado sempre que um tratamento específico for necessário. Independentemente da gravidade do trauma e de suas sequelas, a recuperação física, estética e emocional do paciente poderá levar um longo período.

Referências

Capítulo 1 – Princípios gerais aplicados no tratamento cirúrgico odontológico

1. Hoffman R. Hematology: basic principles and practice. 5th ed. Philadelphia: Elsevier Saunders; 2008.
2. Soares JL, Rosa DD, Leite VR, Pasqualotto AC. Métodos diagnósticos: consulta rápida. Porto Alegre: Artmed; 2012.

Capítulo 7 – Tratamento radical e/ou conservador de dentes retidos

1. Winter GB. Principles of exodontias as applied to the impacted third molars: a complete treatise on the operative technic with clinical diagnoses and radiographic interpretations. St. Louis: American Medical Books; 1926.
2. Pell GJ, Gregory GT. Impacted third molars: classification and modified technique for removal. Dent Digest. 1933;39:330-8.
3. Rowe NL, Williams JL. Maxillofacial injuries. Edinburgh: Churchill & Livingstone; 1985. 2 v.
4. Sailer HF, Pajarola GF. Cirurgia bucal. Porto Alegre: Artmed; 2000. Coleção Atlas Coloridos de Odontologia.
5. Puricelli E. Retenção dentária: novos conceitos no tratamento ortocirúrgico. In: Gonçalves EAN, Feller C, organizadores. Atualização na clinica odontológica: a prática da clinica geral. São Paulo: Artes Médicas; 1998. p.1-28.
6. Puricelli E. Treatment of retained canines by apicotomy. RGO. 1987;35(4):326-30.

Capítulo 8 – Cirurgia parendodôntica

1. Puricelli E, Ponzoni D, Baraldi CE, Silva JV, Cardoso CF. Avaliação in vitro da infiltração de corante após apicectomia e acabamento com diferentes tipos de brocas. Rev Fac Odontol Porto Alegre. 2000;41(1):59-62.
2. Baraldi CE, Puricelli E. Estudo in vitro das alterações morfológicas da superfície de raízes submetidas à apicectomias e irradiadas com laser de Nd:YAG. Rev Fac Odontol Porto Alegre. 2000;40(2):29-35.
3. Puricelli E. Cirurgia apical: estágio atual. In: Bottino M, Feller C. (Coord.). Atualização na clínica odontológica: o dia-a-dia do clínico geral. São Paulo: Artes Médicas; 1992. cap 2, p.23-32.

Capítulo 9 – Cirurgia pré-protética

1. Kazanjian VH. Surgery as an aid to more efficient service with prosthetic dentures. J Am Dent Ass. 1935;22:566.
2. Clark HB. Deepening of the labial sulcus by mucosal flap advancement, report of a case. J Oral Surg. 1953;11(2)2:165-8.
3. Härle F. Visor osteotomy to increase the absolute height of the atrophied mandible: a preliminary report. J Maxillofac Surg. 1975;3:257-60.

Capítulo 10 – Cirurgia na clínica odontopediátrica

1. Puricelli E, Ponzoni D. Aspectos da cirurgia e traumatologia bucomaxilofacial em odontopediatria. In: Toledo OA. Odontopediatria: fundamentos para a prática clínica. Rio de Janeiro: Medbook; 2012. p. 329-48.

Leituras Recomendadas

Andrade ED, Groppo FC, Volpato MC, Rosalen PL, Ranali J, organizadores. Farmacologia, anestesiologia e terapêutica em odontologia. São Paulo: Artes Médicas; 2013. Série Abeno: Odontologia Essencial - Parte Básica.

Andrade ED, Ranali J. Emergências médicas em odontologia. 3. ed. São Paulo: Artmed; 2011.

Andreasen JO, Andreasen FM. Texto e atlas colorido do traumatismo dental. 3. ed. Porto Alegre: Artmed; 2001.

Ansell JE, Buttaro ML, Thomas OV, Knowlton CH. Consensus guideline for coordinated outpatient oral anticoagulation therapy management. Anticoagulation Guidelines Task Force. Ann Pharmacother. 1997;31(5):604-15.

Apkarian AV, Sosa Y, Sonty S, Levy RM, Harden RN, Parrish TB, et al. Chronic back pain is associated with decreased prefrontal and thalamic gray matter density. J Neurosci. 2004;24(46):10410-5.

Archer WH. Cirurgia bucal para proteses dental . In: Archer WH. Cirugía bucal: atlas paso por paso de técnicas quirúrgicas. 2. ed. Buenos Aires: Mundi; 1968.

Artuzi FE, Bercini F, Azambuja TW. Acidentes pérfuro-cortantes na Faculdade de Odontologia da Universidade Federal do Rio Grande do Sul. Rev Fac Odontol. 2009;50(2): 26-9.

Banks PA. A pragmatic approach to the management of condylar fractures. Int J Oral Maxillofac Surg. 1998;27(4):244-6.

Becker DE, Reed KL. Local anesthetics: review of pharmacological considerations. Anesth Prog. 2012;59(2):90-101.

Beer JR, Rocha JP, Rocha Filho JA. Coagulação e coagulopatias. In: Manica J, organizador. Anestesiologia: princípios e técnicas. Porto Alegre: Artmed;1997. p. 233-40.

Boffano P, Roccia F, Pittoni D, Di Dio D, Forni P, Gallesio C. Management of 112 hospitalized patients with spreading odontogenic infections: correlation with DMFT and oral health impact profile 14 indexes. Oral Surg Oral Med Oral Pathol Oral Radiol. 2012;113(2):207-13.

Brasil. Ministério da Saúde. Secretaria de Atenção à Saúde. Departamento de Atenção Básica. Manual de especialidades em saúde bucal [Internet]. Brasília: MS; 2008 [acesso em 9 set. 2013]. Disponível em: http://bvsms.saude.gov.br/bvs/publicacoes/manual_especialidades_saude_bucal.pdf.

Bueno de Sá A, Mallozi MC, Solé D. Alergia ao látex: atualização. Rev Bras Alerg imunopatol. 2010;33(5):173-83.

Cachovan G, Phark JH, Schön G, Pohlenz P, Platzer U. Odontogenic infections: an 8-year epidemiologic analysis in a dental emergency outpatient care unit. Acta Odontol Scand. 2013;71(3-4):518-24.

Coghill RC, Eisenach J. Individual differences in pain sensitivity: implications for treatment decisions. Anesthesiology. 2003;98(6):1312-4.

Dauri M, Costa F, Servetti S, Sidiropoulou T, Fabbi E, Sabato AF. Combined general and epidural anesthesia with ropivacaine for renal transplantation. Minerva Anestesiol. 2003;69(12):873-84.

De Oliveira MG, Ramalho LM, Gaião L, Pozza DH, Mello RA. Retinoblastoma and p53 protein expression in pre-malignant oral lesions and oral squamous cell carcinoma. Mol Med Rep. 2012;6(1):163-6.

Esen E. The effects of non-steroid anti-inflammatory drugs on healing of colonic anastomosis in rats. Eastern J Medicine. 2008;13:13-8.

Estrela C, Figueiredo JAP. Endodontia: princípios biológicos e mecânicos. São Paulo: Artes Médicas; 1999. p. 29-49.

Fabro L. Manual dos documentos médicos. Porto Alegre: PUCRS; 2006.

Flynn TR, Paster BJ, Stokes LN, Susarla SM, Shanti RM. Molecular methods for diagnosis of odontogenic infections. J Oral Maxillofac Surg. 2012;70(8):1854-9.

Fonseca RJ, Walker RV. Oral and maxillofacial trauma. Philadelphia: Saunders; 1991. v. 1 e 2.

Gell PG, Coombs RR. Clinical aspects of immunology. 2nd ed. Philadelphia: FA Davis Co; 1969.

Genovese WJ. Exames complementares na clínica odontológica: um guia dos exames pré e pós-operatórios necessários à prática eficiente da implantodontia bucal, da periodontia e da cirurgia bucomaxilofacial. In: Genovese WJ. (Org.). Exames hematológicos. São Paulo: Fund. Petrópolis; 1996.

Grando TA, Puricelli E. Anestesia em cirurgia bucomaxilofacial e trauma bucomaxilar no manejo da via aérea . In: Manica J. Anestesiologia: princípios e técnicas. 3. ed. Porto Alegre: Artmed; 2003. p. 941-53.

Gregori C, Campos AC. Cirurgia buco-dento-alveolar. 2. ed. São Paulo: Sarvier; 2007.

Gregori C, Campos AC. Cirurgia buco-dento-alveolar. São Paulo: Sarvier; 2004.

Gualandro DM, Yu PC, Calderaro D, Marques AC, Pinho C, Caramelli B, et al. II Diretriz de avaliação perioperatória da Sociedade Brasileira de Cardiologia. Arq Bras Cardiol. 2011;96(3 supl.1):1-68.

Haddad AS. Odontologia para pacientes com necessidades especiais. São Paulo: Santos; 2007.

Hupp JR, Ellis E, Tucker MR. Cirurgia oral e maxilofacial contemporânea. 5. ed. Rio de Janeiro: Guanabara Koogan; 2009.

Jundt JS, Gutta R. Characteristics and cost impact of severe odontogenic infections. Oral Surg Oral Med Oral Pathol Oral Radiol. 2012;114(5):558-66.

Kandel ER, Jessell TM. Principles of neural science, in principles of neural science. New York: McGraw-Hill; 2000. p. 418-9.

Levine MA, Shao W, Klein D. Monitoring of international normalized ratios: comparison of community nurses with family physicians. Can Fam Physician. 2012;58(8):465-71.

Loureiro de Melo L. Traumatismo alvéolo-dentário: etiologia, diagnóstico e tratamento. São Paulo: Artmed; 1998.

Malamed SF. Manual de anestesia local. 5. ed. Rio de Janeiro: Elsevier; 2005.

Maloney WJ, Weinberg MA. Implementation of the American Society of Anesthesiologists Physical Status classification system in periodontal practice. J Periodontol. 2008;79(7):1124-6.

Marques RG. Técnica operatória e cirurgia experimental. Rio de Janeiro: Guanabara Koogan; 2005.

Marzola C. Anestesiologia. 3. ed. São Paulo: Pancast; 1989.

Marzola C. Cirurgias pré-protéticas. In: Marzola C. Fundamentos de cirurgia buco maxilo facial. São Paulo: Bigforms; 2008. v. 2, cap. 8, p. 437-75.

Marzola C. Técnica exodôntica. 2. ed. São Paulo: Pancast; 1994.

Mendez M, Carrard VC, Haas AN, Lauxen IS, Barbachan JJ, Rados PV. A 10-year study of specimens submitted to oral pathology laboratory analysis: lesion occurrence and demographic features. Braz Oral Res. 2012;26(3):235-41.

Mesgarzadeh AH, Ghavimi MA, Gok G, Zarghami A. Infratemporal space infection following maxillary third molar extraction in an uncontrolled diabetic patient. J Dent Res Dent Clin Dent Prospects. 2012;6(3):113-5.

Moghimi M, Baart JA, Karagozoglu KH, Forouzanfar T. Spread of odontogenic infections: a retrospective analysis and review of the literature. Quintessence Int. 2013;44(4):351-61.

Nakamai LF. Calibração do novo dispositivo de ensaio de elevadores dentais para o elevador angulado de Seldin [dissertação]. São Paulo: Faculdade de Odontologia da Universidade de São Paulo; 2007.

Nasi LA. Abordagem do paciente traumatizado grave em CTI. In: Casagrande EL, Pereira AH, Cosner AM, Silva AG, Brasil AV, Brum AM, et al. Manual de rotinas médicas em terapia intensiva. Porto Alegre: HMV; 1997. p. 211-7.

Neto FL, Ferreira-Gomes J, Castro-Lopes JM. Distribution of GABA receptors in the thalamus and their involvement in nociception. Adv Pharmacol. 2006;54:29-51.

Neville BW, Damm DD, Allen CM, Bouquot JE. Patologia oral e maxilofacial. 2. ed. Rio de Janeiro: Guanabara Koogan; 2009.

Nogueira AS. Abordagem contemporânea dos dentes inclusos. São Paulo: Santos; 2004.

Okeson JP. Tratamento das desordens temporomandibulares e oclusão. 6. ed. Rio de Janeiro: Elsevier; 2008.

Oliveira MG, Xavier CB, Demarco FF, Pinheiro AL, Costa AT, Pozza DH. Comparative chemical study of MTA and Portland cements. Braz Dent J. 2007;18(1):3-7.

Paiva RL, Sant'ana Filho M, Bohrer PL, Lauxen IS, Rados PV. AgNOR quantification in cells of normal oral mucosa exposed to smoking and alcohol. A cytopathologic study. Anal Quant Cytol Histol. 2004;26(3):175-80.

Paris MF, Oliveira MG, Puricelli E, Ramalho LP. Reconstrução de osso alveolar, em área dentada, com uso de hidroxiapatita, análise histológica: estudo experimental. Rev Odonto Ciênc. 2003;18(39):89-98.

Peschke R, Sant'ana Filho M, Barbachan JJ, Rados PV. Controle citopatógico de leucoplasias da mucosa bucal-relato de cinco casos. RPG Rev Pos-Grad. 2000;7(2):184-90.

Peterson LJ, Ellis III E, Hupp JR, Tucker MR. Cirurgia oral e maxilofacial contemporânea. 4. ed. Rio de Janeiro: Elsevier; 2005.

Popovich F, Thompson GW, Main PA. Persisting maxillary diastema: differential diagnosis and treatment. Dent J. 1977;43(7):330-3.

Popovich F, Thompson GW, Main PA. The maxillary interincisal diastema and its relationship to the superior labial frenum and intermaxillary suture. Angle Orthod. 1977;47(4):265-71.

Pozza DH, Fregapani PW, Weber JB, Gerhardt de Oliveira M, Oliveira M, Ribeiro Neto N. Analgesic action of laser therapy (LLLT) in an animal model. Med Oral Patol Oral Cir Bucal. 2008;13(10): E648-52.

Pozza DH, Moreira CC, Post LK, Xavier CB, Oliveira MG. Avaliação de técnica cirúrgica parendodôntica: apicectomia em 90 graus, retrocavitação com ultra-som e retrobturação com MTA. Rev Odonto Ciênc. 2005;20(50):308-12.

Prado R, Salim M. Cirurgia bucomaxilofacial: diagnóstico e tratamento. Rio de Janeiro: Medsi; 2004.

Puricelli E, Baraldi CE, Paris MF. Reconstruções ósseas-alveolares. In: Rode G. Atualização clínica em odontologia. São Paulo: NetOdonto; 2005. cap. 20.

Puricelli E, Barra MB, Hochhegger B, Ponzoni D, de Azambuja HV, Morganti MA, et al. Hairy polyp on the dorsum of the tongue: detection and comprehension of its possible dynamics. Head Face Med. 2012;8:19.

Puricelli E, Chem R. Reconstrução de mandíbula com fíbula. RGO. 1985;33(2)124-27.

Puricelli E, Grando TA. Anestesia em cirurgia buco-maxilo-facial e trauma buco-maxilar no manejo da via aérea. In: In: Manica J, organizador. Anestesiologia: princípios e técnicas. 3. ed. Porto Alegre: Artmed; 2003. p. 630-9.

Puricelli E, Morganti MA, Azambuja HV, Ponzoni D, Friedrisch CC. Partial maxillary osteotomy following an unsuccessful forced eruption of an impacted maxillary canine: 10 year follow-up. Review and case report. J Appl Oral Sci. 2012;20(6):667-72.

Puricelli E, Paris MF, Tamagna A, Ponzoni D, Kenner ME. Clivagem cirúrgica: opção para tratamento radical de terceiros molares inferiores: estudo in vitro. Rev Fac Odontol Porto Alegre. 2000;41(2):9-13.

Puricelli E. A multidisciplinaridade da cirurgia buco-maxilo-facial na odontologia. In: Vanzillotta OS, Gonçalves AR. Odontologia integrada: avaliação multidisciplinar para o clínico e o especialista. Rio de Janeiro: Pedro Primeiro; 2001. p. 59-94.

Puricelli E. Apicotomia: estudo in vitro. RBC. 2004;2(7):137-42.

Puricelli E. Artroplastia biconvexa para tratamento da anquilose da articulação têmporo-mandibular. Rev Fac Odontol Porto Alegre. 1996;37(1):9-12.

Puricelli E. Avaliação histológica de implantes de hidroxiapatita em defeito ósseo alveolar dentado em humanos: relato de caso. Rev Fac Odontol Porto Alegre. 2002;43(1):34-6.

Puricelli E. Cirugía bucomaxilofacial en el paciente pediátrico. In: Navarro Vila C. Tratado de cirugía oral y maxilofacial. Madrid: Arán; 2008. p. 1571-86.

Puricelli E. Cirurgia pré-protética: rebaixamento do buraco mentoniano. RGO. 1976;24(1):52-6.

Puricelli E. Frenectomia labial superior: variação de técnica cirúrgica. Rev Fac Odontol Porto Alegre. 2001;42(1):16-20.

Puricelli E. Procedimentos cirúrgicos em prótese fixa. In: Mezzomo E. (Org.). Reabilitação oral para o clínico. São Paulo: Santos; 1994. p. 213-28.

Puricelli E. Quimioterapia antimicrobiana em cirurgia e traumatologia bucomaxilofacial. In: Wannmacher L, Ferreira MB. Farmacologia clínica para dentistas. 3. ed. Rio de Janeiro: Guanabara Koogan; 2007. p. 375-85.

Puricelli E. Trauma bucomaxilofacial. In: Nasi AL. Rotinas em pronto socorro. Porto Alegre: Artmed; 2005. p. 396-409.

Quevedo AS, Coghill RC. Attentional modulation of spatial integration of pain: evidence for dynamic spatial tuning. J Neurosci. 2007;27(43): 11635-40.

Rajan TV. The Gell-Coombs classification of hypersensitivity reactions: a re-interpretation. Trends Immunol. 2003;24(7):376-9.

Reed KL, Malamed SF, Fonner AM. Local anesthesia part 2: technical considerations. Anesth Prog. 2008;59(3):127-36.

Regezi JA, Sciubba JA, Jordan RC. Patologia oral. 5. ed. Rio de Janeiro: Elsevier; 2008. 512 p.

Ricucci D, Siqueira JF Jr. Biofilms and apical periodontitis: study of prevalence and association with clinical and histopathologic findings. J Endod. 2010;36:1277-88.

Rosa MT. Manual de instrumentação cirúrgica. São Paulo: Rideel; 2006.

Schuchardt K. Die Epidermistransplantation in der Mundvorhofplastik. Deutsch Zahn Mund Kiefeheilk. 1952;7:364.

Shafer WG, Hine MK, Levy BM. Tratado de patologia bucal. 4. ed. Rio de Janeiro: Interamericana; 1985.

Torres ML, Cicarelli DD, Lanza M. Monitorização. In: Manica J, organizador. Anestesiologia: princípios e técnicas. 3. ed. Porto Alegre: Artmed; 2003. cap. 27, p. 420-54.

Tucker MR, Hupp JR, Ellis E. Cirurgia oral e maxilofacial contemporânea. 5. ed. Rio de Janeiro: Elsevier; 2009.

Valente C. Emergências em bucomaxilofacial, clínicas ,cirúrgicas e traumatológicas. Volta Redonda: Revinter; 1999.

Viegas VN, Dutra V, Pagnoncelli RM, Oliveira MG. Transference of virtual planning and planning over biomedical prototypes for dental implant placement using guided surgery. Clin Oral Implants Res. 2010;21(3):290-5.

Wannmacher L, Ferreira MB. Farmacologia clínica para dentistas. 3. ed. Rio de Janeiro: Guanabara Koogan; 2007.

Xavier CB, Weismann R, Oliveira MG, Demarco FF, Pozza DH. Root-end filling materials: apical microleakage and marginal adaption. J Endod. 2005;31(7):539-42.